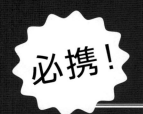

呼吸器専門医試験のための

実践問題と解説

医療科学社

口絵

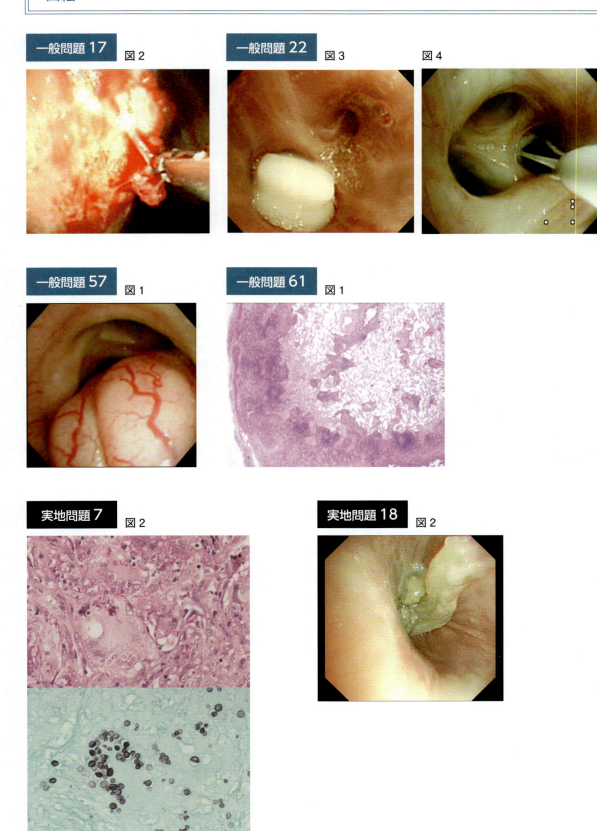

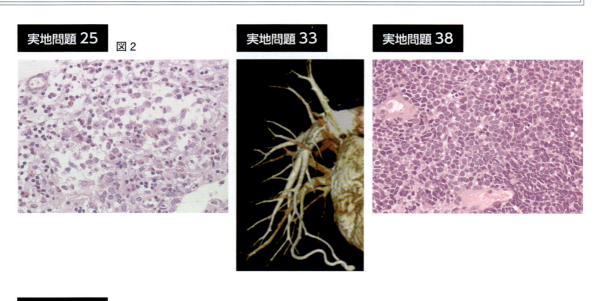

実地問題 25 図2

実地問題 33

実地問題 38

実地問題 39

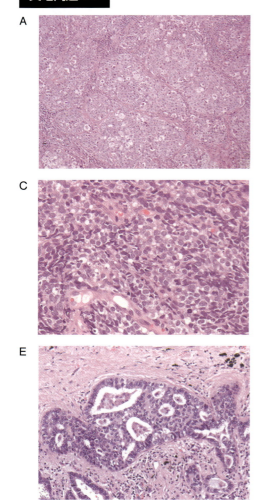

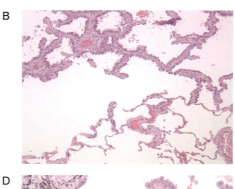

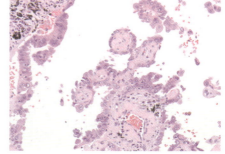

推薦のことば

　本書は、呼吸器専門医を目指す医師のために満を持して企画作成された実用の書である。この度、医療科学社から『必携！　呼吸器専門医試験のための実践問題と解説』と題する専門医試験対策本が上梓された。今日、我が国の専門医制度が本格的に始動するにあたり、専門医試験への対策に必要とされる本の発行が求められていたが、専門医として第一線で活躍している医師により、最新の知見も網羅した、まさに実践の書が提供されることとなった。

　本書の特徴は、呼吸器領域の疾患に関して知っておくべき重要な項目をバランスよく採択配分しており、非常に効率よく知識を習得することのできるように工夫されていることが挙げられる。採りあげられたテーマの構成としては、一般問題と実地問題に分けられ、さらに一般問題は総論と各論に分けられている。それぞれの問題では設問、解説、pointが見開き2ページ内で完結にまとめられている。日常診療で遭遇する臨床課題が設問として掲げられており、その解説は設問から派生する基本的な知識を余すことなく見事にまとめ、簡潔に記載されている。次ページには関連問題が掲げられており、下段に設けられたpointでは、類似した病態や疾患について的を射た解説がなされており、確定診断や鑑別診断について知っておくべき点が自然に身に着けられるようになっている。すなわち、見開きの2ページで設問に関する全ての情報を手に入れることができるわけである。

　多忙な日常診療のなかで、専門医を目指すには多くの時間を費やすことになるが、その負担を軽減し、加えて密な内容を効率よく習得するためには、本書を手に取ることをお勧めする。また、呼吸器領域全般の解説書ともなっているために、試験対策だけではなく、医学生や臨床の先生方にも今日の診療を理解し実践していただく糧にもなることを付記しておきたい。充実した本書の作成に尽力された先生方ならびに医療科学社担当者の方々に多大なる敬意を表したい。『必携！　呼吸器専門医試験のための実践問題と解説』、お勧めの一冊である。

2018年 1月

永井　厚志

元日本呼吸器学会理事長
東京女子医科大学名誉教授
新百合ヶ丘総合病院呼吸器疾患研究所・所長

監修・編著者 序文

　呼吸器科は感染症、気管支喘息、COPD、間質性肺炎、悪性腫瘍など幅広い分野を取り扱います。その他にも膠原病、薬剤に合併する肺疾患や肺循環疾患、縦隔・横隔膜疾患などを診療する機会も多く、豊富な知識と経験が重要となります。最近では新規の臨床研究、治験結果の報告が非常に多く、多数の新薬が発売されています。ガイドライン、治療方針も目まぐるしく更新されています。高齢化に伴い、呼吸器疾患領域の症例は今後ますます増加することが予想されます。

　この度、『必携！　呼吸器専門医試験のための実践問題と解説』を上梓することとなりました。前述の通り、多種多様な呼吸器疾患に対応するため、常に最新の知識を習得し実臨床に応用することが必要となります。本書では2015年に日本呼吸器学会が作成した『新　呼吸器専門医テキスト』をはじめ、各種ガイドラインや治療指針、最新の論文などを参考に、すべての呼吸器領域に関する最新情報を掲載しております。紙面は問題、解説、ポイントに分けてあり、見開き2ページで1つのテーマを効率よく学ぶことができます。問題は実際の専門医試験に準拠し、知識を中心に問う一般問題と、臨床に即した実地問題を出題しています。出題内容は過去の専門医試験を参考にした内容や、最新のトピックスに関連した予想問題を作問しました。解説やポイントでは図や表を多数掲載し、読者が理解しやすいよう工夫を凝らしました。

　本書はもとより呼吸器専門医試験を受験される先生方を対象に作成いたしました。しかし、基本知識から最新情報に至るまで呼吸器疾患の全分野を網羅した内容が掲載されているため、他領域の専門医師や研修医、医学生の皆さんにおかれても、知識の習得、確認に有用と考えております。本書が読者の皆さんの試験対策、さらには日常診療の一助になりますことを心より望んでおります。

　最後に、本書の制作、編集に多大なるご尽力をいただきました医療科学社　齋藤聖之氏に深謝いたします。

2018年 1月

粟野　暢康
出雲　雄大

執筆者一覧

【監修・編著】

粟野　暢康　　日本赤十字社医療センター　呼吸器内科
出雲　雄大　　日本赤十字社医療センター　呼吸器内科　部長

【執　筆】（執筆順）

粟野　暢康　　日本赤十字社医療センター　呼吸器内科
出雲　雄大　　日本赤十字社医療センター　呼吸器内科　部長
砂金　秀章　　東京大学医学部附属病院　呼吸器内科
近藤　圭介　　広島市民病院　救急科
刀祢　麻里　　日本赤十字社医療センター　呼吸器内科
橋本　英樹　　東京大学医学部附属病院　感染症内科
守屋　敦子　　日本赤十字社医療センター　感染症科
猪俣　　稔　　日本赤十字社医療センター　呼吸器内科　副部長
福田　健介　　東京大学医学部附属病院　呼吸器内科
生島壮一郎　　伊藤忠テクノソリューションズ株式会社　産業医

必携！ 呼吸器専門医試験のための実践問題と解説

目　次

口絵・ii　　　　　　　推薦のことば・iv
監修・編著者 序文・v　　執筆者一覧・vi
本書の使い方・xii　　　略語集・xiv

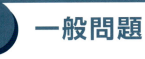

一般問題　　　　　　　　　　　　　　　1

総　論　　　　　　　　　　　　　　　2

I. 形態、機能、病態生理
実践問題1　……………　砂金秀章　　2
実践問題2　……………　砂金秀章　　4
実践問題3　……………　粟野暢康　　6
実践問題4　……………　近藤圭介　　8
実践問題5　……………　粟野暢康　　10

II. 疫　学
実践問題6　……………　粟野暢康　　12

III. 主要症候と身体所見
実践問題7　……………　刀祢麻里　　14
実践問題8　……………　刀祢麻里　　16
実践問題9　……………　刀祢麻里　　18
実践問題10　……………　粟野暢康　　20

IV. 検　査
実践問題11　……………　砂金秀章　　22
実践問題12　……………　刀祢麻里　　24
実践問題13　……………　刀祢麻里　　26
実践問題14　……………　砂金秀章　　28
実践問題15　……………　砂金秀章　　30
実践問題16　……………　粟野暢康　　32
実践問題17　……………　出雲雄大　　34

V. 治　療
実践問題18　……………　刀祢麻里　　36
実践問題19　……………　粟野暢康　　38
実践問題20　……………　刀祢麻里　　40
実践問題21　……………　近藤圭介　　42
実践問題22　……………　出雲雄大　　44

各論 — 46

I. 気道・肺疾患

1. 感染症および炎症性疾患
- 実践問題 23 ……………… 橋本英樹   46
- 実践問題 24 ……………… 刀祢麻里   48
- 実践問題 25 ……………… 橋本英樹   50
- 実践問題 26 ……………… 守屋敦子   52
- 実践問題 27 ……………… 守屋敦子   54
- 実践問題 28 ……………… 守屋敦子   56
- 実践問題 29 ……………… 粟野暢康   58
- 実践問題 30 ……………… 橋本英樹   60

2. 慢性閉塞性肺疾患（COPD）
- 実践問題 31 ……………… 粟野暢康   62
- 実践問題 32 ……………… 粟野暢康   64

3. 気管支・細気管支の疾患
- 実践問題 33 ……………… 出雲雄大   66
- 実践問題 34 ……………… 近藤圭介   68

4. アレルギー性疾患
- 実践問題 35 ……………… 粟野暢康   70
- 実践問題 36 ……………… 粟野暢康   72
- 実践問題 37 ……………… 粟野暢康   74
- 実践問題 38 ……………… 砂金秀章   76
- 実践問題 39 ……………… 刀祢麻里   78

5. 特発性間質性肺炎（IIPs）
- 実践問題 40 ……………… 猪俣　稔   80
- 実践問題 41 ……………… 猪俣　稔   82

6. 急性呼吸窮迫症候群、急性肺損傷
- 実践問題 42 ……………… 粟野暢康   84

7. 薬剤、化学物質、放射線による肺障害
- 実践問題 43 ……………… 粟野暢康   86
- 実践問題 44 ……………… 粟野暢康   88

8. 全身性疾患に伴う肺病変
- 実践問題 45 ……………… 福田健介   90
- 実践問題 46 ……………… 砂金秀章   92
- 実践問題 47 ……………… 生島壮一郎   94

9. じん肺症
- 実践問題 48 ……………… 砂金秀章   96

10. 肺循環障害
- 実践問題 49 ……………… 福田健介   98
- 実践問題 50 ……………… 福田健介   100
- 実践問題 51 ……………… 砂金秀章   102

11. 呼吸器新生物
- 実践問題 52 ……………… 粟野暢康   104
- 実践問題 53 ……………… 粟野暢康   106

実践問題 54	…………………	粟野暢康	108
実践問題 55	…………………	粟野暢康	110
実践問題 56	…………………	出雲雄大	112
実践問題 57	…………………	出雲雄大	114
実践問題 58	…………………	福田健介	116
実践問題 59	…………………	刀祢麻里	118

12. 呼吸調節障害
  実践問題 60 ………………… 粟野暢康　120

13. その他（比較的稀な肺疾患）
  実践問題 61 ………………… 生島壮一郎　122
  実践問題 62 ………………… 砂金秀章　124
  実践問題 63 ………………… 粟野暢康　126

II. 呼吸不全

1. 急性呼吸不全
  実践問題 64 ………………… 近藤圭介　128

2. 慢性呼吸不全
  実践問題 65 ………………… 近藤圭介　130

III. 胸膜疾患

  実践問題 66 ………………… 生島壮一郎　132
  実践問題 67 ………………… 近藤圭介　134

IV. 横隔膜疾患

  実践問題 68 ………………… 猪俣　稔　136

V. 縦隔疾患

  実践問題 69 ………………… 猪俣　稔　138
  実践問題 70 ………………… 猪俣　稔　140

VI. 胸郭、胸膜の疾患

実地問題 143

I. 気道・肺疾患

1. 感染症および炎症性疾患
   - 実践問題 1 ……………… 橋本英樹　144
   - 実践問題 2 ……………… 橋本英樹　146
   - 実践問題 3 ……………… 橋本英樹　148
   - 実践問題 4 ……………… 粟野暢康　150
   - 実践問題 5 ……………… 守屋敦子　152
   - 実践問題 6 ……………… 守屋敦子　154
   - 実践問題 7 ……………… 守屋敦子　156
   - 実践問題 8 ……………… 守屋敦子　158
   - 実践問題 9 ……………… 守屋敦子　160
   - 実践問題 10 ……………… 守屋敦子　162

2. 慢性閉塞性肺疾患（COPD）
   - 実践問題 11 ……………… 粟野暢康　164
   - 実践問題 12 ……………… 粟野暢康　166

3. 気管支・細気管支の疾患
   - 実践問題 13 ……………… 近藤圭介　168
   - 実践問題 14 ……………… 粟野暢康　170

4. アレルギー性疾患
   - 実践問題 15 ……………… 粟野暢康　172
   - 実践問題 16 ……………… 粟野暢康　174
   - 実践問題 17 ……………… 粟野暢康　176
   - 実践問題 18 ……………… 粟野暢康　178

5. 特発性間質性肺炎（IIPs）
   - 実践問題 19 ……………… 猪俣　稔　180
   - 実践問題 20 ……………… 猪俣　稔　182
   - 実践問題 21 ……………… 猪俣　稔　184

6. 急性呼吸窮迫症候群、急性肺損傷
   - 実践問題 22 ……………… 粟野暢康　186

7. 薬剤、化学物質、放射線による障害
   - 実践問題 23 ……………… 粟野暢康　188
   - 実践問題 24 ……………… 粟野暢康　190

8. 全身性疾患に伴う肺病変
   - 実践問題 25 ……………… 粟野暢康　192
   - 実践問題 26 ……………… 粟野暢康　194
   - 実践問題 27 ……………… 粟野暢康　196
   - 実践問題 28 ……………… 生島壮一郎　198
   - 実践問題 29 ……………… 粟野暢康　200

9. じん肺症
   - 実践問題 30 ……………… 粟野暢康　202

10. 肺循環障害
   実践問題 31 ………………… 福田健介 204
   実践問題 32 ………………… 福田健介 206
   実践問題 33 ………………… 粟野暢康 208
   実践問題 34 ………………… 粟野暢康 210
11. 呼吸器新生物
   実践問題 35 ………………… 粟野暢康 212
   実践問題 36 ………………… 粟野暢康 214
   実践問題 37 ………………… 粟野暢康 216
   実践問題 38 ………………… 粟野暢康 218
   実践問題 39 ………………… 粟野暢康 220
   実践問題 40 ………………… 粟野暢康 222
   実践問題 41 ………………… 粟野暢康 224
12. 呼吸調節障害
   実践問題 42 ………………… 粟野暢康 226
   実践問題 43 ………………… 粟野暢康 228
13. その他（比較的稀な肺疾患）
   実践問題 44 ………………… 粟野暢康 230
   実践問題 45 ………………… 粟野暢康 232

II. 呼吸不全
 1. 急性呼吸不全
   実践問題 46 ………………… 近藤圭介 234
 2. 慢性呼吸不全
   実践問題 47 ………………… 近藤圭介 236

III. 胸膜疾患
   実践問題 48 ………………… 生島壮一郎 238
   実践問題 49 ………………… 近藤圭介 240

IV. 横隔膜疾患

V. 縦隔疾患
   実践問題 50 ………………… 猪俣　稔 242

VI. 胸郭、胸壁の疾患

索　引・244
監修・編著者略歴・252

本書の使い方

　本書は実際の専門医試験の出題方式に則り、一般問題と実地問題を掲載しています。呼吸器学会が作成している研修カリキュラムを参考に、試験に頻出の分野を網羅して作問しています。見開き2ページで1つのテーマを取り上げており、読みやすいよう工夫した構成となっています。重要な参考文献も掲載していますので、参考にしてください。

一般問題 P.1〜141
知識を問う問題が多く出題されます。専門医テキストや各種ガイドラインなどを用い、十分な知識を学んでおく必要があります。

実践問題：過去の出題を参考とした問題を掲載しています。毎年出題内容は変更されますが、概ね傾向があるようです。トピックス問題も多いため、最新情報を確認する必要があります。解説では問題を解くうえで必要な知識を簡潔に記載しています。

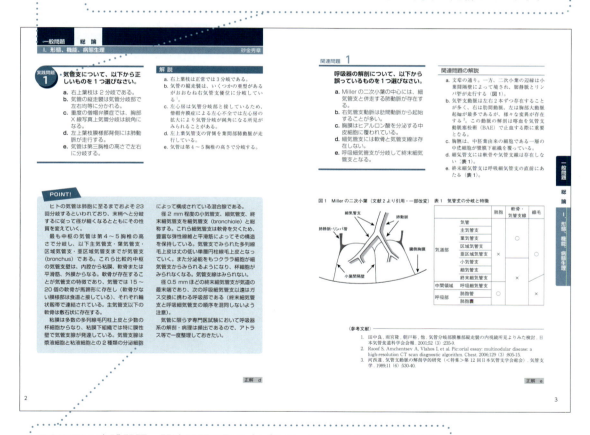

POINT!：実践問題、関連問題で取り上げたテーマについて解説します。呼吸器に関連する普遍の知識から最新の話題に至るまで、試験に頻出の情報をまとめています。

実地問題　P.143〜243

症例を題材とし、臨床現場に即した問題が出題されます。単純な知識だけでなく、患者背景などで治療方針が変わる問題など、多彩なシチュエーションが取り上げられています。問題文から症例に最も適した検査、治療を決定する判断力が重視されます。

関連問題：実践問題と同じテーマの関連問題です。今後の出題を予想した問題を多く掲載しています。

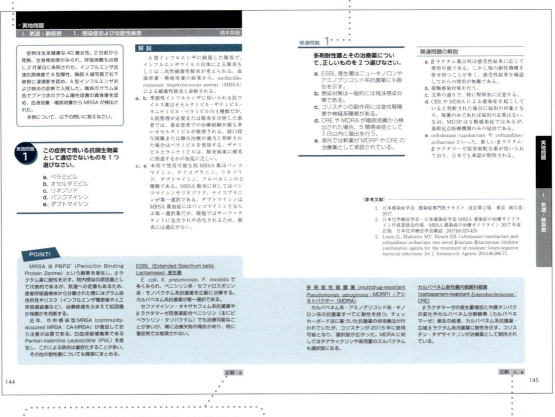

解答：実践問題と関連問題の解答です。

略語集

A-aDO$_2$	alveolar-arterial oxygen difference	肺胞気動脈血酸素分圧較差
ABPA	allergic bronchopulmonary aspergillosis	アレルギー性気管支肺アスペルギルス症
ABPM	allergic bronchopulmonary mycosis	アレルギー性気管支肺真菌症
ACO	asthma COPD overlap	喘息COPDオーバーラップ
ACT	Asthma Control Test	喘息コントロールテスト
ADA	adenosine deaminase	アデノシンデアミナーゼ
ADH	anti-diuretic hormone	抗利尿ホルモン
ADL	activities of daily living	日常生活動作
AEP	acute eosinophilic pneumonia	急性好酸球性肺炎
AFP	α-fetoprotein	αフェトプロテイン
AHI	apnea hypopnea index	無呼吸低呼吸指数
AIDS	acquired immunodeficiency syndrome	後天性免疫不全症候群
ALK	anaplastic lymphoma kinase	
ALK-TKI	anaplastic lymphoma kinase-tyrosine kinase inhibitor	
ARDS	acute respiratory distress syndrome	急性呼吸窮迫症候群
ARS	aminoacyl tRNA synthetase	アミノアシルtRNA合成酵素
BAL	bronchoalveolar lavage	気管支肺胞洗浄
BALF	bronchoalveolar lavage fluid	気管支肺胞洗浄液
BMI	body mass index	
BNP	brain natriuretic peptide	脳性ナトリウム利尿ペプチド
BOS	bronchiolitis obliterans syndrome	閉塞性細気管支炎症候群
BPA	balloon pulmonary angioplasty	バルーン肺動脈形成術
CADM	clinically amyopathic dermatomyositis	臨床的無筋症性皮膚筋炎
CaO$_2$	arterial oxygen content	動脈血酸素含有量
CAP	community-acquired pneumonia	市中肺炎
CAT	COPD assessment test	
CCPA	chronic cavitary pulmonary aspergillosis	慢性空洞性肺アスペルギルス症
CEP	chronic eosinophilic pneumonia	慢性好酸球性肺炎
CF	cystic fibrosis	囊胞性線維症
CFPA	chronic fibrosing pulmonary aspergillosis	慢性線維化肺アスペルギルス症
CHDF	continuous hemodiafiltration	持続的血液濾過透析
CMV	cytomegalovirus	サイトメガロウイルス
CNPA	chronic necrotizing pulmonary aspergillosis	慢性壊死性肺アスペルギルス症
COPD	chronic obstructive pulmonary disease	慢性閉塞性肺疾患
CPA	chronic pulmonary aspergillosis	慢性肺アスペルギルス症
CPAP	continuous positive airway pressure	持続気道陽圧
CPFE	combined pulmonary fibrosis and emphysema	気腫合併肺線維症
CPPA	chronic progressive pulmonary aspergillosis	慢性進行性肺アスペルギルス症
CrCl	creatinine clearance	クレアチニンクリアランス
CRE	carbapenem-resistant *Enterobacteriaceae*	カルバペネム耐性腸内細菌科細菌
CS	Clinical Scinario	クリニカルシナリオ

CTEPH	chronic thromboembolic pulmonary hypertension	慢性血栓塞栓性肺高血圧症
CTLA-4	cytotoxic T lymphocyte associated protein 4	
CTZ	chemoreceptor trigger zone	
CVP	central venous pressure	中心静脈圧
DAD	diffuse alveolar damage	びまん性肺胞障害
DIP	desquamative interstitial pneumonia	剥離性間質性肺炎
DPB	diffuse panbronchiolitis	びまん性汎細気管支炎
DVT	deep vein thrombosis	深部静脈血栓症
EBUS-TBNA	endobronchial ultrasound-guided transbronchial needle aspiration 超音波気管支鏡ガイド下針生検	
EBV	Epstein-Barr virus	エプスタインバールウイルス
ECMO	extracorporeal membrane oxygenation	体外式膜型人工肺
EGFR	epidermal growth factor receptor	
EGFR-TKI	epidermal growth factor receptor-tyrosine kinase inhibitor	
EGPA	eosinophilic granulomatosis with polyangiitis	好酸球性多発血管炎性肉芽腫症
EML4-ALK	echinoderm microtubule associated protein like 4	
eNOS	endothelial nitric oxide synthase	内皮型一酸化窒素合成酵素
EPP	extrapleural pneumonectomy	胸膜肺全摘除術
ET-1	endothelin-1	エンドセリン1
FeNO	fractional exhaled nitric oxide	呼気一酸化窒素
FiO_2	fraction of inspiratory oxygen	吸入酸素濃度
G-CSF	granulocyte-colony stimulating factor	顆粒球コロニー刺激因子
GINA	Global Initiative for Asthma	
GM-CSF	granulocyte macrophage colony-stimulating factor	顆粒球マクロファージコロニー刺激因子
GOLD	Global Initiative for Chronic Obstructive Lung Disease	
GPA	granulomatosis with polyangiitis	多発血管炎性肉芽腫症
GVHD	graft versus host disease	移植片対宿主病
HABA	HTLV-I associated bronchiolo-alveolar disorder	
HAP	hospital-acquired pneumonia	院内肺炎
HCG	human chorionic gonadotropin	ヒト絨毛性腺刺激ホルモン
HHT	hereditary hemorrhagic telangiectasia	遺伝性出血性毛細血管拡張症
HIV	human immunodeficiency virus	ヒト免疫不全ウイルス
HOT	home oxygen therapy	在宅酸素療法
HPF	high-power field	
HRCT	high resolution computed tomography	
ICS	inhaled corticosteroid	吸入ステロイド薬
ICS/LABA	inhaled corticosteroid/long-acting beta-agonist	吸入ステロイド薬/長時間作用性$β_2$刺激薬
IGRA	interferon gamma release assay	インターフェロンγ遊離試験
IL-5	interleukin-5	インターロイキン5
IMIG	International Mesothelioma Interest Group	
IPAH	idiopathic pulmonary arterial hypertension	特発性肺動脈性肺高血圧症
IPF	idiopathic pulmonary fibrosis	特発性肺線維症
IPPFE	idiopathic pleuroparenchymal fibroelastosis	
irAE	immune-related adverse events	免疫関連有害事象
IVR	interventional radiology	
LAA	low attenuation area	

LAM	lymphangiomyomatosis	リンパ脈管筋腫症
LAMA	long-acting muscarinic antagonist	長時間作用性抗コリン薬
LAMP	loop-mediated isothermal amplification	
LCH	Langerhans cell histiocytosis	ランゲルハンス細胞組織球症
LEL	lymphoepithelial lesion	リンパ上皮性病変
LTBI	latent tuberculosis infection	潜在性結核感染症
MAC	*Mycobacterium avium* complex	
MALT	mucosa-associated lymphoid tissue	粘膜関連リンパ組織
MDRP	multidrug-resistant *Pseudomonas aeruginosa*	多剤耐性緑膿菌
mMRC	modified Medical Research Council	
MPA	microscopic polyangiitis	顕微鏡的多発血管炎
MPO-ANCA	myeloperoxidase anti-neutrophil cytoplasmic antibody	
MST	median survival time	生存期間中央値
mTOR	mammalian target of rapamycin	
NCCN	The National Comprehensive Cancer Network	
NHCAP	nursing and healthcare-associated pneumonia	医療・介護関連肺炎
NO	nitric oxide	一酸化窒素
NPPV	noninvasive positive pressure ventilation	非侵襲的陽圧換気
NSIP	non-specific interstitial pneumonia	非特異性間質性肺炎
OS	overall survival	全生存期間
OSAS	obstructive sleep apnea syndrome	閉塞性睡眠時無呼吸症候群
P/D	pleurectomy/decortication	胸膜切除／肺剥皮術
PAH	pulmonary arterial hypertension	肺動脈性肺高血圧症
PAM	pulmonary alveolar microlithiasis	肺胞微石症
PAS	para aminosalicylic acid	パラアミノサリチル酸
PCI	prophylactic cranial irradiation	予防的全脳照射
PCP	*Pneumocystis jiroveci* pneumonia	ニューモシスチス肺炎
PCV	pneumococcul conjugate vaccine	肺炎球菌蛋白結合型ワクチン
PD-1	programmed cell death 1	
PD-L1	programmed cell death-ligand 1	
PDE-5	phosphodiesterase-5	ホスホジエステラーゼ 5
PDT	photodynamic therapy	光線力学的治療
PEA	pulmonary endarterectomy	肺動脈血栓内膜摘除術
PEEP	positive end-expiratory pressure	終末呼気陽圧
PFS	progression free survival	無増悪生存期間
PM	particular matter	粒子状物質
PPFE	pleuroparenchymal fibroelastosis	
PPSV	pneumococcal polysaccharide vaccine	莢膜多糖体型肺炎球菌ワクチン
PR3-ANCA	proteinase-3 anti-neutrophil cytoplasmic antibody	
PS	performance status	
PSG	polysomnography	ポリソムノグラフィ
PTHrP	parathyroid hormone related peptide	副甲状腺ホルモン関連蛋白
PVOD	pulmonary veno-occlusive disease	肺静脈閉塞症
QOL	quality of life	生活の質
RB-ILD	respiratory bronchiolitis–associated interstitial lung disease 呼吸細気管支炎を伴う間質性肺疾患	

REM	rapid eye movement	
RP-ILD	rapidly progressive interstitial lung disease	急速進行性間質性肺病変
RSI	rapid sequence intubation	迅速気管挿管
SAS	sleep apnea syndrome	睡眠時無呼吸症候群
sGC	soluble guanylate cyclase	可溶性グアニル酸シクラーゼ
SIADH	syndrome of inappropriate secretion of antidiuretic hormone ADH 不適切分泌症候群	
SLB	surgical lung biopsy	外科的肺生検
SMART	Symbicort Maintenance and Reliever Therapy	
SOFA	sequential organ failure assessment	
SP	surfactant protein	サーファクタント蛋白
SPA	simple pulmonary aspergilloma	単純性肺アスペルギローマ
SPM	suspended particulate matter	浮遊粒子物質
TFI	treatment free interval	無治療期間
TKI	tyrosine kinase inhibitor	チロシンキナーゼ阻害薬
TSC	tuberous sclerosis complex	結節性硬化症
UIP	usual interstitial pneumonia	通常型間質性肺炎
VEGF	vascular endothelial growth factor	血管内皮増殖因子
VEGFR	vascular endothelial growth factor receptor	血管内皮増殖因子受容体
WHO	World Health Organization	世界保健機関

必携！　呼吸器専門医試験のための実践問題と解説

一般問題

総　論
I. 形態、機能、病態生理
II. 疫　学
III. 主要症候と身体所見
IV. 検　査
V. 治　療

各　論
I. 気道・肺疾患
II. 呼吸不全
III. 胸膜疾患
IV. 横隔膜疾患
V. 縦隔疾患
VI. 胸郭、胸膜の疾患

一般問題　総論
I. 形態、機能、病態生理
砂金秀章

実践問題1

気管支について、以下から正しいものを1つ選びなさい。

a. 右上葉枝は2分岐である。
b. 気管の縦走襞は気管分岐部で左右均等に分かれる。
c. 重度の僧帽弁膜症では、胸部X線写真上気管分岐は鋭角になる。
d. 左上葉枝膜様部背側には肺動脈が走行する。
e. 気管は第三胸椎の高さで左右に分岐する。

解説

a. 右上葉枝は正常では3分岐である。
b. 気管の縦走襞は、いくつかの亜型があるがおおむね右気管支優位に分岐している[1]。
c. 左心房は気管分岐部と接しているため、僧帽弁膜症による左心不全では左心房の拡大により気管分岐が鈍角になる所見がみられることがある。
d. 左上葉気管支の背側を葉間部肺動脈が走行している。
e. 気管は第4〜5胸椎の高さで分岐する。

POINT!

　ヒトの気管は肺胞に至るまでおよそ23回分岐するといわれており、末梢へと分岐するに従って径が細くなるとともにその性質を変えていく。
　最も中枢の気管は第4〜5胸椎の高さで分岐し、以下主気管支・葉気管支・区域気管支・亜区域気管支までが気管支（bronchus）である。これら比較的中枢の気管支壁は、内腔から粘膜、軟骨または平滑筋、外膜からなる。軟骨が存在することが気管支の特徴であり、気管では15〜20個の軟骨が馬蹄形に存在し（軟骨がない膜様部は食道と接している）、それぞれ輪状靱帯で連結されている。主気管支以下の軟骨は敷石状に存在する。
　粘膜は多数の多列線毛円柱上皮と少数の杯細胞からなり、粘膜下組織では特に膜性壁で気管支腺が発達している。気管支腺は漿液細胞と粘液細胞との2種類の分泌細胞によって構成されている混合腺である。
　径2mm程度の小気管支、細気管支、終末細気管支を細気管支（bronchiole）と総称する。これら細気管支は軟骨を欠くため、豊富な弾性線維と平滑筋によってその構造を保持している。気管支でみられた多列線毛上皮は丈の低い単層円柱線毛上皮となっていく。また分泌能をもつクララ細胞が細気管支からみられるようになり、杯細胞がみられなくなる。気管支腺はみられない。
　径0.5mmほどの終末細気管支が気道の最末端であり、次の呼吸細気管支以遠はガス交換に携わる呼吸部である（終末細気管支と呼吸細気管支の順序を混同しないよう注意）。
　気管に限らず専門医試験において呼吸器系の解剖・病理は頻出であるので、アトラス等で一度整理しておきたい。

正解　d

関連問題 1

呼吸器の解剖について、以下から誤っているものを1つ選びなさい。

a. Millerの二次小葉の中心には、細気管支と併走する肺動脈が存在する。
b. 右気管支動脈は肋間動脈から起始することが多い。
c. 胸膜はヒアルロン酸を分泌する中皮細胞に覆われている。
d. 細気管支には軟骨と気管支線は存在しない。
e. 呼吸細気管支が分岐して終末細気管支となる。

関連問題の解説

a. 文章の通り。一方、二次小葉の辺縁は小葉間隔壁によって境され、肺静脈とリンパ管が走行する（図1）。
b. 気管支動脈は左右2本ずつ存在することが多く、右は肋間動脈、左は胸部大動脈起始が最多であるが、様々な変異が存在する[3]。この動脈の解剖は喀血を気管支動脈塞栓術（BAE）で止血する際に重要となる。
c. 胸膜は、中胚葉由来の細胞である一層の中皮細胞が漿膜下組織を覆っている。
d. 細気管支には軟骨や気管支線は存在しない（表1）。
e. 終末細気管支は呼吸細気管支の直前にあたる（表1）。

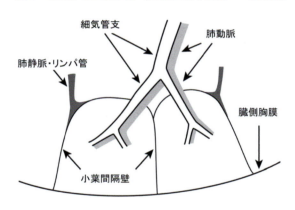

図1 Millerの二次小葉（文献2より引用・一部改変）

表1 気管支の分岐と特徴

		肺胞	軟骨・気管支線	線毛
気道部	気管		○	○
	主気管支		○	○
	葉気管支	×	○	○
	区域気管支		○	○
	亜区域気管支		○	○
	小気管支		×	○
	細気管支		×	○
	終末細気管支		×	
中間領域	呼吸細気管支	○	×	×
呼吸部	肺胞管	○		×
	肺胞嚢	○		×

〈参考文献〉

1. 田中良, 雨宮隆, 朝戸裕, 他. 気管分岐部膜様部縦走襞の内視鏡所見よりみた検討. 日本気管食道科学会会報. 2001;52(3):235-9.
2. Raoof S, Amchentsev A, Vlahos I, et al. Pictorial essay: multinodular disease: a high-resolution CT scan diagnostic algorithm. Chest. 2006;129(3):805-15.
3. 河西達. 気管支動脈の解剖学的研究（＜特集＞第12回日本気管支学会総会）. 気管支学. 1989;11(6):530-40.

正解 e

一般問題 総論

I. 形態、機能、病態生理

砂金秀章

実践問題 2

肺胞のおおよその直径を選びなさい。

a. 5 mm
b. 1 mm
c. 0.2 mm
d. 10 μm
e. 2 μm

解説

a. 葉気管支のおおよその直径である。
b. 細気管支のおおよその直径である。
c. 人の肺胞は直径約 0.1～0.2 mm（100～200 μm）で、ほぼ球形をしている。

POINT!

終末細気管支に続く呼吸器細気管支にはまばらに肺胞が出現しはじめ、以下肺胞道から肺胞嚢に至る。これらの領域でガス交換が行われている。

ヒトの肺胞は、肺胞期に形成がはじまるが、生下後も増え続け、成人で約3億個に達する。その表面積は 60 m² （テニスコート約半面分）にのぼると考えられている。

肺胞は主にガス交換を行う菲薄なI型肺胞上皮細胞と、肺胞の虚脱を防ぐサーファクタントの分泌を行うII型肺胞上皮細胞からなる。またII型肺胞上皮細胞は肺胞領域の体性幹細胞として、肺胞の損傷時に肺胞の再生を司る役割もあると考えられている[1]。

隣接する肺胞間は Kohn 孔と呼ばれる構造によって接続されており、末梢の細気管支閉塞の際には肺胞の虚脱を防いでいるが、同時に肺炎の際に隣接する肺胞への炎症の進展経路ともなっているといわれている。

肺の発生は胎生期から出生後まで続き、時期によってそれぞれ胚芽期・偽腺管期・細管期・嚢状期・肺胞期に区分される。肺の発生は中枢から末梢に向かって進み、胚芽期には中枢気道、偽腺管期には末梢を除く基本的な気管支、細管期には末梢気管支、嚢状期には未熟な肺胞構造が形成され、肺胞期に肺胞が形成される（表参照）。

表 ヒトの肺発生

発生時期	胚芽期	偽腺管期	細管期	嚢状期	肺胞期
在胎週数	～6週	6～16週	16～28週	28週～36週	36週～小児期
特徴	肺芽の発生、主要気管支の形成。	基本的な気管支分岐の形成。	末梢気管支の形成。サーファクタント産生の開始。	未熟な肺胞構造の形成。（後期に）サーファクタント産生の完了→胎外生活が可能となる。	肺胞の形成が進みガス交換効率が向上する。生下後も肺胞形成は続く。

正解 c

関連問題 2

ヒトの肺発生において、サーファクタントが分泌され始める時期を選びなさい。

a. 胚芽期
b. 偽腺管期
c. 細管期
d. 囊状期
e. 肺胞期

関連問題の解説

a. この時期に前腸から肺芽が出現する。
b. 偽腺管期は主要な気管支の形成が行われる時期である。
c. 細管期には気道末端領域の形成が行われる。この時期に気道上皮からサーファクタントが産生され始める。
d. 囊状期には未熟な肺胞構造が形成され、ガス交換が可能になる。後期にサーファクタント産生が完了する。
e. 肺胞期は出生後も続き、肺胞の成熟が進み、肺胞数・表面積が増加していく。

POINT!

肺サーファクタントはⅡ型肺胞上皮細胞によって産生される生理活性物質で、リン脂質を主成分とし、アポタンパク質によって4種類に分かれる〔SP（surfactant protein）-A、SP-B、SP-C、SP-D〕。界面活性剤として作用し、表面張力を下げることにより呼気時に肺胞が虚脱するのを防ぐのが主な作用である。肺サーファクタントの欠乏によって生じる重大な疾患には、新生児呼吸窮迫症候群（RDS）とARDS（acute respiratory distress syndrome）がある。

RDSは未熟児にみられる重篤な疾患で、出生後に肺サーファクタント不足により肺胞が虚脱、広範な無気肺が発生し呼吸不全を呈する疾患である。胎児はおよそ34週頃にサーファクタントが十分量に達するが、これ以前の出生ではRDSのリスクが高くなる。このため、早産が予想される場合は出産前に肺成熟を促すためステロイドの投与が推奨されており、出生後は経気道的な人工サーファクタントの投与が有効とされる。

ARDSでは好中球エラスターゼによる分解などにより肺サーファクタントの低下がみられ、肺コンプライアンスが極度に低下し無気肺や肺内シャントをきたす。このため人工サーファクタントの投与が治療戦略として考えられているが、現在のところメタアナリシスでは予後を改善するというエビデンスは得られていない[2, 3]。

〈参考文献〉

1. Desai TJ, Brownfield DG, Krasnow MA. Alveolar progenitor and stem cells in lung development, renewal and cancer. Nature. 2014;507（7491）:190-4.
2. 一般社団法人日本集中治療医学会／一般社団法人日本呼吸療法医学会 Ards 診療ガイドライン作成委員会. ARDS 診療ガイドライン 2016. 日本集中治療医学会雑誌. 2017;24（1）:57-63.
3. Zhang L-N, Sun J-P, Xue X-Y, et al. Exogenous pulmonary surfactant for acute respiratory distress syndrome in adults: A systematic review and meta-analysis. Experimental and Therapeutic Medicine. 2013;5（1）:237-42.

正解 c

一般問題　総論
I. 形態、機能、病態生理

粟野暢康

実践問題 3

以下のうち、気道分泌を抑制する作用があるものを1つ選びなさい。

a. PAF
b. LTC_4
c. PGE_2
d. TXA_2
e. ヒスタミン

解説

アラキドン酸カスケードに関する問題は頻出であるため、一連のメディエーターについて確認しておく必要がある。

a. PAFとは platelet activating factor（血小板活性化因子）のことであり、好塩基球、肥満細胞、単球・マクロファージ、好中球、好酸球、血管内皮細胞、血小板など様々な細胞から放出される。PAFには気道粘液の分泌亢進、血小板凝集、血管透過性亢進、気道平滑筋収縮、血管透過性亢進、好酸球の遊走作用などがある。
b. LTC_4、LTD_4、LTE_4には血管透過性亢進作用、気道平滑筋収縮作用、気道粘膜の繊毛運動減少作用、気道粘液の分泌亢進作用がある。
c. PGE_2には気道平滑筋弛緩作用、気道粘液の分泌抑制作用がある。
d. TXA_2には血小板凝集作用、血管収縮作用、血管透過性亢進作用、気道平滑筋収縮作用がある。気道分泌に関する作用は不明である。
e. ヒスタミンは主に肥満細胞や好塩基球から産生され、気道平滑筋収縮作用、気道粘液の分泌亢進作用、血管透過性亢進作用がある。

POINT!

アラキドン酸カスケード

アラキドン酸は、細胞膜リン脂質がホスフォリパーゼA_2により分解されて合成される物質である。その際にリゾホスファチジルコリンが生じ、これがアセチル化されるとPAFが生成される。アラキドン酸は様々な酵素により代謝され、プロスタグランジン（PG）、トロンボキサン（TX）、ロイコトリエン（LT）などのエイコサノイドと呼ばれる脂質メディエーターとなる。この代謝経路はアラキドン酸カスケードと呼ばれ、シクロオキシゲナーゼによるCOX系と5-リポシキゲナーゼによる5-LO系に分類される。PG、TX、LTは多彩な作用を有しており、一部をまとめる。

・PGD_2
気道平滑筋収縮、気道過敏性亢進作用。
・PGE_2
気道平滑筋弛緩、気道分泌抑制作用。
・TXA_2
気道平滑筋収縮、血管透過性亢進、血小板凝集、血管収縮作用。血中半減期は30秒未満と非常に短い。
・LTB_4
好中球や好酸球の遊走や活性化作用があり、気管支喘息の遅発性喘息反応に関与する。
・LTC_4、LTD_4、LTE_4
気道平滑筋収縮、血管透過性亢進、気道分泌亢進、繊毛運動抑制、気道クリ

正解　c

関連問題 3

肺の代謝、循環に関して、誤っているものを1つ選びなさい。

a. サーファクタントはⅡ型肺胞上皮細胞で合成される。
b. 肺血管内皮細胞はアンジオテンシン変換酵素を分泌する。
c. 肺血管内皮細胞はブラジキニンを活性化する。
d. 肺血管内皮細胞はセロトニン、ノルアドレナリンを分解する。
e. 健常成人の肺循環血流量は体循環に等しい。

関連問題の解説

a. Ⅰ型肺胞上皮細胞は肺胞壁の96％を占め、ガス交換を担う。Ⅱ型肺胞上皮細胞はサーファクタントを生成する。
b、d. 肺血管内皮細胞ではアンジオテンシン変換酵素の分泌によるアンジオテンシンⅠからアンジオテンシンⅡへの変換やセロトニン、ノルアドレナリンの分解が行われる。
c. 肺血管内皮細胞はブラジキニンを不活化する。
e. 健常成人の単位時間あたりの肺循環血流量は5～6 L/分で体循環に等しい。また、安静時の平均肺動脈圧は10～15 mmHgであり、肺血管抵抗は体血管抵抗の1/5～1/6と低圧、低抵抗である。

アランス低下作用。

・PAF
リン脂質性のメディエーターであり、気道平滑筋収縮、血管透過性亢進、気道分泌亢進、サイトカインの産生刺激、神経伝達物質合成促進などの作用がある。気管支喘息や急性呼吸窮迫症候群の病態に関与している。

カリクレイン-キニン系

高分子キニノゲンはカリクレインによって分解され、ブラジキニンが産生される。ブラジキニンには血圧を降下させ、レニン-アンジオテンシン-アルドステロン系で産生されるアンジオテンシンⅡと拮抗する作用がある。また、ブラジキニンはホスフォリパーゼA_2を活性化させるため、アラキドン酸カスケードと関連する。ブラジキニンは肺においてキニナーゼⅡ（アンジオテンシン変換酵素）で分解され、尿中に排泄される。アンジオテンシン変換酵素阻害薬によりブラジキニンが蓄積し、気管支の無髄神経線維（C線維）が刺激されるため、空咳の副作用が起こる。

正解 c

一般問題　総論
I. 形態、機能、病態生理

実践問題 4

呼吸機序・調整について正しいものを 1 つ選びなさい。

a. REM 睡眠は non REM 睡眠よりも呼吸などの生理機能の動揺が少ない。
b. 横隔膜の換気全体への寄与は半分以下である。
c. 中枢化学受容器は延髄腹側に存在する。
d. 末梢化学受容器は 1 か所のみ存在する。
e. 中枢化学受容器では PaO_2 の感受性が大きい。

解説

a. REM 睡眠の方が生理機能の動揺性が大きい。
b. 半分以上に横隔膜が関与する。
c. 延髄腹側に存在する。
d. 末梢化学受容器には総頸動脈の分岐部の頸動脈小体と、大動脈弓の上下の大動脈小体など複数がある。
e. PaO_2 ではなく $PaCO_2$ に大きく感受性がある。

POINT!

3 つの呼吸調節機構（化学性調節、神経性調節、行動性調節）の中心にあるのが呼吸中枢である。

呼吸中枢は延髄の腹側に存在し、化学性調節においては横隔神経や肋間神経を介して呼吸筋に刺激が出力される。化学調節系の刺激因子となるものが、二酸化炭素、アシドーシス、低酸素である。

空気吸入下では二酸化炭素が化学調節における刺激のほとんどを占める。二酸化炭素の刺激の一部は頸動脈小体や大動脈小体など複数存在する末梢化学受容器でも感知される。一方、低酸素の刺激は頸動脈小体を介して感知され、舌咽神経を介して呼吸中枢群に伝わる（図）。

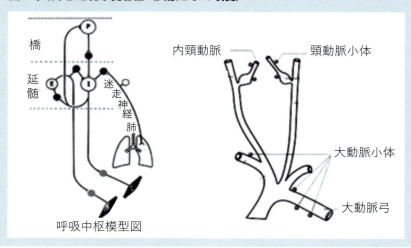

図　呼吸中枢と化学受容器（文献 2 より改変）

正解　c

関連問題 4

二酸化炭素や低酸素に対する応答に関して正しいものを1つ選びなさい。

a. 二酸化炭素に対する応答は中枢化学受容器のみに存在する。
b. 二酸化炭素に対する応答は肺胞気 PaO_2 が上昇すると低下する。
c. 二酸化炭素に対する応答は睡眠時には増加する。
d. 二酸化炭素に対する応答は呼吸仕事量が増加すると増加する。
e. 低酸素に対する応答は $PaCO_2$ が上昇すると低下する。

関連問題の解説

a. 二酸化炭素に対する応答は中枢・末梢化学受容器共に存在する。
b. 二酸化炭素に対する応答は肺胞気 PaO_2 が上昇すると低下する。
c. 二酸化炭素に対する応答は睡眠時には低下する。
d. 二酸化炭素に対する応答は呼吸仕事量が増加すると低下する。
e. 低酸素に対する応答は $PaCO_2$ が上昇すると上昇する。

〈参考文献〉
1. 西野卓. 呼吸管理と呼吸中枢. 人工呼吸. 2009, 26; 2: 22-28.
2. 真島英信. 生理学 改訂18版. 1986, 文光堂.

正解 b

一般問題　総論
I. 形態、機能、病態生理

粟野暢康

実践問題 5

呼吸器の生体防御機構について、誤っているものを 1 つ選びなさい。

a. 分泌型 IgA はダイマー構造である。
b. 健常人における気道分泌量は 1 日あたり 10〜100 mL である。
c. 14 員環系マクロライドは気道線毛運動を亢進させる。
d. Toll 様受容体は細菌、ウイルスを認識するが、真菌に対する自然免疫には関与しない。
e. Th17 細胞は転写因子 RORC2 の発現により $CD4^+T$ 細胞より分化する。

解説

a. 分泌型 IgA は唾液、涙、鼻汁、乳汁、汗、消化液などの外分泌液中に存在する。2 分子の IgA が Fc 部分で secretory component と J 鎖を介して結合して分泌される。
b. 文章通り。気道分泌物の成分は水分がほとんどで（84〜94％）、その他には蛋白、脂質、炭水化物、灰分が含まれる。これらは気道粘膜表面においてゾル層とゲル層の 2 層を形成する。
c. 14 員環系マクロライドは抗炎症効果や免疫調節作用を有している。気道線毛運動を亢進させるとともに粘膜下腺や杯細胞からの粘液糖蛋白分泌を減少させる。
d. Toll 様受容体は細菌、ウイルス、真菌すべてを認識し、自然免疫に関与する。
e. Th17 細胞は TGF-β などのサイトカインや転写因子 ROR2 の発現により分化する。一方、Th17 と対照的な働きをする制御性 T（regulatory T：Treg）細胞の分化には FOXP3 という転写因子が関与する。

POINT!

呼吸器の生体防御機構

外気からの異物は粒子径に応じて上・下気道に沈着し、粘膜線毛輸送系により排出される（機械的防御機構）。

気道分泌液中には分泌型 IgA、ラクトフェリン、トランスフェリン、補体、SP-A・SP-D などが含まれ、防御因子として働く（液性成分による防御反応）。

免疫担当細胞としてはリンパ球、好中球、肺胞マクロファージが重要な役割を果たしている（細胞成分による防御反応）。また、樹状細胞は骨髄由来の免疫細胞で、抗原呈示能や抗腫瘍免疫を有し、自然免疫と獲得免疫との橋渡しをすることが知られている。

Toll 様受容体はマクロファージ、B 細胞、樹状細胞、II 型肺胞上皮細胞など様々な細胞に発現し、自然免疫において重要な働きを担う。Toll 様受容体ごとに異なる病原体を認識することが報告されており、細菌のリポ多糖体、リポタイコ酸、ペプチドグリカン、酵母のザイモザン、マイコプラズマのリポ蛋白、ウイルスの二重鎖 RNA をはじめ、グラム陰性菌由来のエンドトキシンなども認識する。これらのリガンドを認識すると転写因子 NFκB が活性化され、炎症性サイトカインが産生される。このサイトカインによって好中球、マクロファージの遊走・活性化が起こり、生体防御反応を引き起こす。

一方、Toll 様受容体による生体防御機構はときに生体を攻撃することもある。例えば、Toll 様受容体により IL-8 産生が亢進すると好中球の遊走・活性化が起こる。この活性化した好中球が肺に集積すると急性肺障害を引き起こすことがある。

ヘルパー T 細胞のサブセットは当初 Th1 と Th2 の 2 種類が知られていたが、最近では Th17 細胞と Treg 細胞が発見され、その働きに関する研究が急速に進んでいる。Th17 細胞は TGF-β、IL-6、IL-1β、IL-23 などのサイト

正解　d

関連問題 5

加齢に伴う呼吸器系の変化について、誤っているものを1つ選びなさい。

a. 肺胞気動脈血酸素分圧較差が増大する。
b. 胸郭コンプライアンスが減少する。
c. 肺活量が低下するが、1秒量は維持される。
d. 残気量は増加する。
e. 呼吸困難に対する感受性が低下する。

関連問題の解説

a. 肺胞気動脈血酸素分圧較差は20 mmHg程度まで開大する。
b. 加齢による呼吸筋力の低下や、胸壁の硬化により、胸郭コンプライアンスは減少する。一方、肺コンプライアンスは増加する。
c. 全肺活量は維持されるといわれているが、肺活量と1秒量はともに低下する。健常者であっても肺活量、努力肺活量、1秒量は年間20〜30 mL程度減少する。
d. 肺胞道の拡張、肺胞の拡大、肺の弾性低下などにより、残気量、残気率は増加する。
e. 加齢に伴い換気応答が低下するため、呼吸器疾患の診断が遅れがちになる。

一般問題　総論　I. 形態、機能、病態生理

カインや転写因子RORC2の発現により分化する。Th17細胞は自然免疫、獲得免疫の両方のサイトカインを統合し、組織の炎症、自己免疫疾患や真菌に対する免疫に関わる。一方、Treg細胞はエフェクターT細胞の活性を制御して免疫寛容の維持に関わる。TGF-β、IL-2などのサイトカインや転写因子FOXP3の発現により分化する。Treg細胞の減少や機能の抑制は病原体や腫瘍に対する免疫の強化に関わるため、癌治療においても注目されている。

呼吸器の加齢

加齢とともにあらゆる呼吸機能が低下する。主な変化をまとめる。

① 呼吸筋力の低下
② 胸壁の硬化→胸郭コンプライアンスの減少
③ 肺弾性収縮力の低下→肺コンプライアンスの増加
④ 血液ガス分析の変化→ PaO_2 の直線的な低下（$PaCO_2$ とpHは維持）
⑤ 呼吸機能の変化
 ・全肺気量は維持
 ・肺活量、努力肺活量、1秒量、1秒率の低下
 ・残気量、機能的残気量の増加
 ・closing volume と closing capacity の増加
 ・ピークフロー、$\dot{V}_{25}$、$\dot{V}_{50}$ の低下
 ・拡散能の低下
 ・肺胞気動脈血酸素分圧較差の開大
⑥ 線毛運動機能の低下
⑦ 換気応答の低下
⑧ 気道過敏性の低下
⑨ 上気道反射（咳反射、嚥下反射）の低下
⑩ 睡眠時無呼吸の増加
⑪ 免疫能の低下

正解　c

一般問題　総論
II. 疫学

栗野暢康

実践問題 6

本邦における、肺癌による年間死亡者数を選びなさい。

a. 約 25000 人
b. 約 35000 人
c. 約 50000 人
d. 約 75000 人
e. 約 100000 人

解説

　本邦における肺癌の死亡者数は約 74000 人である。肺癌は男性の死因第 1 位で 2000 年頃まで増加傾向であったが、近年は緩徐に減少している。また、女性では死因第 3 位であり、1980 年頃まで増加傾向であったがここ最近は横ばいである。

POINT!

　呼吸器疾患に関連する医療統計データをまとめる。最新のデータは厚生労働省のホームページから確認されたい。

	結果
死亡・死因	・悪性新生物による死亡者数は年間約 37 万人（第 1 位）。肺炎は 11 〜 12 万人 / 年で第 3 位。COPD は 15000 〜 16000 人 / 年で第 10 位である。 ・肺結核は約 2000 人 / 年、喘息は減少傾向で 1500 人 / 年前後となった。
喫煙	・2014 年現在の喫煙率は男性 32.2%、女性 8.5%、全体で 19.6%。男性は減少傾向からここ 5 年間は横ばいに、女性は 10 年以上横ばいである。 ・海外と比較すると本邦の喫煙率は男性で高く、女性は低い。
気管支喘息	・2000 年代に行われた全国調査の結果、小児の有症率は 8 〜 14%、成人では 6 〜 10% と報告された。小児では低年齢（乳幼児）、成人では高齢で有症率が高い傾向が認められた。 ・同一地域での調査では、1980 年代と比較して 2000 年代では小児、成人ともに有症率が増加しており、ほぼ 10 年ごとに 1.5 倍程度の増加傾向を示した。 ・喘息死は減少傾向であるが、1500 人前後が毎年死亡する。喘息死前の重症度は重症が 39.2% と最多であるが、軽症 7%、中等症 33% と報告されており、重症例でなくとも注意が必要である。
COPD	・厚生労働省による報告では、2008 年の COPD 患者数は 17 万人程度であり、有病率は 0.2 〜 0.4% と考えられた。一方、住民調査による Nippon COPD Epidemiology Study（NICE study）では日本人の COPD 有病率は 8.6% と推測され、多くの症例が見過ごされていると考えられた。 ・世界各国の有病率調査では 10% 前後との報告が多く、本邦も同等の頻度と考えられている。

正解　d

関連問題 6

本邦における、COPDによる年間死亡者数を選びなさい。

a. 約8000人
b. 約10000人
c. 約13000人
d. 約16000人
e. 約20000人

関連問題の解説

本邦におけるCOPD（chronic obstructive pulmonary disease）による死亡者数は増加の一途を辿っており、2010年以降は年間16000人を超えている。世界全体においては、COPDは2010年の世界死亡者数第4位であり（約300万人）、2030年には肺炎・気管支炎を抜いて第3位になると推測されている。

なお、2010年時点で在宅酸素療法を行っている患者は日本全国で約20000人（在宅呼吸ケア白書）と報告されているが、業界誌の推測では16万人以上に及ぶと考えられている。原因疾患は多い順にCOPD、間質性肺炎、肺結核後遺症、肺癌である。

〈参考文献〉
1. 厚生労働省. 平成28年人口動態統計.
2. 厚生労働省. 平成28年簡易生命表の概況.

肺結核	・新規登録患者数は減少傾向であり、2015年では18280人/年。人口10万対の罹患率は14.4まで低下しているが（1999年は34.6）、低蔓延国の基準である10には至っていない。 ・罹患年齢は70歳以上の高齢者が大半である。新生児、乳幼児はリスクが高いと考えられているが、実際の発生数は少数である。 ・結核による年間死亡者は減少傾向であり、2015年では1955人/年で死因の第29位であった。 ・培養陽性者は約10000人/年であり、約65%が第一選択の抗結核薬すべてに感受性がある。約25%は感受性提出がなく、残りはいずれかの抗結核薬に耐性化を認める。 ・潜在性結核感染症の患者数は年度によりばらつきがあるが、約6000～10000人/年である。そのうち、約25%が医療従事者である。
肺癌	・2015年の肺癌による死亡者数は男性53208人、女性21170人であり、合計約74000人であった。 ・組織型としては扁平上皮癌が減少し、腺癌が増加している。 ・非喫煙者と比較し、喫煙者では肺癌罹患リスクが4.2～4.5倍増加すると報告されている。
その他	・国民医療費は40兆円（2016年）を超え、増加の一途を辿っている。 ・総医療費の対GDP比は10.2%で世界第8位（2016年）である。 ・サルコイドーシスの罹患率は10万人対1.01（2004年）と報告されているが、実際はこの値よりも多いと推測されている。北欧に多く、人種差がある。

正解 d

III. 主要症候と身体所見

実践問題 7

血痰をきたしやすい疾患を次のうち2つ選びなさい。

a. 肺結核
b. マイコプラズマ肺炎
c. 肺クリプトコッカス
d. 肺放線菌症
e. ニューモシスチス肺炎

解説

a. 肺結核では咳嗽、喀痰、発熱、盗汗、食欲不振などと並んで血痰が代表的な症状のひとつに挙げられる。
b. マイコプラズマ肺炎は *Mycoplasma pneumoniae* による感染症で、市中肺炎のひとつである。頑固な咳嗽を呈し、通常は血痰をきたさない。
c. 肺クリプトコッカス症は土壌や堆積した鳥の糞などのなかで増殖した *Cryptococcus neoformans* を経気道的に吸入して感染する。AIDS（acquired immunodeficiency syndrome）やリンパ腫、ステロイド投与中の細胞性免疫が低下した宿主に発症した場合は咳嗽や喀痰、呼吸困難、発熱などの症状を認めることが多いが、通常血痰はきたさない。
d. 肺放線菌症は *Actinomyces israelii* が主な原因菌であり、症状としては血痰や喀血の頻度が高く、約30％に認められる[1]。
e. ニューモシスチス肺炎は *Pneumocystis jirovecii* による日和見感染症である。発熱、乾性咳嗽、呼吸困難が三主徴である。血痰は一般的にきたさない。

POINT!

血痰、喀血は気管および下気道からの出血を喀出したものである。一般に痰の中に血液が混じる程度のものを血痰といい、ほとんど血液だけを喀出するものを喀血という。喀血は一度に2〜5 mL以上の血液が喀出される状態であり、一般的に100〜600 mL/day以上の喀血は大量喀血と呼ばれる[2]。喀血の原因血管は肺動脈ではなくほとんどが気管支動脈由来である。血痰・喀血の原因としては表1に挙げられるような様々な疾患がある。

喀血の原因精査には胸部CTや血液、尿、喀痰検査などが有用であるが、気管支鏡検査の適応症例や施行時期についての総意はなく、状況にあわせて検討すべきである。肺癌が疑われる症例や血痰を繰り返す症例では挿管下で緊急対応のできる体制での実施が望ましい。また、肺胞出血が疑われる症例ではBAL（bronchoalveolar lavage）が診断につながるために気管支鏡検査が推奨される。使用する気管支鏡はできるだけ吸引チャンネルの大きいスコープを用意する。

治療は軽症例では安静が原則であり、喀血が中等量以上、あるいは呼吸不全を伴う場合には入院を要する。健側肺を守るために出血側を下にして側臥位安静とし、大量出血で窒息の危険があるときには血管確保や気道確保を迅速に行うことが重要である。大量出血が続く場合は健側気管支への挿管、片肺換気とし、呼吸不全を防ぐ必要がある。

表1 血痰・喀血の原因疾患（文献2より一部改変）

気道病変		気管支拡張症、気管支炎、気道内異物、気道損傷、気管支血管瘻、気管支結石症
肺病変	感染症	肺炎（ブドウ球菌、クレブシエラなど）、閉塞性肺炎、肺化膿症、肺結核、非結核性抗酸菌症、アスペルギルス症、ムーコル症
	免疫異常	血管炎、肺胞出血（膠原病、血管炎、Goodpasture症候群、特発性肺ヘモジデローシス、薬剤性）
	その他	肺結核後遺症
腫瘍性病変		肺癌、転移性肺腫瘍、気管腫瘍
心血管異常		心不全、肺水腫、肺うっ血、肺血栓塞栓症、僧帽弁狭窄症、肺動静脈瘻
その他		医原性、抗凝固薬、血小板減少、凝固異常、月経随伴性喀血、コカイン・覚せい剤中毒

正解 a、d

関連問題 7

喀痰の外観と原因疾患との組み合わせのうち、誤っているものを次のうちから1つ選びなさい。

a. ピンク色泡沫状痰 － 肺水腫
b. 血痰 － アレルギー性気管支肺アスペルギルス症
c. 鉄さび色膿性痰 － 肺炎球菌性肺炎
d. 黄色膿性痰 － 副鼻腔気管支症候群
e. 白色漿液性痰 － かぜ症候群

関連問題の解説

a. 肺水腫では肺胞毛細血管の静水圧が上昇し、水分だけでなく赤血球も血管外漏出するためにピンク色の泡沫状痰がでる。
b. アレルギー性気管支肺アスペルギルス症は通常、黄色膿性痰を呈し、血痰は出現しない。
c. 肺炎球菌性肺炎では鉄さび色膿性痰を呈する。
d. 副鼻腔気管支症候群では黄色膿性痰や透明～白色の粘液性痰が出る。
e. かぜ症候群では黄色膿性痰や透明～白色の粘液性痰が出る。

POINT!

痰は上下気道、肺胞のいずれかに由来する分泌物である。喀痰検査はまず外観で漿液性、粘液性、膿性、泡沫性、さらに血性ないし喀血に分類される。肉眼的性状の評価にはMuller&Jonesの分類が用いられる（表2）[3]。嫌気性菌による肺膿瘍では腐敗臭などの臭気も重要である。

原因菌の特定には喀痰培養が重要であるが、時間を要する。結核菌、非結核性抗酸菌ではPCR、マイコプラズマ肺炎やニューモシスチス肺炎などが疑われる場合にはLAMP法による原因菌の検出も行われる。Gram染色は短時間で結果が判明するが、痰の質の評価を行う必要があり、Gecklerの分類が用いられる（表3）。良質な痰とは唾液の混入を意味する扁平上皮が少なく、白血球が多い痰であり、Geckler4群、5群が該当するが、好中球減少時にはGeckler6群も評価の対象となる[3]。Gram染色は好中球による貪食像の有無により、菌の定着か感染かを判断するのに有用である。市中肺炎においては感度、特異度、正診率はいずれも70%程度である[3]。その他、抗酸菌感染にはZiehl-Neelsen染色、ニューモシスチスを含む真菌に対してはGroccot染色が用いられ、特にニューモシスチス肺炎の診断にはディフクイック染色が有用である。

喀痰排出困難時は対症療法として喀痰調整薬を使用することがある。喀痰調整薬は粘液溶解薬（N-アセチルシステイン）、粘液修復薬（カルボシステイン）、粘液潤滑薬（アンブロキソール）に分類される。またDPB (diffuse panbronchiolitis) ではマクロライドの少量長期投与が有用とされ、抗菌作用ではなく、抗炎症作用や気道上皮の線毛運動の改善などが効果の機序と想定されている。

表2 Muller&Jones 分類

M1	唾液、完全な粘液痰
M2	粘液痰の中に膿性痰が少量含まれる。
P1	膿性痰で膿性部分が1/3以下
P2	膿性痰で膿性部分が1/3～2/3
P3	膿性痰で膿性部分が2/3以上

表3 Geckler 分類

群	細胞数（1視野あたり） 上皮細胞	細胞数（1視野あたり） 好中球	判定
1	>25	<10	－
2	>25	10～25	－
3	>25	>25	－
4	10～25	>25	＋
5	<10	>25	＋＋
6	<25	<25	－～＋＋

※ ＋培養意義あり、－培養意義なし

〈参考文献〉

1. Mabeza GF, Macfarlane J. Pulmonary actinomycosis. Eur Respir J. 2003; 21: 545-51.
2. 血痰, 喀血. In: 吾嬬安良太, 他編. 新呼吸器専門医テキスト. 1版. 東京: 南江堂; 2015. p34-36.
3. 痰. In: 吾嬬安良太, 他編. 新呼吸器専門医テキスト. 1版. 東京: 南江堂; 2015. p31-33.

正解 b

一般問題　総論
III. 主要症候と身体所見　　　刀祢麻里

実践問題 8

平地歩行でも同年齢の人より歩くのが遅い場合は mMRC grade いくつかを次のうちから 1 つ選びなさい。

a. Grade0
b. Grade1
c. Grade2
d. Grade3
e. Grade4

解説

a. Grade0：激しい運動をした時だけ息切れがある。
b. Grade1：平坦な道を早足で歩く、あるいは緩やかな上り坂を歩く時に息切れがある。
c. Grade2：息切れがあるので、同年代の人よりも平坦な道を歩くのが遅い、あるいは平坦な道を自分のペースで歩いている時、息切れのために立ち止まることがある。
d. Grade3：平坦な道を約 100 m、あるいは数分歩くと息切れのために立ち止まる。
e. Grade4：息切れがひどく家から出られない、あるいは衣服の着替えをする時にも息切れがする。

POINT!

　COPD をはじめとする慢性肺疾患は呼吸困難を呈し、呼吸困難の程度を評価する簡便な方法として modified Medical Research Council (mMRC) の質問票がよく用いられる（表 1）[1]。この質問票は健康状態を評価する他の指標との相関性に優れており、将来の死亡の危険性を予測することもできる。その他、COPD では症状や QOL に関する 8 項目を 0～40 点で評価する CAT（COPD assessment test）質問票（図 1）などが客観的評価として用いられる。

　呼吸困難を訴える患者で前傾姿勢をとる場合は閉塞性肺疾患、後傾姿勢をとる場合はうっ血性心不全の場合が多く、その他身体所見も他疾患との鑑別や呼吸障害の程度をみるのに重要である。COPD で認められる身体所見としては胸鎖乳突筋肥大、胸郭前後径や肋間腔の拡大などがある。Hoover sign は下部肋間腔が吸気時に陥凹し、前からみると両側の肋骨弓の角度が鋭角になる所見であり、高度の気流制限でみられる。奇異性運動は胸部と腹部の協調運動が消失する現象であり、吸気時に胸部が陥凹して腹部が膨らむ。これは呼吸筋疲労がある状態で認められる。また呼吸困難のある患者では呼吸補助筋が使用され、胸鎖乳突筋の肥厚の程度などは触診でも確認できる。打診では肺の過膨張を反映して両側鼓音が聴取される。

表 1　呼吸困難（息切れ）を評価する修正 MRC（mMRC）質問票

Grade0	激しい運動をした時だけ息切れがある。
Grade1	平坦な道を早足で歩く、あるいは緩やかな上り坂を歩く時に息切れがある。
Grade2	息切れがあるので、同年代の人よりも平坦な道を歩くのが遅い、あるいは平坦な道を自分のペースで歩いている時、息切れのために立ち止まることがある。
Grade3	平坦な道を約 100 m、あるいは数分歩くと息切れのために立ち止まる。
Grade4	息切れがひどく家から出られない、あるいは衣服の着替えをする時にも息切れがする。

図 1　CAT 質問票（文献 2 から一部改変）

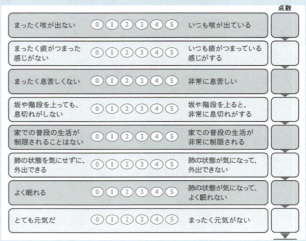

正解　c

関連問題 8

嗄声をきたす悪性腫瘍のうち、頻度が最も高いものを次のうちから1つ選びなさい。

a. 肺癌
b. 食道癌
c. 甲状腺癌
d. 脳腫瘍
e. 縦隔腫瘍

関連問題の解説

a. 肺癌の縦隔リンパ節転移は反回神経麻痺をきたすことがあり、嗄声が出現する。頻度としては非手術的原因のうち11％を占め、悪性腫瘍の中で2番目である。
b. 食道癌の縦隔リンパ節転移は反回神経麻痺をきたし、嗄声が出現する。頻度としては非手術的原因のうち7％を占め、悪性腫瘍の中で3番目である。
c. 甲状腺癌は反回神経や上喉頭神経に浸潤し、嗄声を起こす。頻度としては非手術的原因のうち26％を占め、悪性腫瘍の中で1番目である。
d. 脳腫瘍は迷走神経の障害により嗄声を起こす。頻度としては非手術的原因のうち2％を占める。
e. 縦隔腫瘍は反回神経麻痺をきたし、嗄声が出現する。頻度としては非手術的原因のうち4％を占める。

POINT!

嗄声は声帯自体の異常、声帯に異常を及ぼす神経筋群の異常、呼気の異常、口腔や鼻腔のどこかの異常により起こる。5つの内喉頭筋群の神経支配は上喉頭神経と反回神経であり、いずれも迷走神経から発生する。

嗄声の原因としては表2のようなものが挙げられ[3]、迷走神経や反回神経障害を起こすものとしては頭頸部手術傷や挿管時の損傷によるものが多い。原因の特定には上気道感染症やアレルギーの有無、胸焼けや嚥下困難などの随伴症状、吸入ステロイドなどの薬剤使用歴、最近の頭頸胸部手術の有無の確認が重要となる。また悪性腫瘍を見逃さないため、2週間以上続く嗄声を訴える場合は症状や背景因子と合わせて、耳鼻科専門医への紹介が必要である。

表2 嗄声の原因

①迷走神経障害、反回神経障害
頭頸部手術
挿管
頭頸胸部の悪性腫瘍の浸潤
大動脈瘤
脳血管障害
多発性神経炎
特発性

②薬剤性
ステロイド沈着、真菌性喉頭炎（吸入ステロイド）
声帯血腫（血栓溶解薬、PDE-5阻害薬）
化学的喉頭炎（ビスホスホネート）
咳（ACE阻害薬）
粘膜の乾燥（抗ヒスタミン薬、利尿薬、抗コリン薬）
喉頭ジストニア（抗精神病薬等）
性ホルモン産生や利用の変化（danocrine、testosterone）

③その他
急性喉頭炎、急性喉頭蓋炎
多発性硬化症
筋緊張性発声障害
重症筋無力症
Parkinson病
心因性（転換失声含む）
痙攣性発声障害（喉頭ジストニア）
末端肥大症
アミロイドーシス
甲状腺機能低下症
炎症性関節炎
サルコイドーシス
咽喉頭逆流症

〈参考文献〉
1. GOLD 2017 Global strategy for the Diagnosis, Management and Prevention of COPD.
2. 日本呼吸器学会. In 日本呼吸器学会COPDガイドライン第4版作成委員会 編. COPD（慢性閉塞性肺疾患）診断と治療のためのガイドライン第4版. 東京. 日本呼吸器学会. 2013.
3. Feierabend RH, Shahram MN. Hoarseness in Adults. Am Fam Physician. 2009; 80（4）: 363-70.

正解 c

一般問題　総論
III. 主要症候と身体所見　　　　　　　　　　　　　　　　　　　　　　　　　　　　　刀祢麻里

実践問題 9

深部静脈血栓症（DVT）を起こす頻度が最も高いものを選びなさい。

a. 抗リン脂質抗体症候群
b. ピルの内服
c. 中心静脈カテーテル
d. 長期臥床
e. 悪性腫瘍

解説

a. 抗リン脂質抗体症候群は抗リン脂質抗体を有し、臨床的に動静脈血栓症、血小板減少症、習慣流産・死産・子宮内胎児死亡などが認められる。全身性エリテマトーデスを始めとした膠原病に合併する続発性と、原発性がある。検査所見ではAPTTの延長をもたらすが、臨床的には凝固亢進し、血栓症をもたらす。DVT（deep vein thrombosis）患者の4.1％に認められるという報告がある。

b. ピルの内服は若年女性にとって重要なDVTの原因となる。内服開始6〜12か月間は特にリスクが高い。頻度は他のものと比べて高くはない。

c. 中心静脈カテーテルは上肢のDVTの原因として多く、上肢のDVTのうち45％を占めるという報告もある[1]。

d. 長期臥床はDVTの原因の中で最多であり、1か月以内の48時間以上の長期臥床はDVTの原因のうち45％を占める。他の原因としては、過去3か月の入院歴が39％、手術が34％、悪性腫瘍既往が34％、感染症が3％、直近の入院が26％であった[2]。

e. 悪性腫瘍はDVTの原因のうち34％を占め、臨床症状のあるDVT患者は約20％が悪性腫瘍を有するとされる。癌患者では凝固能亢進の状態にあり、約5％に静脈血栓が認められる。静脈血栓のリスクが最も高いのは最初の入院や化学療法施行時である。

POINT!

深部静脈血栓症（DVT）の原因としては表1のようなものが挙げられる。先天性と後天性に大別され、先天性は日本ではプロテインS、C欠乏症、アンチトロンビン欠乏症が多い。後天性では様々な原因が挙げられるが、先天性素因に後天性の要素が合併したり、後天性の要素も複数重なっていることが多い[1]。

症状としては下肢疼痛、色調変化、腫脹などが認められ、危険因子をみつけDVTを疑うことが診断につながる。危険因子や症状所見から点数化する方法も考案されており、代表的なものとしてはWellsスコアがある（表2）[1]。Wellsスコアにより低臨床確率かつDダイマー正常例では深部静脈血栓症を除外できる[1]。また下肢エコーや造影CT検査は診断につながる。治療にはヘパリンやワーファリンなどの抗凝固療法、ウロキナーゼなどの血栓溶解療法、理学療法が行われる。

表1　深部静脈血栓症の原因

先天性	プロテインS欠乏症 プロテインC欠乏症 アンチトロンビン欠乏症 活性化プロテインC抵抗性 プロトロンビン遺伝子変異
後天性	悪性腫瘍 中心静脈カテーテル留置 手術、外傷、骨折 妊娠 経口避妊薬、エストロゲン製剤 長期臥床 心不全 抗リン脂質抗体症候群 骨髄増殖性疾患、多血症 発作性夜間血色素尿症 炎症性腸疾患 ネフローゼ症候群

表2　Wellsスコア

Wellsスコア	
PEあるいはDVTの既往	+1.5
最近の手術あるいは長期臥床	+1.5
心拍数＞100 bpm	+1.5
DVTの臨床的徴候	+3
PE以外の可能性が低い	+3
血痰	+1
癌	+1
臨床的可能性	
低い	0〜1
中等度	2〜6
高い	7以上

正解　d

関連問題 9

声音振盪が亢進するものを次のうちから1つ選びなさい。

a. 胸水貯留
b. 無気肺
c. 気胸
d. 胸膜肥厚
e. 限局性の肺炎

関連問題の解説

a. 胸水貯留では声音振盪は低下する。
b. 無気肺では声音振盪は低下する。
c. 気胸では声音振盪は低下する。
d. 広範囲の胸膜肥厚では声音振盪は低下する。
e. 限局性の肺炎では声音振盪は亢進する。

POINT!

声音振盪は発声した際に生じる声の響きが、肺を通って体表まで伝わる現象のことである。実際には両手の手掌基部を患者の胸部の背中に当てて、患者に「ひとーつ、ひとーつ」とできるだけ低い声でゆっくりと発声してもらい、手に響く感覚を特に左右差に気をつけて調べる。減弱や消失している場合は胸壁への音の伝導が妨げられている状態にある。亢進している場合には限局性の肺炎を疑う。

聴診は呼吸器疾患において重要な診察である。聴診所見の特徴や意義を表3に示す[3]。胸膜摩擦音（friction rub）は胸膜・心膜の強い炎症で「きゅーきゅー」と聴かれ、胸水が多いと聴こえない。Hamman's徴候は縦隔気腫において胸骨近傍で聴取される音で吸気時に心臓の収縮期と一致して聴かれ、患者に吸気で息止めをさせると感度が上昇する。

表3 聴診所見

呼吸音	特徴	臨床的意義
正常気管音	低調で吸気・呼気とも聴取される。	上気道の開存を反映する。
正常肺胞音	柔らかく吸気・呼気とも聴取される。	低換気、気道狭窄、肺実質の破壊、胸水、気胸などで減弱。
気管支呼吸音	柔らかく吸気・呼気とも聴取される。	気道が肺炎や線維化で囲まれていることを示唆する。
stridor	規則的・高調で上気道または聴診器を離しても聴取される。	上気道の閉塞を意味する。
wheeze	規則的・高調で吸気・呼気とも聴取しうる。	局所的に聴取されれば異物・腫瘍を、広範囲に聴取されると喘息やCOPDによる気流制限を反映する。
rhonchi	wheezeより低調で吸気・呼気とも聴取しうる。	分泌物や気道の異常な虚脱を反映する。
fine crackles	不規則で短く吸気中期〜終末にかけて聴取される。咳嗽に影響されず重力に従い口には放散しない。	分泌物と関係せず間質性肺疾患や石綿肺の早期の所見である。
coarse crackles	不規則で短く吸気早期そして呼気全体で聴取され、咳嗽に影響され口に放散する。	間欠的な気道の開放を示唆し分泌物とも関連する。
pleural friction rub	不規則で短く、爆発的で吸気・呼気ともに聴取される。典型的には肺底部で聴取される。	胸膜の炎症や腫瘍と関連する。
squawk	規則的で短めのwheezeとcracklesが混在したような音。	過敏性肺炎や間質性肺疾患の末梢気道病変と関係する。

〈参考文献〉

1. 日本循環器学会 他. In 2008年度合同研究班編. 日本肺血栓塞栓症および深部静脈血栓症の診断，治療，予防に関するガイドライン2009年改訂版. 東京. 日本循環器学会 他. 2009.
2. Spencer FA, Emery C, Lessard D, et al. The Worcester Venous Thromboembolism study: a population-based study of the clinical epidemiology of venous thromboembolism. J Gen Intern Med. 2006; 21 (7): 722-27.
3. 胸部身体所見. In: 吾嬬安良太 他編. 新呼吸器専門医テキスト. 1版. 東京: 南江堂; 2015. P59-61.

正解 e

一般問題 総論
III. 主要症候と身体所見

栗野暢康

実践問題 10

咳嗽に関する以下の記載のうち、誤っているものを2つ選びなさい。

a. 慢性咳嗽の原因疾患の頻度は国によって異なり、本邦では咳喘息が最も多い。
b. 14日以上持続する咳に「発作性の咳き込み」「吸気性笛声」「咳き込み後の嘔吐」のいずれかを伴う場合、臨床的に百日咳と診断できる。
c. 咳喘息は典型的喘息に移行することはない。
d. 血清PT IgG値が10 EU/mL以上であれば、単回の検査でも百日咳と診断できる。
e. アトピー咳嗽は喘息に移行することはない。

解説

咳嗽は呼吸器外来で最も多い主訴である。2012年に咳嗽に関するガイドライン第2版が刊行され[1]、本邦における咳嗽診療の基盤となっている。今後、改定版が発表される予定であり、最新情報の確認が必要である。

a. 慢性咳嗽の原因疾患の頻度は国によって異なる。報告により異なるが、欧米では鼻炎・後鼻漏や胃食道逆流、咳喘息が多い。本邦では咳喘息が最多であり、アトピー咳嗽やCOPDなどが続く。
b. 文章の通り。百日咳の確定診断には培養、loop-mediated isothermal amplification（LAMP）法、血清診断が必要であるが、いずれも実施困難な場合も多く、臨床的百日咳の診断基準が頻用されている。
c. 咳喘息の経過中に成人では30～40%、小児ではさらに高頻度に喘鳴が出現し、典型的な喘息に移行する。
d. 百日咳の血清診断として、PT IgG値が100 EU/mL以上であれば単回の検査でも百日咳と診断できる。PT IgG値が100 EU/mL未満の場合は発症からの期間やワクチン接種歴、ペア血清での抗体価をもとに血清診断を行う。
e. アトピー咳嗽は咳喘息と異なり予後良好な疾患であり、喘息への移行や慢性の閉塞性障害への進行は認めない。なお、約半数が再燃するが、治療で軽快する。

POINT!

気道壁表層の咳受容体や気道壁深層の平滑筋収縮を介してインパルスが延髄の孤束核に存在する咳中枢に伝達され、咳嗽が起こる。

咳嗽は持続期間が3週間未満の急性咳嗽、3～8週間の遷延性咳嗽、8週間以上の慢性咳嗽に分類される。持続期間が長いほど、感染症以外の原因による咳嗽である可能性が高くなる。

慢性咳嗽の原因としては、本邦では咳喘息が最多である。アトピー咳嗽やCOPD、胃食道逆流症、感染後咳嗽、副鼻腔気管支症候群も鑑別に挙がる。耳鼻科領域で慢性咳嗽の原因となる疾患としては後鼻漏と喉頭アレルギーが有名である。咳嗽の原因となる重要疾患を以下にまとめる。

咳喘息

聴診上喘鳴を伴わない8週間以上持続する咳嗽で、気管支拡張薬が有効であれば咳喘息と診断できる。呼吸機能検査は正常範囲内のことが多いが気道過敏性は亢進しており、末梢血・喀痰中の好酸球増多や呼気中一酸化窒素濃度高値を認めることが多い。また、症状はときに季節性や日内差があり、夜間から早朝にかけて強い。経過中に成人の30～40%が典型的な喘息に移行する。

正解　c、d

関連問題 10

呼吸器疾患の症候と身体所見に関する以下の記載のうち、誤っているものを2つ選びなさい。

a. 貧血では軽度の低酸素血症でもチアノーゼがみられる。
b. メトヘモグロビン血症では中枢性チアノーゼを生じる。
c. バチ指では指節骨／関節厚比が1.0以上となる。
d. 縦隔気腫では胸骨近傍に心臓の収縮期と一致した低調な捻髪音が聴取される。
e. 窒息では振子呼吸がみられる。

関連問題の解説

チアノーゼは皮膚や粘膜の還元ヘモグロビンが増加（5 g/dL以上）した際や酸素飽和度が75%以下またはPaO$_2$ 40 mmHg以下になると出現する。チアノーゼには動脈血酸素飽和度の低下や異常ヘモグロビンの増加のいずれかによって起こる中枢性と、寒冷曝露による血管収縮、心拍出量の低下、血管閉塞などの末梢循環不全が原因で起こる末梢性がある。

a. チアノーゼは還元ヘモグロビンの絶対値の増加と関連しているため、貧血では出現しにくく、多血症で出現しやすい。
b. 異常ヘモグロビン血症では中枢性チアノーゼを生じることがある。メトヘモグロビンが15%以上になると出現する。
c. バチ指の診断基準のひとつである。その他にhyponychial angle（爪と爪甲基部に続く指背面のなす角度）が190°を超えることやSchamroth徴候陽性も診断に有用である。バチ指は循環器、呼吸器疾患以外に炎症性腸疾患や甲状腺機能亢進症、肝硬変などでもみられる。
d. 縦隔気腫の12%程度でみられるHamman's徴候のことである。左側臥位で強く、吸気時に聴取される。
e. 振子呼吸は肺結核後遺症などでみられ、吸気時に患側から健側へ、呼気時に健側から患側に縦隔が動く呼吸のことである。窒息などの胸郭外気道の閉塞時や胸部外傷時は、吸気で胸郭が膨らみ腹部が凹む奇異性呼吸運動がみられる。その他の異常呼吸としては頻呼吸と無呼吸を周期的に繰り返すCheyne-Stokes呼吸や、回数、深さとも不規則なBiot呼吸が有名である。

〈参考文献〉

1. 日本呼吸器学会. 咳嗽に関するガイドライン第2版作成委員会 編. 咳嗽に関するガイドライン第2版. 東京. 日本呼吸器学会. 2012.

アトピー咳嗽

気道過敏性は正常であるが、咳受容体感受性が亢進した病態である。アトピー素因を有し、気管支拡張薬が無効である点が咳喘息との鑑別に重要である。抗ヒスタミンH1受容体拮抗薬やステロイド薬で症状が消失する。再燃も多いが予後は良好で、喘息に移行することはないと報告されている。

喉頭アレルギー

咽喉頭部に異常感（掻痒感、イガイガ感など）があり、アトピー素因を有する慢性咳嗽で鑑別に挙がる。喉頭ファイバースコープで喉頭披裂部の蒼白浮腫状腫脹を認めると診断性が高まり、抗ヒスタミンH1受容体拮抗薬で症状が改善、消失する。

正解　a、e

一般問題　総論

IV. 検査

砂金秀章

実践問題 11

運動時の呼吸生理について、正しいものを選びなさい。

a. 分時換気量は低下する。
b. 骨格筋血管は収縮する。
c. 分時死腔換気量は増加する。
d. 拡散能は変化しない。
e. 肺血管は収縮する。

解説

a. 運動時に呼吸数、一回換気量はそれぞれ増加するため、分時換気量は増加する。
b. 骨格筋血管は運動時に拡張し、活動筋血流を増加させる。
c. 分時死腔換気量は呼吸数の増加に伴い増加する。一方で死腔換気率は一回換気量の増加に伴い低下する（表1）。
d. 運動時の肺血流量の増加に伴い、拡散能は増加する。
e. 肺血管が拡張することで肺血流量が増加する。

表1　換気量に関する用語

用語	記号
一回換気量	VT
死腔量	VD
死腔換気率	VD/VT
分時換気量	$\dot{V}_E = VT \times$ 呼吸数 (f)
分時死腔換気量	$VD \times f$
分時肺胞換気量	$\dot{V}_A = (VT - VD) \times f$
分時血液流量	$\dot{Q}$
換気血流比	$\dot{V}_A / \dot{Q}$

POINT!

呼吸機能検査は呼吸器疾患の診断と治療において基本となる検査であり、専門医試験においても頻出の分野である。

一般的によく行われる呼吸機能検査（スパイロメトリー）はスパイロメーターを用いたもので、安静肺活量測定と努力肺活量測定が行われ、努力肺活量や1秒量・1秒率などの拘束性障害や閉塞性障害、耐術能診断に必要なデータが得られる。また、スパイロメトリーの努力呼気曲線の気量と気速をみることでフローボリューム曲線が得られ、拘束性障害・閉塞性障害の原因推定や病的部位の局在診断に有用である。

図に示す一般に測定する肺気量分画のうち、スパイロメトリーでは残気量を含む測定値（残気量、機能的残気量、全肺気量）は測定することはできない。これらの測定にはガス希釈法または体プレチスモグラフ法を必要とする。

問われることの多い呼吸機能検査に関する基本的な用語と定義については、ATS/ERS Task Force 2005 がまとめたスパイロメトリーの基準[1]や臨床呼吸機能講習会テキスト等を参考にされたい。

図　肺気量分画

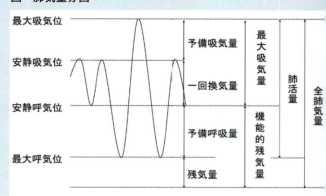

正解　c

関連問題 11

COPD 患者の呼吸生理について、正しいものを選びなさい。

a. 1 秒率は疾患の進行に伴い低下する。
b. 全肺気量は増加する。
c. 残気量は減少する。
d. 労作時に最大吸気量は増加する。
e. $DL_{CO}/\dot{V}A$ は正常である。

表2 疾患と加齢による呼吸機能の変化

	加齢	COPD	IPF
全肺気量（TLC）	やや低下	増加	低下
コンプライアンス	低下	増加	低下
肺活量（VC）	低下	不変～末期に低下	低下
残気量（RV）	増加	増加	低下
1 秒量（$FEV_{1.0}$）	低下	低下	正常
拡散能（DL）	低下	低下	低下

関連問題の解説

呼吸器疾患の中でも特に COPD の診断には呼吸機能検査が有用であり、その特徴については文献[2]や COPD ガイドライン[3]で確認しておきたい。疾患と加齢による呼吸機能の変化を**表2**に示す。

a. 疾患の進行に伴って 1 秒量（$FEV_{1.0}$）は低下するが、1 秒率（$FEV_{1.0}\% = FEV_{1.0}/FVC$）は FVC が疾患の進行に伴い低下するため、必ずしも低下しない。
b. 気腫化に伴い肺のコンプライアンスが上昇し肺過膨張が起きるため、全肺気量は増加する。
c. COPD では呼気時に気流閉塞が起こるため、呼出が十分できず残気量は増加する。これは特に労作時に顕著となる（d 参照）。
d. 気流閉塞の結果呼気時間の延長が起こる。このため、労作時に呼吸回数が増加すると次第に肺に空気が残存し、呼気終末肺気量の増加が進行していく。この動的過膨張によって最大吸気量は減少し、呼吸困難が起こる。
e. 肺胞構造の破壊と肺血流量の減少により、拡散能が低下し DL_{CO} は低下する。一方で肺胞換気量（$\dot{V}_A$）は増加するため、間質性肺炎とは対照的に $DL_{CO}/\dot{V}_A$ は顕著に減少する。

〈参考文献〉

1. Miller MR, Hankinson J, Brusasco V, et al. Standardisation of spirometry. The European respiratory journal. 2005;26 (2) :319-38.
2. 久保田 勝.【COPD update- 最新の診断・治療動向 -】COPD の検査・診断 呼吸機能検査. 日本臨床. 2016;74（5）:763-7.
3. 日本呼吸器学会. In 日本呼吸器学会 COPD ガイドライン第 4 版作成委員会 編. COPD（慢性閉塞性肺疾患）診断と治療のためのガイドライン第 4 版. 東京. 日本呼吸器学会. 2013.

正解 b

一般問題　総論
IV. 検査

刀祢麻里

実践問題 12

酸塩基平衡について次のうち正しいものを1つ選びなさい。

a. 下痢 — 代謝性アルカローシス
b. 嘔吐 — 代謝性アシドーシス
c. 尿細管性アシドーシス — 代謝性アシドーシス
d. アルコール中毒 — 代謝性アルカローシス
e. 過換気症候群 — 呼吸性アシドーシス

解説

a. 下痢では塩基性の腸液の喪失により代謝性アシドーシスを呈する。低K血症を伴う代謝性アシドーシスとなる。
b. 嘔吐では酸性の胃液を喪失するため代謝性アルカローシスを呈する。
c. 尿細管性アシドーシスでは HCO_3^- を再吸収できない（近位型）もしくは H^+ を分泌できない（遠位型）ために代謝性アシドーシスを呈する。
d. アルコール中毒ではケトン体の産生亢進によりケトアシドーシスを呈し、anion gap 開大性の代謝性アシドーシスとなる。
e. 過換気症候群では CO_2 が体内からはけるために呼吸性アルカローシスとなる。

POINT!

酸塩基平衡は H^+ の需要供給関係のことを示し、動脈血 pH が 7.35 以下のことをアシデミア、7.45 以上はアルカレミアという。H^+ の貯留や HCO_3^- の喪失状態はアシドーシス、H^+ の喪失や HCO_3^- の過剰状態はアルカローシスと表現され、それぞれ呼吸性と代謝性とがある。

酸塩基平衡に異常をきたす病態は様々なものが知られており、重要なものを表に示す[1]。基礎疾患、背景や anion gap、血清K値などを用いて鑑別していく。

表　酸塩基平衡に異常をきたす病態

呼吸性アシドーシス（$PaCO_2 \uparrow$）	①呼吸中枢異常 　薬剤、睡眠時無呼吸症候群、肥満、中枢神経疾患 ②神経筋疾患 　重症筋無力症、ギランバレー症候群など ③上気道閉塞 ④肺疾患 　COPD、喘息、肺水腫、気胸、肺炎 ⑤人工呼吸器による肺胞低換気
呼吸性アルカローシス（$PaCO_2 \downarrow$）	※過呼吸の状態 ①低酸素血症 ②中枢神経系疾患 ③肝疾患
代謝性アシドーシス（$HCO_3^- \downarrow$）	**anion gap 正常** ①腎からの HCO_3^- 喪失 　近位型尿細管性アシドーシス、Fanconi 症候群など ②腎以外からの HCO_3^- 喪失 　下痢、胆汁ドレナージ ③腎からの H^+ 分泌低下 　遠位型尿細管性アシドーシス、アルドステロン作用低下 **anion gap 増加** 腎不全、乳酸アシドーシス、糖尿病性ケトアシドーシス、サルチル酸中毒、アルコール中毒
代謝性アルカローシス（$HCO_3^- \uparrow$）	①腎からの H^+ の喪失、HCO_3^- の再吸収亢進 　ステロイド投与、利尿薬投与、グリチルリチン製剤投与、アルドステロン作用など ②消化管からの H^+ 喪失 　嘔吐、慢性下痢 ③その他 　高 Ca 血症、大量輸血、Refeeding syndrome

正解　c

関連問題 12

血液ガス分析において、次のうち誤っているものを2つ選びなさい。

a. pH は電極で測定できる。
b. PaO_2 は電極で測定できる。
c. $PaCO_2$ は電極で測定できる。
d. HCO_3^- は電極で測定できる。
e. BE は電極で測定できる。

関連問題の解説

a. pH は少量の血液から電極法により測定できる。
b. PaO_2 は少量の血液から電極法により測定できる。
c. $PaCO_2$ は少量の血液から電極法により測定できる。
d. HCO_3^- は電極法により測定できず、一定の仮定のもとに計算する。
e. BE は電極法により測定できず、一定の仮定のもとに計算する。

POINT!

血液ガス分析の基本となる項目は pH、$PaCO_2$、PaO_2、HCO_3^-、BE（base excess）、血清電解質の5つである。pH、$PaCO_2$、PaO_2、HCO_3^- を直接測定し、HCO_3^-、BE は一定の仮定のもとに計算する[1]。

血液ガスは動脈、静脈ともに測定可能だが、動脈血ガスが基本となる。静脈血ガス中の pH は動脈血ガスと同じであるが、PaO_2 は動脈血ガスとの間に相関がなく、参考にならない。一方、$PaCO_2$ や HCO_3^- は動脈血ガスのおおよそ +4、-2 程度と考えられ、参考になる。

CO_2 の体内での輸送は 90% が HCO_3^-、5% がヘモグロビンやたんぱく質と結合したカルバミノ複合体、残り 5% が血液に物理的に溶解した形で行われ、血液ガス分析では血液に溶解した CO_2 を測定している。$PaCO_2$ からは肺胞換気の状態（低換気か過換気か）を知ることができる。

O_2 は血液に物理的に溶解するものと化学的にヘモグロビンと結合するものがあり、その2つを合わせたものを CaO_2（arterial oxygen content；動脈血酸素含有量）という。

$$CaO_2 = 0.003 \times PaO_2 + 1.39 \times Hb \times SaO_2/100$$
（※ SaO_2＝ヘモグロビンの酸素飽和度）

CaO_2 と血流量（心拍出量）の積は生体組織に供給される O_2 の絶対量を示す。つまり PaO_2 の測定は肺でガス交換ができているかを判断すると同時に、組織の酸素化の状態を把握するうえで非常に重要である。PaO_2 は換気血流比不均等などにより加齢とともに低下し、実用上は PaO_2 の正常値は 80 mmHg 以上とする場合が多い[1]。

低酸素血症の原因には①肺胞低換気②静脈血混合様効果（シャント）③拡散障害④換気血流比不均等があるが、A-aDO_2（alveolar-arterial oxygen difference；肺胞気動脈血酸素分圧較差）は②～④で開大し、病態の評価において A-aDO_2 を求めることは重要である。

$$\text{A-}aDO_2 = 150 - PaCO_2/80 - PaO_2$$
（※肺胞気酸素分圧 $= 150 - PaCO_2/80$）
（※室内気において）

A-aDO_2 は 10 mmHg 以下を正常範囲、10～20 mmHg を境界値、20 mmHg 以上を明らかな異常とする。

動脈血ガスは肺でのガス交換や体内の酸素化などを知るうえで非常に重要であり、病態への解明につながる。

〈参考文献〉

1. 動脈血ガス分析. In: 吾嬬安良太, 他編. 新呼吸器専門医テキスト. 1版. 東京：南江堂；2015. p146-49.

正解　d、e

一般問題　総論
IV. 検査

実践問題 13

次に示す肺病変のうち FDG-PET で高集積を示さないものを 2 つ選びなさい。

a. 肺原発性扁平上皮癌
b. 肺原発性小細胞癌
c. 肺原発性高分化腺癌
d. カルチノイド
e. 悪性リンパ腫

解説

a. 扁平上皮癌では FDG が高集積を示す。
b. 肺小細胞癌では FDG が高集積を示す。
c. 高分化腺癌は低悪性度であり、FDG が集積を示さないことが多い。
d. カルチノイドは低悪性度であり、FDG が集積を示さないことが多い。
e. 悪性リンパ腫では FDG は高集積を示す。

POINT!

デオキシグルコース（^{18}F-2-fluoro-2deoxy-D-glucose：^{18}F-FDG）はブドウ糖のC2位の水酸基を ^{18}F で置換したものであり、グルコーストランスポーターにより細胞内に取り込まれる。そこでリン酸化された後は細胞内に蓄積される。ブドウ糖代謝の盛んな腫瘍細胞では取り込みが多く、PETはそれを利用して悪性細胞を検出する画像検査である。Standardized uptake value（SUV）は集積の度合いを示すが、これは絶対値ではなく、撮像機種や血糖値、薬剤投与から撮像までの時間、画像の再構成方法など様々な要因で変化することが知られており、糖尿病患者では注意を要する。また炎症などの良性疾患でも糖の利用亢進や血流の増加・拡散により集積するため、肺炎や結核、間質性肺炎でも集積することに注意する。

PET-CT は 2010 年 4 月よりてんかんもしくは虚血性心疾患、早期胃癌を除く悪性腫瘍の病期診断または転移、再発の診断を目的とすれば保険適応で撮像することができるようになった（表）。なかでも悪性腫瘍の保険適応は①病理組織学的に悪性腫瘍と確認されている場合、②病理診断により確定診断が得られない場合には、臨床病歴、身体所見、その他の画像診断所見、腫瘍マーカー、臨床的経過観察などから、臨床的に高い蓋然性をもって悪性腫瘍と診断される場合、とされている。

PET 検査は肺癌においては肺癌治療前の病期診断（リンパ節転移や遠隔転移）、再発診断に用いられる。肺癌の検出には感度が悪く単独では推奨されない。遠隔転移では感度が 77〜100％、特異度が 93〜100％と、造影 CT に比べて感度・特異度が高く、骨転移においても骨シンチよりも感度が優れている[1]。治療効果判定には現在適応はないが、有用であるとする報告が多数みられる。

表　PET-CT の保険適応

悪性腫瘍（早期胃癌を除く）	他の検査や画像診断により病期診断、転移・再発の診断が確定できない場合
てんかん	難治性部分てんかんで外科切除が必要とされる場合
虚血性心疾患	虚血性心疾患による心不全患者で、心筋組織のバイアビリティ診断が必要とされる場合

正解　c、d

関連問題 13

肺癌の病期診断として有用でないものを次のうちから1つ選びなさい。

a. 骨シンチグラフィ
b. PET-CT
c. 頭部造影 MRI
d. ガリウム -67 シンチグラフィ
e. 胸腹部造影 CT

関連問題の解説

a. 骨シンチグラフィは骨転移の有無を調べることができ、肺癌の病期評価に有用である。
b. PET-CT は肺癌の病期診断に有用である。
c. 脳転移の有無の評価には頭部造影 MRI が有用である。
d. ガリウム -67 シンチグラフィは感度、特異度ともに他の検査法よりも劣っており、ほとんど用いられない。
e. PET-CT を施行し得ない場合は、上腹部まで（肝臓、副腎を完全に含む）の造影 CT と骨シンチグラフィを施行するよう勧められる。

POINT!

肺癌の病期診断において、原発巣が 2 cm 以下の GGN（ground-glass nodule）で、consolidation の比率が 25% 以下の症例は遠隔転移がほとんどないことが報告されている。そのような症例を除き、病期診断のために PET-CT、頭部造影 MRI もしくは CT を行うように勧められる[1]。PET-CT では遠隔転移診断の感度が 77〜100%、特異度が 93〜100% との報告があり、病期診断に最も有用である。コントロール不良の糖尿病（空腹時血糖 200 mg/dL 以上）、閉所恐怖症、自施設および近隣施設に PET-CT の設備がないなど PET-CT を施行できない場合は、肝、腎、副腎などへの転移には造影 CT が有用である[1]。

脳転移の検索においては造影 MRI が最も高い感度を示し、腫瘍径の小さな転移も検出できる。脳転移検索における PET-CT については ^{18}FDG が正常脳組織への集積が認められるため、感度は 24〜27% と低く勧められない[1]。

また骨転移の検索に関しては複数のメタアナリシスで骨シンチグラフィの感度 82〜86%、特異度 62〜88% と報告されており、PET-CT の感度 92%、特異度 98% に比べるとやや劣るが、PET-CT を施行できない場合は骨シンチグラフィを施行するように勧められる[1]。骨シンチは ^{99m}Tc（テクネシウム）標識のリン酸化合物を静注し、2〜3 時間後にガンマカメラを用いて全身を撮像する。骨シンチは癌の骨転移の他、副甲状腺機能亢進症による骨代謝性変化、多発性軟骨炎などの診断にも用いられる。

^{67}Ga シンチグラフィは ^{67}Ga 標識のクエン酸を静注し、24〜96 時間後にガンマカメラを用いて全身を撮像するものである。ガリウムが腫瘍や炎症に集積するメカニズムは不明である。肺癌の病期診断においては感度、特異度ともに他の検査法に劣っており、ほとんど用いられない。サルコイドーシスの診断基準には挙げられており、補助診断として用いる場合がある。

その他の核医学的診断法には肺血流シンチグラフィ、肺換気スキャンがある。肺血流シンチグラフィは肺毛細血管の径よりやや大きい ^{99m}Tc-MAA（macroaggregated human serum albumin）を静注すると、その 95〜100% が肺の毛細血管に一過性に捕捉され、肺の血流分布を確認できる検査である。肺循環は肺気量や重力方向の影響によって血流が変化を受けやすく、注射体位により血流分布が変化するので、半量を仰臥位、半量を腹臥位で静注する。肺血栓塞栓症、肺高血圧症、右左シャント、肺動脈疾患（大動脈炎症候群、肺動脈分岐狭窄症、線維筋性異形成）などに用いられる。肺換気スキャンは ^{113}Xe（キセノン）、^{81m}Kr（クリプトン）、^{99m}Tc（テクネシウム）ガスといった放射性ガスを吸入させ、肺内ガス分布を画像化する検査である。気道閉塞部位の診断や慢性閉塞性肺疾患などによる換気障害の評価、また肺血栓塞栓症の診断の際に肺血流シンチグラフィと併せて撮影し、診断の特異度を上げるのに有用である[2]。

〈参考文献〉

1. 日本肺癌学会. In EBM の手法による肺癌診療ガイドライン 2016 年版. 東京. 日本肺癌学会. 2016
2. 核医学的診断法. In: 吾嬬安良太, 他編. 新呼吸器専門医テキスト. 1 版. 東京: 南江堂; 2015. p91-98.

正解　d

IV. 検査

砂金秀章

実践問題 14

中心静脈圧（CVP）について正しいものを1つ選びなさい。

a. 人工呼吸で終末呼気陽圧（PEEP）をかけるとCVPは低下する。
b. CVPが上昇しているときには輸液による心拍出量上昇は期待できない。
c. CVPの基準とする点は右房の中心の高さとする。
d. ARDSでは10 mmHg以上を目標として管理する。
e. 測定はファウラー位で行う。

解説

a. positive end-expiratory pressure（PEEP）により胸腔内圧が上昇しCVPは上昇するため、人工呼吸器下ではCVPの値を過大評価しないよう注意が必要である。可能であればPEEPを中断して測定する。
b. CVP（central venous pressure）と前負荷の関係については、近年相関が乏しいことが指摘されている（ポイント参照）。
c. 文章の通り。胸骨角の約5 cm下方に存在するとされているが、実際の基準点は胸郭前後径の中点やおよその中腋窩線を用いることが多い（図）。
d. ARDSにおいて過剰な水分は肺水腫を悪化させるため、本邦のガイドラインでは、循環動態が安定している場合は水分を制限すべきという弱い推奨がなされている[1]。
e. 水平仰臥位で、呼気終末に行う。

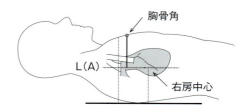

図　右房中心のおおよその位置（文献2より改変）

POINT!

輸液量の決定において血管内水分量を正確に把握することは、過小輸液による血圧低下と過剰輸液による肺水腫を避けるために必須である。中心静脈カテーテルを用いて簡便に測定できる中心静脈圧（CVP）は、前負荷を表す指標として長年汎用されてきた指標である。

具体的なCVPの測定方法は、患者を仰臥位としたうえで、中心静脈カテーテルの一端を三方活栓を通してマノメーターまたはトランスデューサーと接続し、圧力を測定する。この際測定基準点を決める必要があるが、右房の中心の高さを基準とする。（図参照、実際には第四肋間中腋窩線などを目印とする）。呼吸性変動があるため、測定は呼気終末に行う。CVPの正常値は5〜10 cmH$_2$Oである。

CVPは循環血漿量以外にも様々な要因によって影響され、人工呼吸による終末呼気陽圧（PEEP）や右心系の異常（右心不全・三尖弁狭窄・肺塞栓）によって上昇する。

近年CVPは輸液反応性との相関が乏しいとの報告が相次いでおり[3]、その解釈には注意が必要である。2016年の日本版敗血症診療ガイドラインでは中心静脈圧を用いた初期輸液量の調節は推奨されていない[4]。

CVPに代わる新たな循環血漿量の指標としては、近年PiCCO（pulse contour cardiac output）などにより経肺熱希釈法による肺血管外水分量と肺血管透過性係数の測定が可能となり、ARDSなどにおいて有効性が報告されている。

正解 c

関連問題 14

右心カテーテル法について誤っているものを1つ選びなさい。

a. 肺動脈平均圧 ≧ 25 mmHg の場合、肺高血圧症である。
b. 肺動脈楔入圧 ≧ 15 mmHg の場合、左心疾患が疑われる。
c. 肺動脈造影は肺高血圧症診断に必須の検査である。
d. 肺動脈血の酸素飽和度 90% は左→右短絡の存在を示唆する所見である。
e. 肺動脈造影で pouch defects がみられた場合慢性血栓塞栓性肺高血圧症を示唆する。

関連問題の解説

a. 文章の通り。詳しい診断基準については肺高血圧症治療ガイドライン[4]を参照されたい。
b. 肺動脈楔入圧は左房圧を反映するため、高値の場合は左心系由来の肺高血圧症が示唆される。
c. 本邦のガイドラインでは、第2群の左心疾患による肺高血圧症と第3群の肺疾患を胸部X線写真、呼吸機能検査、心エコー、必要ならばCT・MRIなどによって鑑別したうえで、第1群の肺動脈性肺高血圧症（pulmonary arterial hypertension：PAH）を鑑別することが推奨されている。ルーチンの肺動脈造影については、「PAHの確定診断法としての意義は少なく、特に重症例では重篤な合併症が生じる場合もあり、特別な目的以外には検査適応とはならない」とされており、推奨はされていない[5]。
d. 正常値は 70〜80% であるため、肺動脈血の酸素飽和度 90% は左→右短絡の存在を示す所見である。血行動態に沿って酸素飽和度を測定し、最初にステップアップが確認された部位での短絡を疑う。
e. 慢性血栓塞栓性肺高血圧症（chronic thromboembolic pulmonary hypertension：CTEPH）では、肺動脈造影で pouch defects などの異常所見がみられる。

〈参考文献〉

1. 一般社団法人日本集中治療医学会／一般社団法人日本呼吸療法医学会 Ards 診療ガイドライン作成委員会．ARDS 診療ガイドライン 2016．日本集中治療医学会雑誌．2017;24（1）:57-63．
2. Seth R, Magner P, Matzinger F, et al. How Far Is the Sternal Angle from the Mid-right Atrium? Journal of General Internal Medicine. 2002;17（11）:861-5.
3. Marik PE, Baram M, Vahid B. Does central venous pressure predict fluid responsiveness? A systematic review of the literature and the tale of seven mares. Chest. 2008;134（1）:172-8.
4. 日本集中治療医学会・日本救急医学会合同 In 日本版敗血症診療ガイドライン 2016 作成特別委員会 日本版敗血症診療ガイドライン 2016．
http://www.jaam.jp/html/info/2017/pdf/J-SSCG2016_honpen.pdf 2016.
5. 日本循環器学会器学会，他．肺高血圧症治療ガイドライン（2012年改訂版）．
http://www.j-circ.or.jp/guideline/pdf/JCS2012_nakanishi_h.pdf 2012.

正解　c

IV. 検査

実践問題 15 核細胞質比（N／C比）が最も大きい細胞を選びなさい。

a. 好中球
b. 好酸球
c. リンパ球
d. マクロファージ
e. 好塩基球

解説

a. 桿状または分葉した核を持つ。
b. 二分葉の核を持つ。
c. 大型の核を持ち、細胞質はほとんどみられない。
d. 比較的大型の腎形の核を持つ。
e. 分節した核を持つ。好塩基性顆粒が特徴的である。

POINT!

びまん性肺疾患の診療において、比較的安全に施行することができ、肺胞領域の細胞・液性成分が採取できる気管支肺胞洗浄（bronchoalveolar lavage：BAL）は重要な検査である。

BAL の施行において絶対的禁忌はないと考えられるが、相対的な禁忌としては重篤な不整脈、出血傾向、循環不全などがあるため、診断・治療上の有用性とリスクを考えて施行する必要がある。

具体的な手技は、気管支鏡の先端を目的気管支に楔入したうえで、生理食塩水 100～300 cc を 3～5 回に分けて注入する。選択する気管支は、回収率の点から中葉・舌区が好まれるが、2012 年の ATS のガイドラインは治療上有用な所見を得るために、6 週間以内に撮影された HRCT ですりガラス状陰影などの所見がみられた肺区域を洗浄するよう推奨している[1]。回収量は 30％以上が望ましく、それ以下の回収量に留まった場合は細胞分画の評価は慎重に行う必要がある。

回収された気管支肺胞洗浄液（bronchoalveolar lavage fluid：BALF）は性状を確認し、一部を微生物検査に使用したうえで細胞分画の評価を行う。リンパ球サブセット解析による CD4/8 比の算出は頻用されているが、先の ATS のガイドラインではリンパ球が増加していない限りルーチンでの測定は推奨されていない[1]。

以下に BAL における特徴的な所見と代表的な鑑別診断を示す（表 1、表 2）。

表 1　BALF の細胞分画の正常所見
（文献 1 より引用・一部改変）

マクロファージ	＞85％
リンパ球	10～15％
CD4/8 比	0.9～2.5
好中球	＜3％
好酸球	＜3％
上皮細胞	＜5％

正解　c

関連問題 15

肺病理標本の固定法として誤っているものを1つ選びなさい。

a. 擦過細胞診の標本は速やかに固定する。
b. 肺葉切除検体では気管支口からホルマリンを注入し固定する。
c. 肺部分切除検体では注射針を用いてホルマリンを注入する。
d. 肺切除検体ではホルマリン固定は72時間以上行うことが望ましい。
e. 経気管支肺生検で得られた検体は陰圧をかけて膨張させた後に固定する。

関連問題の解説

a. 擦過細胞診で得られる検体は、時間が経つと自然乾燥による染色不良を起こすことがある。このため検体採取後は素早く固定（アルコール固定）を行うことが肝要である。
b. 切除肺は通常虚脱しているが、標本が虚脱した状態では肺組織や細胞の評価が難しくなるため、組織が十分伸展されるように注意して固定する。
c. 部分切除検体では胸膜または切離面から細い注射針を用いてホルマリンを注入することで伸展固定する。
d. 得られた病理検体で将来癌遺伝子検査を行う可能性を念頭に、核酸の断片化を避けるため過固定とならないよう12時間から48時間のホルマリン固定後に切り出すことが望ましい[2]。
e. 経気管支肺生検による検体は一般的に挫滅しているため、生理食塩水を満たしたシリンジ内で陰圧をかけるなどの方法で膨張させた後に固定する。

〈参考文献〉

1. Meyer KC, Raghu G, Baughman RP, et al. An official American Thoracic Society clinical practice guideline: the clinical utility of bronchoalveolar lavage cellular analysis in interstitial lung disease. American journal of respiratory and critical care medicine. 2012;185（9）:1004-14.
2. 日本肺癌学会. In: 日本肺癌学会 編. EBMの手法による肺癌診療ガイドライン2016年版. 東京. 金原出版. 2016.

表2 BALFの異常所見と鑑別診断（文献1より引用・一部改変）

リンパ球優位 （＞15%）	好酸球優位 （＞1%）	好中球優位 （＞3%）
・サルコイドーシス	・好酸球性肺炎	・膠原病肺
・NSIP	・薬剤性肺炎	・特発性肺線維症
・過敏性肺炎	・骨髄移植後合併症	・誤嚥性肺炎
・薬剤性肺炎	・喘息、気管支炎	・細菌、真菌感染
・膠原病肺	・好酸球性多発血管炎性肉芽腫症	・気管支炎
・放射線性肺炎	・アレルギー性気管支肺アスペルギルス症	・アスベスト肺
・特発性器質化肺炎	・細菌、真菌、寄生虫感染	・ARDS
・リンパ増殖性疾患	・ニューモシスチス肺炎	・びまん性肺胞障害
	・ホジキン病	

正解 d

一般問題　総論

IV. 検査

粟野暢康

実践問題 16

検査に関する以下の記述のうち、誤っているものを1つ選びなさい。

a. アレルゲン検査のうち、皮内反応はプリックテストよりも感度が高い。
b. 血清 NSE は溶血で偽陽性を示す。
c. T-SPOT® 検査は *Mycobacterium szulgai* に交叉反応がある。
d. ノカルジアは好気条件下で培養すると短期間で発育する。
e. ムーコル感染症では血清 β-D グルカン値は上昇しない。

解説

a. アレルゲン検査にはプリックテスト、スクラッチテスト、皮内反応（皮内テスト）がある。後者はⅠ型とⅣ型アレルギーを検出可能であり、前2者よりも 100〜1000 倍感度が良好とされる。

b. 腫瘍マーカーにはしばしば偽陽性がみられる。代表的なものとしては、NSE：溶血、腎障害、proGRP：腎障害、CEA：加齢、喫煙、肺線維症、肺胞蛋白症、SLX：閉経後の高齢女性、SCC：腎障害、肝不全、CYFRA21-1：加齢、肝障害、腎障害、ICTP・NTx：肝障害、腎障害、甲状腺機能亢進症などが挙げられる。

c. T-SPOT® 検査は結核菌に対する特異度が高い検査で *Mycobacterium avium complex* や BCG には反応しない。しかし、*Mycobacterium kansasii*、*M. szulgai*、*M. marinum*、*M. gordonae* には交叉反応がみられる。また、感染から陽性まで 8〜10 週程度要する点や小児では感度が低くなる可能性がある点に注意が必要である。

d. ノカルジアは好気性放線菌であり、サブロー培地や小川培地を用いて培養同定する。発育が極めて遅く、1〜2 週間を要する。一方、アクチノマイセスは嫌気性放線菌であり、ノカルジア同様に培養には長期間を有する。

e. β-D グルカンは真菌の細胞壁を構成する多糖体であり、多くの深在性真菌症で陽性となるが、クリプトコッカス、ムーコル感染症では上昇しない。

POINT!

呼吸器領域は感染症、アレルギー、腫瘍など疾患が多岐にわたるため、多種多様な検査法を用いる。なかでも新規内容が多い肺癌領域の重要事項をまとめる。

肺がん検診

2006 年に発表された有効性評価に基づく肺がん検診ガイドラインをはじめ、肺がん集団検診では、以下の2つが推奨されている。
1. 非高危険群に対する胸部 X 線検査、および高危険群に対する胸部 X 線検査と喀痰細胞診併用法を用いた肺がん検診は、死亡率減少効果を示す相応の証拠があるので、行うよう勧められる。ただし、二重読影、比較読影などを含む標準的な方法が行われている場合に限定される。
2. 低線量ＣＴを用いた肺がん検診は、死亡率減少効果を示す証拠が不十分であるので、行うよう勧めるだけの根拠が明確でない。

しかし最近では、高危険群に対する低線量 CT によるスクリーニングの有用性を示す論文が海外から出されており[1]、検診ガイドラインの変更がなされる可能性がある。なお、喀痰細胞診単独による肺癌死亡率の減少効果に関する研究は存在しない。

肺癌遺伝子検査
・EGFR 遺伝子検査
　原則的に腺癌成分を有する組織型において行うよう勧められているが、生検や細胞診などの微量な試料においては腺癌が含まれない組織型

正解　d

関連問題 16

検査に関する以下の記述のうち、誤っているものを1つ選びなさい。

a. 集団検診における喀痰細胞診は3日間蓄痰した検体を用いる。
b. 低線量CTによる集団検診は肺癌による死亡率減少の有効性が示されており、高危険群では施行が推奨されている。
c. PD-L1の免疫組織化学染色検査では免疫チェックポイント阻害剤ごとに異なる抗体を用いる。
d. 血中遊離DNAを用いたEGFR T790M変異検査は組織検体による検査よりも感度が低い。
e. 免疫抑制・化学療法前にはHBs抗原検査を行う。

関連問題の解説

a. 集団検診では種々の保存液を用い、3日間蓄痰した検体の沈査細胞成分をPapanicolaou染色して鏡検する。
b. 低線量CTは死亡率減少効果の有無を判断する証拠が不十分とされ、対策型検診としての実施は推奨されていない。
c. PD-L1（programmed cell death-ligand 1）の免疫組織化学染色検査の評価のためには100個以上のViableな腫瘍細胞が必要とされ、陽性、陰性コントロールで試薬の適切性を確認する。ニボルマブではDako28-8、ペムブロリズマブではDako22C3のように、免疫チェックポイント阻害剤ごとに推奨されるコンパニオン診断薬が異なる。
d. リキッドバイオプシーは2017年6月より、コバスEGFR変異検出キットv2.0が保険適応となった。患者への侵襲が少ないが、組織検体よりも感度が低い点や現時点では組織検体が採取困難な場合にのみ、1回限り算定できる（2017年9月現在）点などの課題が残る。
e. 日本肝臓学会より免疫抑制・化学療法により発症するB型肝炎対策ガイドラインが作成されている。薬剤投与前にHBVキャリア、既往感染者をスクリーニングするためにHBs抗原の測定が推奨されている。結果次第でHBc抗体、HBs抗体、さらにはHBV DNA定量検査を行う。なお、既往感染者の場合はリアルタイムPCR法によるスクリーニングが推奨されている。治療が必要な場合、核酸アナログのエンテカビルが推奨されている。

でも検査を行うことを考慮してよいとされている。また、血中遊離DNA（cell-free DNA：cfDNA）を用いたEGFR T790M変異検査はリキッドバイオプシーと呼ばれ、組織検体採取困難例に施行が推奨されている。

・ALK遺伝子検査
　immunohistochemistry（IHC）法、fluorescence in situ hybridization（FISH）法、real time PCR（RT-PCR）法の3つが一般的に用いられており、このうち少なくとも2つ以上の方法によりALK遺伝子の存在を確認することが勧められている。

〈参考文献〉

1. Kovalchik SA1, Tammemagi M, Berg CD et al. Targeting of low-dose CT screening according to the risk of lung-cancer death. N Engl J Med. 2013 Jul 18; 369 (3): 245-54.

正解　b

IV. 検査

実践問題 17
気管支鏡検査で正しいものを1つ選びなさい。

a. サルコイドーシスの確定診断はBALのみで可能である。
b. 夏型過敏性肺臓炎ではBALF中のCD4/CD8比が高くなる。
c. 喫煙者ではBALF中のCD4/CD8比が高くなる。
d. 経気管支肺生検はできる限り上葉から始める。
e. 肺門・縦隔リンパ節腫大の診断に超音波気管支鏡ガイド下針生検（EBUS-TBNA）は有用である。

解説

a. サルコイドーシスの診断にBALは有用であり、リンパ球比率の増加とCD4/CD8比の高値が特徴的である。しかしながら確定診断は病理組織で非乾酪性肉芽腫を証明することである。
b. 夏型過敏性肺臓炎では通常BAL中のCD4/CD8比は低下する。
c. 喫煙者のBAL中のCD4/CD8比は低下するため、喫煙歴の有無を考慮する必要がある。
d. 生検時に出血をきたすと気管支鏡の視野が取れなくなることがあるため、原則として下葉から行う。
e. EBUS-TBNA (endobronchial ultrasound-guided transbronchial needle aspiration) は超音波にてリアルタイムに病変を確認しながら穿刺生検が可能なため、肺癌の診断や肺門・縦隔リンパ節転移の診断に有用である。

POINT!

　気管支鏡検査は呼吸器疾患の確定診断に重要な検査である。しかしながら、気管支を介在した内視鏡診断となるため、様々な限界があることを認識しておかなければならない。

　気管支鏡を行ううえでの最も重要な点は、十分な麻酔である。局所麻酔に加えて静脈麻酔や鎮静薬を併用することで、より安全に患者満足度を高めて行うことが可能である。最近では抗癌剤の進歩により、再生検を行う機会も増えており苦痛のない気管支鏡検査が重要となってきている。

　気管支鏡検査はまず、可視範囲内の十分な観察が重要である。しかしながら可視範囲内に病変が観察されることは稀であり、診断のためのBAL、経気管支生検（transbronchial biopsy：TBB）や経気管支肺生検（transbronchial lung biopsy：TBLB）が行われる。

　BALはびまん性肺疾患の診断や鑑別に有用である。回収液は回収率、総細胞数、細胞分画、CD4/CD8比、細菌培養や細胞診検査に提出する。BALのみで確定診断することは困難ではあるが、肺胞蛋白症では乳白色の特徴的な外観を呈するためBALのみで診断が可能である。肺胞出血はBAL1液→2液→3液となるにつれて血性度合いが濃くなることやヘモジデリン貪食マクロファージの出現などで診断可能である。そのほか、リンパ球分画の上昇やCD4/CD8比の結果にてある程度の鑑別を絞り込むことが可能である。

　TBBやTBLBは病理学的診断を得るために重要な検査である。肺癌の診断のほか結核腫にみられる乾酪性肉芽腫、真菌の菌体などの検出に有用である。近年では分子標的治療薬や免疫チェックポイント阻害剤の発展により、肺癌は診断のみならず、検体の質や量が問われる時代となってきており、治療に結びつけられる気管支鏡診断が重要となってきている。びまん性肺疾患に対するTBLBの診断率は必ずしも高くはなく、得られた組織所見やBAL所見、臨床・画像所見などを総合的に判断するが、最終的な診断には胸腔鏡下生検や開胸生検が必要となることが多い。しかしながら侵襲性も高いことから新しいクライオ生検などに期待が高まっている。末梢病変のクライオ生検ではクライオプローブで組織を凍結させたのち、プローブを気管支鏡ごと引き抜く必要があり、挿管下に処置を行う必要がある（図1）。

正解　e

関連問題 17

気管支鏡検査、局所麻酔下胸腔鏡検査について、誤っているものを2つ選びなさい。

a. EBUS-TBNAはすべての肺門・縦隔リンパ節にアプローチが可能である。
b. TBLBでの気胸の発生率は10%程度である。
c. 悪性胸膜中皮腫の診断には局所麻酔下胸腔鏡検査が有用である。
d. 局所麻酔下胸腔鏡検査では原則として壁側胸膜から生検する。
e. クライオプローブを用いたクライオ生検では通常の鉗子生検よりも大きな組織採取が可能である。

関連問題の解説

a. EBUS-TBNAでは多くの肺門・縦隔リンパ節にアプローチが可能であるが、気管・気管支に接していないリンパ節へのアプローチは困難である。
b. TBLBでの気胸の合併症の発生頻度は1%未満である。
c. 悪性胸膜中皮の診断は胸水細胞診では困難なことが多く、局所麻酔下胸腔鏡検査が有用である（図2）。
d. 臓側胸膜からの生検は行わず、壁側胸膜から生検を行う。
e. クライオ生検ではクライオプローブを病変に接触させることで凍結させプローブを引っ張ることで大きな組織を得ることができる。

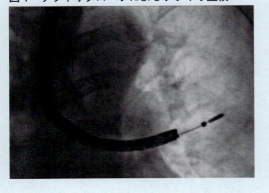

図1 クライオプローブによるクライオ生検

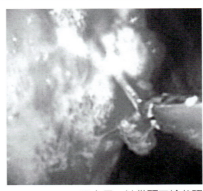

図2 局所麻酔下胸腔鏡による胸膜生検

※カラーは巻頭口絵参照

〈参考文献〉
1. Yasufuku K, Chiyo M, Sekine Y, et al. Real-time endobronchial ultrasound-guided transbronchial needle aspiration of mediastinal and hilar lymph nodes. Chest 2004 ; 126 : 122-128.
2. Asano F, Aoe M, Ohsaki Y, et al. Deaths and complications associated with respiratory endoscopy: a survey by the Japan Society for Respiratory Endoscopy in 2010. Respirology. 2012 Apr;17（3）:478-85.
3. Miyoshi S, Sasada S, Izumo T, et al. Diagnostic Utility of Pleural Fluid Cell Block versus Pleural Biopsy Collected by Flex-Rigid Pleuroscopy for Malignant Pleural Disease: A Single Center Retrospective Analysis. PLoS One. 2016 Nov 23;11（11）:e0167186.
4. Pajares V, Puzo C, Castillo D, et al. Diagnostic yield of transbronchial cryobiopsy in interstitial lung disease: a randomized trial. Respirology. 2014 Aug;19（6）:900-6.

正解 a、b

一般問題　総論
V. 治療
刀祢麻里

実践問題 18

高 Ca 血症の治療で、誤っているものを次から 2 つ選びなさい。

a. ループ利尿薬
b. ステロイド
c. ビスホスホネート
d. サイアザイド利尿薬
e. ビタミン D

解説

a. ループ利尿薬はヘンレ係蹄上行脚の $Na^+/K^+/2Cl^-$ 共輸送体を阻害し、Na^+ と K^+ の再吸収を抑制する。それに伴い、尿細管細胞間を通して Ca^{2+} と Mg^{2+} の再吸収も抑制される。高 Ca 血症の治療では生理食塩水を基本にした輸液を十分に行い、心不全の回避や Ca 排泄のさらなる促進のためにループ利尿薬を併用する。

b. サルコイドーシスなどの肉芽種性疾患を原因とするビタミン D 過剰作用による高 Ca 血症では、中等量の糖質コルチコイド（プレドニゾロン 20～30 mg/日）により 1～2 週間で病状の改善を認める。これは肉芽種病変内で発現する異所性のビタミン D 活性化酵素を糖質コルチコイドが抑制することに基づく効果である。

c. ビスホスホネートはピロリン酸類似の化学物質であり、高い親和性で骨に取り込まれ、骨吸収を強力に抑制することで血中カルシウム濃度を低下させる。輸液のみで Ca 濃度が改善した患者に投与すると遷延性低 Ca 血症をもたらす危険性がある。ビスホスホネートの効果発現には 24～72 時間かかるために十分な尿量が確保されている間に時期を逸することなく投与する。効果は少なくとも 1 週間は持続するので、再投与は最低 1 週間をあける。

d. サイアザイド系利尿薬は遠位尿細管での Na^+/Cl^- の共輸送体を阻害し、Na^+ 再吸収を抑制する。その際、遠位尿細管での $Na^+ - Ca^{2+}$ 交換が阻害されて Ca^{2+} の保持に働くために、高 Ca 血症に傾く。

e. ビタミン D_3 は肝臓および腎臓で再活性化され、腸管からの Ca の吸収および骨吸収を促進する。そのためビタミン D の過剰投与は高 Ca 血症を導く。

POINT!

高 Ca 血症の原因としては悪性腫瘍や原発性副甲状腺機能亢進症のように骨吸収亢進に基づく骨からのカルシウム動員による場合と、サルコイドーシスなどの慢性肉芽種性疾患あるいは活性型ビタミン D 薬によるビタミン D 作用過剰による場合とに分けられる。具体的には薬剤性（サイアザイド、テオフィリン、ビタミン A 中毒、ビタミン D 作用過剰、炭酸リチウム）、原発性副甲状腺機能亢進症、悪性腫瘍に合併するもの、慢性肉芽腫症（サルコイドーシスなど）が挙げられる。肺癌などの悪性腫瘍に伴う高 Ca 血症では血中副甲状腺ホルモン関連蛋白（parathyroid hormone-related protein：PTHrP）が高値であり、PTH が抑制されている。

治療には表に示すようなものが用いられる。まずは原因によらず腎集合管における水再吸収不全および食欲不振などによる高度の脱水状態にあるため、生理食塩水を中心とした大量の輸液を行う。また心不全の回避や Ca 排泄のさらなる促進のためにフロセミド（ループ利尿薬）を併用する。ビスホスホネートの保険適応は肺癌などの悪性腫瘍を原因とするものに限られるが、緊急性の高い場合には使用を考慮する[1]。

表　高 Ca 血症の治療

・十分な輸液（生理食塩水中心）
・利尿剤（フロセミド）
・原因薬物の中止
・ビスホスホネート点滴静注
・カルシトニン
・糖質コルチコイド
・血液透析

正解　d、e

関連問題 18

癌疼痛緩和について、次の中から誤っているものを1つ選びなさい。

a. 突出痛に対しては経口オピオイドでは1日量の約30%を目安にレスキューの投与を行う。
b. オピオイドの副作用としては便秘、眠気、嘔気がある。
c. あるオピオイドで疼痛緩和が得られない際に別のオピオイドに変えると疼痛緩和が得られる場合がある。
d. 医療用麻薬を別の都道府県で取り扱う際はそれぞれの都道府県で麻施用者免許証を受けなければならない。
e. 癌性疼痛に対するアセトアミノフェンは1日最大4000 mg/日まで使用可能である。

関連問題の解説

a. 突出痛のある患者では経口投与では1日投与量の10～20%の速放性製剤を、持続静注・持続皮下注では1時間量を急速投与する。投与間隔としては経口投与の場合は1時間以上あけて、持続静注、皮下注の場合は15～30分以上あけて投与する。オピオイドの定期投与により鎮痛効果が得られない持続痛のある患者においては、定期投与量を30～50%を目安に増量する。増量間隔としては速放性製剤、持続静注、持続皮下注では24時間、徐放性製剤では48時間、フェンタニル貼付剤では72時間を原則とする[2]。
b. オピオイドの副作用としては便秘、眠気、嘔気がある。嘔気や眠気には数日で耐性ができるが、便秘には耐性ができないために、緩下剤を投与する。悪心・嘔気に対してはドパミン受容体拮抗薬（ハロペリドール、プロクロルペラジンなど）、消化管蠕動亢進薬（メトクロプラミド、ドンペリドン）、抗ヒスタミン薬（ジフェンヒドラミン/ジプロフィリン、クロルフェニラミンマレイン酸塩、ヒドロキシジンなど）などの制吐剤を使用する。悪心・嘔気が出現した患者に対してオピオイドの変更（オピオイドスイッチング）により改善することがある。
c. あるオピオイドで疼痛緩和が得られない際に別のオピオイドにかえると疼痛緩和が得られる場合があり、オピオイドスイッチングという[2]。
d. 医療用麻薬を取り扱うものは事前に免許を取得する必要があり、医療用として用いられる麻薬の免許には「麻薬小売業者」「麻薬施用者」「麻薬管理者」などがある。いずれも所在地を管轄する都道府県知事の免許を受けなければならず、医師または歯科医師が同一都道府県内の2か所以上の診療施設で麻薬を施用する場合には主に診療に従事する診療施設として届ける必要がある。また同一都道府県内でない診療施設で麻薬を施用する場合には、それぞれの都道府県で免許証を受けなければならない（麻向法第2条、第3条）。
e. 癌性疼痛に対してアセトアミノフェンは2400～4000 mg使用できる。用法用量としては1000 mg 1日4回や650 mg 1日6回が用いられる[2]。

〈参考文献〉
1. 竹内靖博. カルシウム代謝疾患の救急：高カルシウム血症クリーゼと低カルシウム血症性テタニー. 日内会誌. 2016; 105: 658-666.
2. 日本緩和医療学会. In 日本緩和医療学会 緩和医療ガイドライン作成委員会 編. がん疼痛の薬物療法に関するガイドライン2014年版. 東京. 日本緩和医療学会. 2014.

正解 a

一般問題　総論
V. 治療
栗野暢康

実践問題 19

呼吸器に関連する薬剤のうち、肝臓代謝における相互作用が問題となるものを2つ選びなさい。

a. ミノサイクリン
b. クラリスロマイシン
c. メロペネム
d. ペニシリン
e. リファンピシン

解説

a. カルシウム、マグネシウム、鉄剤、ワルファリン、スルホニル尿素系血糖薬、メトトレキサートなどと相互作用がある。
b. 肝代謝酵素チトクローム P450（CYP3A4）阻害作用を有することから、多数の薬剤との相互作用がある。また、P-糖蛋白質に対する阻害作用もあるため、P-糖蛋白質を介して排出される薬剤とも相互作用がある。
c. 相互作用は少ないものの、バルプロ酸ナトリウムはメロペネムとの併用で血中濃度が低下するため禁忌である。
d. 併用禁忌の薬剤はなく、比較的安全に使用できる。
e. CYP3A4をはじめとする肝代謝酵素、P糖蛋白を誘導する作用がある。このため、タダラフィル、マシテンタン、ボリコナゾール、多数の抗ウイルス薬と併用禁忌である。

POINT!

呼吸器領域で使用する薬剤は幅広い。抗癌剤、抗生剤、吸入薬など多数の薬剤を使用して診療を行うため、相互作用や禁忌の確認が重要となる。

日常診療で頻用する薬剤のうち、相互作用や禁忌が問題となりやすいものとしてクラリスロマイシン、エリスロマイシン、リファンピシン、テオフィリン薬が挙げられる。

なお、同じマクロライド系抗生剤の中でも、アジスロマイシンはCYP3A4による代謝は確認されておらず、相互作用は比較的少ない（ワルファリン、ジゴキシン、シクロスポリンなどとの相互作用は有する）。

以下に相互作用の多い薬剤をまとめる。

クラリスロマイシン

【併用禁忌】ピモジド、エルゴタミン含有製剤、タダラフィルなど
【併用注意】
（併用薬の作用を増強）ジゴキシン、テオフィリン、アミノフィリン、シクロスポリン、タクロリムス、ワルファリン、リファブチン、ホスホジエステラーゼ5阻害薬、アピキサバン、リバーロキサバンなど
（本剤の作用を減弱）エファビレンツ、リファンピシン、リファブチンなど
*なお、エリスロマイシンも同様の相互作用があるが、クラリスロマイシンとは若干異なる。

正解　b、e

関連問題 19

左の列の薬剤と、禁忌である疾患や薬剤の組み合わせとして誤っているものを1つ選びなさい。

a. OK-432（ピシバニール®）—ペニシリンアレルギー
b. チオトロピウム —前立腺肥大症
c. デキストロメトルファン —MAO阻害薬
d. シルデナフィル —ニコチン
e. ボセンタン —シクロスポリン

関連問題の解説

a. OK-432は主に胸膜癒着術に用いられる、溶血性連鎖球菌をペニシリンで処置して作成される薬剤である。ペニシリンカリウムを含んでいるため、ペニシリンアレルギーの患者には禁忌である。
b. チオトロピウムはCOPDと一部の気管支喘息に用いられる吸入抗コリン薬である。抗コリン作用のため、前立腺肥大症と閉塞隅角緑内障の患者には禁忌である。
c. デキストロメトルファン（メジコン®）は最も有名な中枢性非麻薬性鎮咳薬であり、セロトニン濃度の上昇を引き起こす。MAO阻害薬との併用でセロトニン症候群（痙攣、ミオクローヌス、発汗など）をきたす恐れがあり、禁忌である。
d. ホスホジエステラーゼ5阻害薬であるシルデナフィル、タダラフィルは硝酸薬あるいは一酸化窒素供与薬（ニトログリセリン、亜硝酸アミル、硝酸イソソルビドなど）との併用により降圧作用が増強し、過度に血圧を低下させることがあるため禁忌である。ニコチン（パッチやガム）との併用は特に禁忌となっていない。
e. ボセンタンはPAHに有効な血管拡張薬である。主に肝臓のCYP2C9、CYP3A4で代謝されるため、多数の薬剤と相互作用がある。併用禁忌の薬剤としてはシクロスポリン、タクロリムス、グリベンクラミドが挙げられている。なお、同じエンドセリン受容体拮抗薬であるアンブリセンタンはシクロスポリン、タクロリムス使用者にも使用可能である。

リファンピシン

【併用禁忌】
タダラフィル、マシテンタン、ボリコナゾール、抗HIV薬、プラジカンテルなど

【併用注意】
（併用薬の作用を増強）ピタバスタチン
（併用薬の作用を減弱）ワルファリン、シクロスポリン、タクロリムス、ジギタリス、テオフィリン、ステロイド、カルシウム拮抗薬など

テオフィリン薬

【併用注意】
ケタミン
（併用薬の作用を増強）他のキサンチン系薬、エフェドリン、リルゾール、ラマトロバンなど
（併用薬の作用を減弱）エリスロマイシン、クラリスロマイシンなどのマクロライド、アミオダロン、シクロスポリンなど
（本剤の作用を減弱）リファンピシン、フェノバルビタール、ランソプラゾール、リトナビル、喫煙など

正解　d

V. 治療

刀祢麻里

実践問題 20

在宅酸素療法（HOT）について正しいものを次から1つ選びなさい。

a. 酸素化低下がなくても呼吸困難の改善のために HOT を導入することは長期予後改善に有用である。
b. 本邦では HOT 患者の約 90% が液化酸素装置を使用している。
c. 本邦の HOT 導入疾患としては COPD が最多疾患である。
d. 酸素投与の目標 PaO_2 は 40 Torr である。
e. 睡眠時や運動負荷時に著しい低酸素血症をきたしても安静時の PaO_2 が 60 Torr 以上であれば HOT の適応にはならない。

解説

a. 呼吸困難の改善のためだけに HOT (home oxygen therapy) を導入することは患者の長期予後改善にはつながらない。また COPD では PaO_2 56〜65 Torr の境界域の低酸素血症では HOT による生命予後改善は証明されていない。
b. HOT に用いる酸素供給装置は自宅で用いる設置型酸素濃縮装置、液化酸素装置、および外出時に用いる携帯用酸素供給装置（携帯用酸素ボンベ、携帯型液化酸素装置）に大別され、それぞれの特徴を表1に示す[1]。液化酸素装置は携帯用システムが軽量で携帯性に優れるが、親容器から携帯型容器への充填がやや難しく、本邦では約 90% が酸素濃縮装置および携帯用酸素ボンベを使用している。
c. 日本の HOT 疾患別患者割合は在宅呼吸ケア白書 2010 によると、COPD が 45%、間質性肺炎 18%、肺結核後遺症 12%、肺癌 6%、慢性心不全 3%、神経筋疾患 2%、肺高血圧症 2%、肺血栓塞栓症 2% である[2]。
d. PaO_2 の目標値は 60 Torr で過度の高二酸化炭素血症をきたさない酸素流量とする。
e. 高度慢性呼吸不全の HOT 導入基準は PaO_2 が 55 Torr 以下、および $PaCO_2$ 60 Torr 以下で睡眠時または運動負荷時に著しい低酸素血症をきたすものである（表2）。

表1 酸素濃縮装置と液化酸素装置の比較（文献1より一部改変）

	液化酸素装置	酸素濃縮装置
酸素濃度	99.5% 以上	88〜95%
最大流量（設置型）	10 L/分	7 L/分
設置型	電気不要 定期的に親器を交換	電気必要 交換不要
携帯用	適宜補充可能	配送し交換必要
保険点数	7,650 点	7,680 点
連続使用時間（1 L/分の場合）	設置型：約 18 日 携帯型：約 13 時間	設置型：連続使用可能 携帯型：最大約 25 時間
重量	62.6 kg（空重量 24 kg）	3 L 器：17 kg〜7 L 器：36 kg

表2 在宅酸素療法社会保険適用基準

1) 高度慢性呼吸不全例
   高度慢性呼吸不全の HOT 導入基準は PaO_2 が 55 Torr 以下、および $PaCO_2$ 60 Torr 以下で睡眠時または運動負荷時に著しい低酸素血症をきたすもの
2) 肺高血圧症
3) 慢性心不全
   医師の診断により NYHA III 度以上であると認められ、睡眠時のチェーンストークス呼吸がみられ、無呼吸低呼吸指数が 20 以上であることが睡眠ポリグラフィ上確認されている症例
4) チアノーゼ型先天性心疾患
   チアノーゼ型先天性心疾患のうち、発作的に低酸素または無酸素状態になる患者について発作時に在宅で行われる救命的な酸素吸入療法

POINT!

在宅酸素療法は慢性呼吸不全の患者に対し、患者の生活の質を高めるための医療である。目的としては生命予後の改善、QOL (quality of life) の向上、運動耐用能の改善、入院回数と入院期間の減少などがある。適応の決定については慎重に行う必要がある。

正解 c

関連問題 20

日本において在宅非侵襲的陽圧換気療法（NPPV）を施行している患者の中で最多の疾患を次のうちから1つ選びなさい。

a. 経筋疾患
b. 肺結核後遺症
c. 睡眠時無呼吸症候群
d. 後側彎症
e. COPD

関連問題の解説

a. NPPV（noninvasive positive pressure ventilation）を施行している患者のうち神経筋疾患は18％を占める。
b. NPPVを施行している患者のうち肺結核後遺症は23％を占め、2番目に多い疾患である。
c. NPPVを施行している患者のうち睡眠時無呼吸症候群は14％を占める。
d. NPPVを施行している患者のうち後側彎症は5％を占める。
e. NPPVを施行している患者のうちCOPDは26％と最多である。

POINT!

慢性呼吸不全患者で病態がさらに進行すると高二酸化炭素血症を伴うことが多くなる。神経筋疾患の患者においても呼吸筋の障害により$PaCO_2$が上昇すると、呼吸性アシドーシスや頭痛や高血圧などの症状も認められる。「在宅呼吸ケア白書2010」によると、本邦の在宅NPPVを施行している疾患はCOPD、肺結核後遺症、神経筋疾患の3つの頻度が高い[2]。それぞれの在宅NPPVの適応基準を表3に示す。COPD患者では他疾患に比べて顕著な効果を示す報告が乏しいので、$PaCO_2$の基準値が55 mmHgと少し高い。

在宅NPPVの装用開始は日中の30分間程度から徐々に始めていくが、特に夜間のREM睡眠期に高二酸化炭素血症の高度の上昇が認められることが多いので、夜間使用が基本となる。病態の重症化に合わせて日中の使用も行っていく[1]。

表3　NPPVの適応基準

拘束性胸郭疾患における適応基準
1. 自・他覚症状として、起床時の頭痛、昼間の眠気、疲労感、不眠、昼間のイライラ感、性格変化、知能の低下、夜間頻尿、労作時呼吸困難、および体重増加・頸静脈の怒張・下肢の浮腫などの肺性心の徴候のいずれかがある場合、以下の①、②の両方あるいはどちらか一方を満たせば長期NPPVの適応となる。 ①昼間覚醒時低換気（$PaCO_2 \geq 45$ mmHg） ②夜間睡眠時低換気（室内気吸入下の睡眠で$SpO_2 < 90\%$が5分間以上継続するか、あるいは全体の10％以上を占める） 2. 上記の自・他覚症状のない場合でも、著しい昼間覚醒時低換気（$PaCO_2 \geq 60$ mmHg）があれば、長期NPPVの適応となる。 3. 高二酸化炭素血症を伴う呼吸器系増悪入院を繰り返す場合には長期NPPVの適応となる。

COPDにおける適応基準
1. あるいは2. に示すような自・他覚症状があり、3. の①〜③いずれかを満たす場合 1. 呼吸困難感、起床時の頭痛・頭重感、過度の眠気などの自覚症状がある。 2. 体重増加・頸静脈の怒張・下肢の浮腫などの肺性心の徴候。 3. ① $PaCO_2 \geq 55$ mmHg 　$PaCO_2$の評価は、酸素吸入症例では、処方流量下の酸素吸入時の$PaCO_2$、酸素吸入をしていない症例の場合、室内気下で評価する ② $PaCO_2 < 55$ mmHgであるが、夜間の低換気による低酸素血症を認める症例。夜間の酸素処方流量下に終夜PSGあるいはSpO_2モニターを実施し、$SpO_2 < 90\%$が5分間以上継続するか、あるいは全体の10％以上を占める症例。また、OSAS合併症例でnCPAPのみでは夜間の無呼吸、自覚症状が改善しない症例 ③ 安定期で$PaCO_2 < 55$ mmHgであるが、高二酸化炭素血症を伴う急性増悪入院を繰り返す症例

神経筋疾患における適応基準
睡眠時のNPPVの適応 ・慢性肺胞低換気（肺活量が60％以下の場合はハイリスク） ・昼間に酸素飽和度低下（94％以下）または高CO_2血症（45 mmHg以上） ・睡眠時SpO_2モニターでAHIが10以上、SpO_2が92％未満になることが4回以上か、全睡眠時間の4％以上 睡眠時に加えて覚醒時のNPPVの適応 ・呼吸困難に起因する嚥下困難 ・一息に長い文章を話せない ・慢性肺胞低換気症状を認め、昼間に酸素飽和度低下（94％以下）または高CO_2血症（45 mmHg以上）

〈参考文献〉

1. 富岡洋海. 在宅酸素療法の適応と導入. In 杉山幸比古 他編. 呼吸器疾患最新の治療 2016-2018. 1版. 東京. 南江堂；2016. p.132-135, 145-148.
2. 日本呼吸器学会. In 厚生労働省・呼吸不全に関する調査研究班編. 在宅呼吸ケア白書. 東京. 日本呼吸器学会. 2010.
3. 日本呼吸器学会. In 日本呼吸器学会NPPVガイドライン作成委員会 編. 非侵襲的陽圧換気ガイドライン改訂第2版. 東京. 日本呼吸器学会. 2015.

正解　e

V. 治療

実践問題 21

救急での気道関連疾患・処置に関して、誤っているものを1つ選びなさい。

a. 発声ができれば気道は開通している可能性が高い。
b. 頸部後屈顎先挙上法は全例に行ってよい。
c. 異物の除去の目的でマギール鉗子を用いる事がある。
d. 経鼻エアウェイの方が経口エアウェイよりも誤嚥リスクが少ない。
e. 気道異物の好発は幼児期と高齢者の二峰性を示す。

解説

a、c〜e. 文章の通り。
b. 外傷などで頸部への損傷が疑われる際の気道確保では、愛護的に下顎挙上法を行う。

POINT!

気管挿管は確実な気道確保法のひとつであり、意識障害の強い患者を除き鎮静下で、場合により筋弛緩を使用して行う。3横指以下の開口障害、舌骨オトガイ距離が3横指以下、頸部の可動域制限（頸椎損傷やリウマチの変形）などは挿管困難を予測する因子である。気管チューブは男性で内径8.0〜8.5 mmを女性で7.0〜7.5 mmを目安とする（単位をFr.と間違えないこと）。頭部に枕などを敷いて挙上させるといわゆるsniffing positionとなり視野が良好となりやすい。さらに視野を改良するには、甲状軟骨を後方・上方・右方へ圧迫するBURP法がある。

正解　b

関連問題 21

気管挿管に関連する処置に関して、誤っているものを 2 つ選びなさい。

a. 最終飲食から 6 時間以内は誤嚥のリスクが高い。
b. 誤嚥を予防するために輪状軟骨を圧迫する方法を Sellick 手技という。
c. 聴診と胸部 X 線写真で確認が取れれば確実に挿管されている。
d. 筋弛緩薬は場合により使用しないことを考慮する。
e. 喉頭展開時に視野を改良するには甲状軟骨を後・上・左方へ圧迫する。

関連問題の解説

a. 6 時間以内はフルストマックと考えて、rapid sequence intubation（薬剤鎮静、筋弛緩、直視下挿管を続けて行うこと）が推奨される。
b. 誤嚥を防ぐために、輪状軟骨を背側に約 4 kg の力で圧迫する方法を Sellick 手技という。
c. 聴診や胸部 X 線写真でも完全には食道挿管を否定できない。カプノグラフィなどを併せて使用することでより確実性が高まる。最近は超音波の描出での確認も行われている。
d. 用手気道確保が困難な例などでは自発呼吸を残して挿管することもある。
e. 喉頭展開時に視野を改良するために行う BURP（Backward、Upward、Rightward Pressure）法では甲状軟骨を文字通り後・上・右方へ圧迫する。

〈参考文献〉

1. 駒澤伸泰, 上農喜朗, 五十嵐寛 他. 困難気道管理に関する診療ガイドライン - 困難気道管理に関する米国麻酔科学会タスクフォースによる改訂情報. 日臨床麻会誌. 2013; 33: 843-71.
2. 谷川攻一. 救急診療指針, 改訂第 4 版. 東京. 日本救急医学会専門医認定委員会, 2013.

正解　c、e

V. 治療

実践問題 22

気管支鏡による手技に関して、誤っているものを1つ選びなさい。

a. 気道ステントにはシリコンステントと金属ステントがある。
b. 金属ステントは、留置は容易だが抜去は通常困難である。
c. 光線力学的治療は中心型早期肺癌に適応がある。
d. EWSは硬性鏡下での挿入が必要である。
e. 気管支サーモプラスティは重症喘息に適応がある。

解説

a. 気道ステントにはシリコンなどのポリマーステントと自己拡張性の金属ステントがある。
b. 治療によってステント抜去を考慮する場合はシリコンステントなどの抜去可能なステントを留置する。
c. 中心型早期肺癌に適応がある。
d. EWS（Endobronchial Watanabe Spigot）は軟性気管支鏡下に挿入が可能な手技である。
e. 気管支サーモプラスティは重症喘息に適応があり、2015年より本邦で保険適応となった新たな手技である。

POINT!

呼吸器内視鏡を用いたインターベンションは、大きく気道狭窄に対する気道ステント留置術とそれ以外の手技にわかれる。

中枢気道の狭窄に対して行われるステント留置術は多くの場合、症状緩和目的にて行われる。中枢気道狭窄の進展様式は大きく分けて以下の3つに分けられる。
・内腔腫瘍進展性閉塞（Endoluminal stenosis）
・気道壁外圧排性閉塞（Extrinsic stenosis）
・混合性閉塞（Mixed stenosis）

中枢気道狭窄を引き起こす疾患は肺癌（扁平上皮癌、腺様嚢胞癌、粘表皮癌、カルチノイドなど）が最多であり、そのほか転移性腫瘍（甲状腺癌、大腸癌、乳癌、腎細胞癌、悪性黒色腫、カポジ肉腫など）、気道近傍の悪性腫瘍（食道癌、喉頭癌、縦隔腫瘍、悪性リンパ腫など）などが挙げられる。気道ステント留置の適応を表に示す。

本邦で最も使用されているステントは金属ステントのウルトラフレックスステントである（図1）。ウルトラフレックスステントは軟性気管支鏡下での挿入が可能である。金属ステント一般として留置は容易だが抜去は困難なことが多い。Dumonステント（図2）やTMステントなどのシリコンステントは中枢気道狭窄の腫瘍浸潤性狭窄に対する内腔保持を目的として使用される。留置には硬性鏡が必要である。治療反応により気道狭窄が解除された場合にステント抜去が可能である。

表　気道ステント留置の適応

腫瘍の進行性局所増大により気道の確保が難しく、その他の治療法が適応でない。
不安定な気道状態を呈する。
狭窄度50％以上で呼吸困難などの呼吸器症状を有する。
推定生存期間が4週間以上見込まれている。

図1

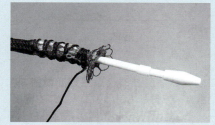

図2

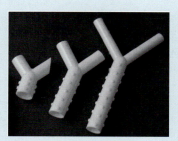

光線力学的治療（photodynamic therapy：PDT）は中心型早期肺癌に対する治療法である。PDTはレーザー光による腫瘍焼灼ではなく、

正解　d

関連問題 22

気管支鏡による手技に関して、正しいものを2つ選びなさい。

a. 気道狭窄があるすべての患者に気道ステント留置の適応がある。
b. 推定生存期間が4週間以上が見込まれることがステント留置の適応のひとつである。
c. Nd-YAG レーザーや Argon plasma coagulation (APC)
d. を用いる場合は吸入酸素濃度を40%以下にする。
e. 光線力学的治療では光感受性物質を気管支鏡の鉗子口から病変に直接散布する。
f. 気管支サーモプラスティではすべての気管支にカテーテルを挿入し治療することが勧められる。

関連問題の解説

a. 気道狭窄がある患者のすべてに気道ステントの適応があるわけではない（表参照）。
b. 文章の通り。
c. レーザーによる焼灼は気道内発火の可能性があるため、吸入酸素濃度を40%以下にすることが予防として重要である。
d. 経静脈的に光線感受性物質を投与する。
e. 右中葉支に対してはサーモプラスティは行わない。

光感受性物質と低出力レーザーの光化学反応によるものであり、熱昇華ではない。合併症として投与後の光過敏があるため、光感受性物質を投与したのちは光を遮断する。

EWS は難治性の気漏（エアリーク）を有する疾患が対象である。特に外科手術による治療が困難な続発性難治性気胸、有瘻性膿胸、肺切除後に遷延する気漏、および他臓器との瘻孔などが適応であり、軟性気管支鏡下に Spigot（充填剤）を目的気管支に挿入する（図3）。

気管支サーモプラスティは重症の気管支喘息に対する新しい治療法である。喘息で肥厚した気道平滑筋に対して 65℃で温めることで気道壁平滑筋を減少させる。内径3mm以上の気管支を対象に、気管支鏡下で専用のカテーテルを挿入し（図4）、65℃で10秒間通電し、肥厚した気道平滑筋を減少させることで症状を緩和させる。通常①右下葉支、②左下葉支、③両側上葉支の3回に分けて行われ、各々の治療は少なくとも3週間以上の期間をあけて行うこととなっている。右中葉気管支に対しては気道合併症を起こす可能性が高いと考えられ、サーモプラスティは行わないこととなっている。

図3
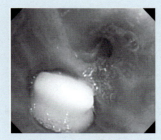

図4
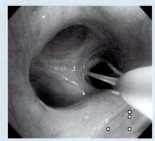

※カラーは巻頭口絵参照

〈参考文献〉

1. Bolliger CT, Mathur PN, Beamis JF, et al. European Respiratory Society/American Thoracic Society. ERS/ATS statement on interventional pulmonology. European Respiratory Society/American Thoracic Society. Eur Respir J. 2002 Feb;19(2):356-73.
2. Usuda J, Kato H, Okunaka T, et al. Photodynamic therapy (PDT) for lung cancers. J Thorac Oncol. 2006 Jun;1(5):489-93.
3. Sasada S, Tamura K, Chang YS, et al. Clinical evaluation of endoscopic bronchial occlusion with silicone spigots for the management of persistent pulmonary air leaks. Intern Med. 2011;50(11):1169-73.
4. Castro M, Rubin AS, Laviolette M, et al. AIR2 Trial Study Group. Effectiveness and safety of bronchial thermoplasty in the treatment of severe asthma: a multicenter, randomized, double-blind, sham-controlled clinical trial. Am J Respir Crit Care Med. 2010 Jan 15;181(2):116-24.

正解　b、c

一般問題　　各論
I. 気道・肺疾患　　1. 感染症および炎症性疾患
橋本英樹

実践問題 23

マイコプラズマ肺炎について、正しいものを1つ選びなさい。

a. マクロライド耐性株の増加のため、現在はニューキノロン系抗菌薬が第一選択である。
b. 宿主の免疫反応が病態の主体と考えられている。
c. 診断は尿中抗原検査によって行われる。
d. 小児でマクロライド耐性株が報告されているが、成人での報告はない。
e. 60歳以上や咳嗽の乏しい肺炎で強く疑う。

解説

a. in vitroでのマクロライド耐性株が増加しているが、実臨床ではマクロライドで治療効果がみられることが多く、現在でもマクロライドが第一選択である。
b. マイコプラズマ肺炎の発症には、宿主の免疫応答が重要な役割を果たしている。
c. 咽頭拭い液を用いた迅速抗原検査が使用される。尿中抗原検査は肺炎球菌・レジオネラの検出に用いられる。
d. 成人・小児ともマクロライド耐性株が増加している。
e. 60歳未満での発症や、頑固な咳が特徴である。

POINT!

　市中肺炎の診療では、非定型病原体（肺炎マイコプラズマ、クラミジア属、レジオネラ・ニューモフィラ、コクシエラ属による肺炎）による肺炎の可能性を考慮する必要がある。これらの病原体は通常の培養検査では検出が困難であり、また抗菌薬の選択も通常の病原体とは異なる（βラクタム薬が無効である）。本邦ではコクシエラ属の報告は少なく、肺炎クラミジア、肺炎マイコプラズマ、レジオネラ・ニューモフィラを念頭に置いた対応を行う。

　細菌性肺炎と非定型肺炎の鑑別方法としては、表の6項目が有名である。4項目以上に合致すると非定型肺炎の可能性が高く、逆に3項目以下であれば細菌性肺炎の可能性が高いと報告されている（感度77.9％、特異度93.0％）。ただし、この鑑別方法での非定型肺炎にレジオネラ肺炎は含まれていないため、注意を要する。

　非定型肺炎の診断方法は微生物ごとに異なる。肺炎マイコプラズマでは血清抗体価が用いられていたが、近年では咽頭拭い液

表　細菌性肺炎と非定型肺炎の鑑別点（文献1から抜粋）
・年齢60歳未満
・基礎疾患がない（あるいは軽微）。
・頑固な咳がある。
・胸部聴診上所見が乏しい。
・痰がない、あるいは迅速診断法で原因菌が証明されない。
・末梢血白血球数が10000/μL未満である。

の抗原検出（イムノクロマト法）、遺伝子検査（LAMP法）が用いられることが多い。レジオネラ・ニューモフィラではBCYE-α培地やWYO寒天培地を用いた培養検査や尿中抗原検査、遺伝子検査（LAMP法）が用いられる。肺炎クラミジアでは血清抗体価が用いられることがあるが、偽陽性の問題などがあり、検査結果の解釈は慎重に行う必要がある。いずれの病原体でも検査の特性を十分理解し、場合によっては臨床判断での治療を検討する。

　治療にはマクロライドやニューキノロン系抗菌薬、ミノサイクリンが用いられる。

正解　b

関連問題 23

非定型肺炎について、正しいものを1つ選びなさい。

a. レジオネラ肺炎は5類感染症である。
b. レジオネラ尿中抗原検査は感度・特異度とも極めて高く、有用な検査である。
c. 重症のレジオネラ肺炎では、ニューキノロン系抗菌薬とアジスロマイシンの併用を行う。
d. クラミジア肺炎では発熱や呼吸器症状以外に、消化器症状や人格変化が特徴的である。
e. クラミジア肺炎の治療ではテトラサイクリン系ないしはリンコマイシン系の抗菌薬を使用する。

関連問題の解説

a. レジオネラ肺炎は感染症法で4類感染症に指定された全数把握疾患感染症であり、診断後直ちに最寄りの保健所に届け出る。
b. レジオネラ尿中抗原検査は、レジオネラ・ニューモフィラの血清型1での感度・特異度は90％以上と高いが、血清型1以外のレジオネラ属での感度は低い。
c. レジオネラ肺炎の第一選択薬はニューキノロン系薬またはアジスロマイシンであるが、重症例では両者の併用が推奨されている。
d. クラミジア肺炎では高熱は少なく、軽症が多いとされる。肺外症状（消化器症状や中枢神経症状）が特徴的なのはレジオネラ肺炎である。
e. クラミジア属は細胞内寄生菌であり、抗菌薬はテトラサイクリン系、マクロライド系、ニューキノロン系抗菌薬のいずれかを用いる。

〈参考文献〉

1. 日本呼吸器学会成人肺炎診療ガイドライン2017作成委員会 編．成人肺炎診療ガイドライン2017．日本呼吸器学会．2017．
2. 日本感染症学会．感染症専門医テキスト．改訂第2版．東京．南江堂．2017
3. Pedro-Botet ML, Garcia-Cruz A, Tural C, et al. Severe legionnaires' disease successfully treated with levofloxacin and azithromycin. J Chemother. 2006; 18: 559-61.

正解 c

一般問題　各論
I. 気道・肺疾患　1. 感染症および炎症性疾患

実践問題 24

放線菌症について誤っているものを次のうちから 1 つ選びなさい。

a. 放線菌はグラム陽性桿菌である。
b. 気管支鏡検査での診断率は低い。
c. 放線菌症の治療にはペニシリン系を使用する。
d. 放線菌のうち、*Actinomyces* 属は好気条件で発育する。
e. 主な原因菌は *Actinomyces israelii* である。

解　説

a. 放線菌は非抗酸性のグラム陽性桿菌である。
b. 放線菌の喀痰培養陽性率は低く、気管支鏡でも病変の中心部には到達困難である。肺癌を疑われ外科的切除により診断されることが多い。
c. 放線菌症にはペニシリン系が第一選択である。
d. *Actinomyces* 属は嫌気性菌である。
e. 放線菌症のうち最多は *Actinomyces israelii* である。

POINT!

　放線菌症は放線菌属 Actinomyces による亜急性ないし慢性の化膿性肉芽腫性疾患である。本菌は偏性嫌気性・非抗酸性のグラム陽性桿菌で、幅 1μm 前後の微細な分岐状菌糸の形態をしているので以前は慣習的に真菌症として取り扱われていた。現在までヒトに感染する菌は 25 種類が同定され、主な原因菌は *Actinomyces israelii* である。*Actinomyces israelii* は齲歯や口蓋扁桃などに常在し、不衛生的な口腔内で増殖する。病型は顔面頸部型 (50 〜 60 %)、胸部型 (15 %)、腹部型 (20 %) がある (図 1、図 2)。

　症状として約 3 割に血痰・喀血が認められる。菌の培養は嫌気性培養で 2 〜 4 週間かかり、培養成功率は 50 % 程度と低い。術前の診断は困難であり、肺癌の疑いで手術をして診断される症例が多い。

　治療に関しては、切除後である症例も多いが、抗菌薬はペニシリン系が第一選択である。ペニシリンアレルギーのある患者にはテトラサイクリン系が選択され、妊婦にはマクロライド系が選択される。治療期間としては静脈注射 2 〜 6 週間に引き続いて、経口 3 〜 12 か月と長期推奨が多く、3 か月未満の治療例では再発の報告が多い。外科切除を行った際も抗菌薬投与が必要だが、推奨期間は決まっていない。予後は良好であり、内科・外科治療に関わらず 90 % 以上は大きな合併症なく治癒する。

図 1　放線菌の感染部位 (文献 1 より一部改変)

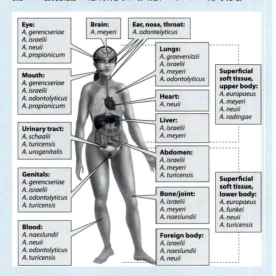

図 2　肺放線菌症の CT

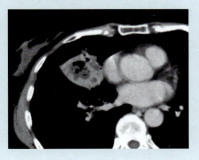

正解　d

関連問題 24

肺化膿症について正しいものを次のうちから2つ選びなさい。

a. 肺化膿症の原因は誤嚥による嫌気性菌が多い。
b. 好気性菌が原因の場合は予後が良い。
c. 喀痰から原因菌が特定される場合が多い。
d. 抗菌薬の投与期間は2週間を目安とすることが多い。
e. 抗菌薬の治療を十分行っても6cm以上の膿瘍が残る場合は外科的切除が検討される。

関連問題の解説

a. 肺化膿症は肺実質が壊死に陥り、膿が貯留した状態であり、多くは内部に空洞形成を伴う。臨床症状としては数週間にわたる亜急性の経過で、発熱、倦怠感、盗汗、膿性痰、胸痛をきたす。誤嚥による嫌気性菌（*Peptostreptococcus*、*Prevotella*、*Bateroides*、*Fusobacterium spp.*）により発症する場合が多い。誤嚥のリスクとしてはアルコール依存、脳血管障害、全身麻酔などによる意識障害、神経疾患や食道疾患による嚥下障害、パーキンソン病による呼吸筋障害、抜歯や経鼻胃管の留置、気管挿管などが挙げられる。

b. 起因菌が *Pseudomonas aeruginosa* や *Streptococcus aureus*、*Klebsiella pneumonea* などによる好気性菌の場合は予後が悪い。また、ノカルジアや放線菌が原因となることもあり、その場合は治療期間が長くなるために注意が必要である。

c. 喀痰培養からの原因菌特定は困難な場合が多い。最も陽性率に優れているのは気管支鏡検査とエコーガイド下経胸郭的針生検である[2]。鑑別が必要な疾患としては表のようなものが挙げられ、喀痰培養、気管支鏡検査、血液マーカーなどが鑑別に用いられる。

d. 抗菌薬の投与期間は全計で6～8週間必要とされる。

e. 肺化膿症の手術適応は喀血や膿胸、気管支胸膜瘻を併発した場合、肺癌の合併が疑われる場合、8週間以上の保存的治療を行っても6cm以上の膿瘍が残った場合とされる[3]。予後不良因子は右下葉の病変、好気性菌、内科的治療に反応性不良の6cm以上の膿瘍、2か月以上症状持続、複数の小膿瘍から形成、高齢者、免疫不全などがある。治療は口腔内嫌気性菌が多いため、スルバクタム・アンピシリンやクリンダマイシンが推奨される。

表 肺化膿症と鑑別が必要な疾患

1. 腫瘍
   - 原発性肺癌、転移性肺腫瘍
2. 感染症
   - 肺結核、非結核性抗酸菌症、敗血症性塞栓症、肺アスペルギルス症、クリプトコッカス感染症
3. その他
   - 多発血管炎性肉芽腫症（granulomatosis with polyangiitis：GPA）

〈参考文献〉

1. Könönen E, Wade WG. Actinomyces and Related Organisms in Human Infections. Clin Microbiol Rev. 2015; 28（2）: 419-42.
2. Takayanagi N, Kagiyama N, Ishiguro T, et al. Etiology and outcome of community-acquired lung abscess. Respiration. 2010; 80（2）: 98-105.
3. 斎藤翔, 大曲貴夫. 肺膿瘍. In. 杉山幸比古, 他編. 呼吸器疾患最新の治療 2016-2018. 1版. 東京. 南江堂；2016. p.230-232.

正解 a、e

一般問題 / 各論
I. 気道・肺疾患　1. 感染症および炎症性疾患

橋本英樹

実践問題 25

バイオフィルムについて、正しいものを2つ選びなさい。

a. ムコ多糖が主成分である。
b. 微生物の耐性化の原因となる。
c. アスペルギルスでは産生されない。
d. 抗菌薬の長期投与によって根治する。
e. バイオフィルムの内部では単一の微生物が著明に増殖している。

解　説

a. ムコ多糖やアルギン酸によって作られる。
b. 緑膿菌などの様々な菌で、バイオフィルム形成による高度耐性化が知られている。
c. カンジダやアスペルギルスなどの真菌でもバイオフィルムが形成され、慢性感染症の原因となる。
d. バイオフィルムを形成した微生物による感染症の根治には、抗微生物薬に加えバイオフィルムの物理的な除去が必要である。
e. バイオフィルムの内部では多くの微生物が共存している。

POINT!

バイオフィルムとは細菌が菌体外にムコ多糖を分泌し、その中で増殖してコロニーを形成した状態である。バイオフィルム内では多種の細菌が高密度で生息している。抗菌薬の浸透性が不十分となるため、バイオフィルムを除去しないと根治が難しく、しばしば難治性感染症の原因となる。

バイオフィルムを形成する感染症としては中心静脈カテーテル関連血流感染症などのデバイス関連感染症が代表的である。呼吸器疾患では嚢胞性線維症（cystic fibrosis：CF）に合併した肺感染症が代表的であり、ここで概説する。

CF は cystic fibrosis transmembrane conductance regulator（*CFTR*）遺伝子の変異によって発症する、常染色体劣性遺伝の全身性疾患である。CFTR タンパクは管腔臓器の陰イオンチャネルで、この機能低下によって全身の分泌液・粘液が著しく粘調となり、管腔臓器が閉塞・易感染性を示す（表）。欧米で高頻度にみられ、本邦でも絶対数は少ないが報告はされている。診断には汗中の塩化物イオン濃度の測定と遺伝子検査を行う。CF 患者の予後は不良で、近年では予後は改善されたが、予測生存期間の中央値は 37.4 年（先進国に限れば 40 年以上）である。死因としては進行性の肺病変による呼吸不全が最多である。

CF 患者の気管支・細気管支では、粘液貯留によって細菌の定着が起こりやすくなり、持続的な感染が成立する。幼少期は黄色ブドウ球菌やインフルエンザ桿菌の感染が多いが、徐々に緑膿菌などのブドウ糖非発酵菌の定着が増加し、*Mycobacterium abscessus* などの非結核性抗酸菌症、アスペルギルスによるアレルギー性気管支肺アスペルギルス症もみられるようになる。特に緑膿菌と *Burkholderia cepacia* complex の定着は死亡との関連が知られている。

気道感染の増悪がみられた場合、培養結果に基づいて抗菌薬治療を行うが、症状改善までにしばしば時間を要する。抗菌薬の全身投与に加え、抗菌薬の吸入療法を行うこともある。持続感染が成立すると排除が難しくなるため、緑膿菌やグラム陰性桿菌の初感染エピソードでは、菌の定着防止を目指した治療が行われることが多い。

表　嚢胞性線維症の病態

- 呼吸器系：気管支・細気管支での持続炎症による、気管支拡張・肺高血圧を伴った呼吸不全
- 消化器系：膵臓の外分泌機能不全（膵管閉塞・膵酵素欠損に伴う脂肪やタンパクの消化不良）、糖尿病、胎便イレウス、肝硬変
- 泌尿生殖器系：男性不妊（Wolf 管の障害による精巣や精巣上体の萎縮・欠損）

正解　a、b

関連問題 25

嚢胞性線維症における感染症診療について、誤っているものを1つ選びなさい。

a. 病原微生物として、黄色ブドウ球菌とアシネトバクターが最も多い。
b. 緑膿菌感染による急性増悪に対しては抗菌薬の併用療法を行う。
c. 抗菌薬の吸入療法が用いられることがある。
d. 喀痰培養の感受性結果と臨床経過は必ずしも一致しない。
e. 積極的な感染対策が推奨されている。

関連問題の解説

a. 頻度は黄色ブドウ球菌と緑膿菌が多い。
b. 耐性化を防ぐために、βラクタム薬とアミノグリコシドなど、活性のある抗菌薬の2剤併用治療が推奨されている。
c. 緑膿菌などのグラム陰性桿菌が初めて喀痰から検出された場合の根治目的や、慢性感染・急性増悪の治療に、トブラマイシンなどの吸入がしばしば用いられる。
d. バイオフィルムの影響で、感受性結果に合わせて抗菌薬を投与しても改善に乏しいことがある。
e. *B. cepacia* や緑膿菌などのヒト-ヒト感染が報告されており、積極的な感染対策を行う。

〈参考文献〉

1. 掛屋弘, 今村圭文, 宮崎泰可, 他. 慢性真菌感染症. 最新の知見. 感染症学雑誌. 2011; 85: 333-9.
2. Elborn JS. Cystic fibrosis. Lancet. 2016; 388: 2519-31.
3. Ahmet U, Francisco MM. Cystic Fibrosis. In: JE Bennet, et al. Mandell, Douglas, and Bennett's Principles and Practice of Infectious Diseases. 8th ed. Elsevier Churchill Livingstone, Philadelphia, PA; 2014. p874-85.

正解 a

一般問題 / 各論
I. 気道・肺疾患　1. 感染症および炎症性疾患

守屋敦子

実践問題 26

β-D グルカンが陽性化しない疾患を選びなさい。

a. トリコスポロン症
b. ムーコル症（接合菌症）
c. 肺クリプトコッカス症
d. 侵襲性肺アスペルギルス症
e. ニューモシスチス肺炎

解説

a. トリコスポロン症では β-D グルカンは約半数で陽性化する。
b. 接合菌は細胞壁に β-D グルカンが乏しいため陽性化しない。
c. クリプトコッカスは厚い莢膜を持つため、細胞壁中の β-D グルカンが検出されにくく陽性化しない。
d. 慢性肺アスペルギルス症の場合には、陽性化しないこともある。
e. ニューモシスチス肺炎では β-D グルカンの感度は非常に高い。

POINT!

β-D グルカンは病原真菌に共通する細胞壁構成多糖成分のひとつであり、深在性真菌症のスクリーニング検査として用いられる。ただし、クリプトコッカス症、ムーコル症では上昇がみられない。

また、セルロース系透析膜、免疫グロブリンやアルブミンなどの血液製剤などには β-D グルカンが混入しているものがあり、偽陽性をきたしうる。さらに溶血検体や高濃度のガンマグロブリン含有検体でも非特異的な反応により偽陽性を示すことがあるため、値の解釈には注意が必要である（表）。

表　β-D グルカンの偽陽性をきたしうる因子

- セルロース素材の透析膜を使用した血液透析
- アルブミン、グロブリンなどの血液製剤使用
- β-D グルカン製剤の使用
- 環境中の β-D グルカンによる汚染
- *Alcaligenes faecalis* による敗血症
- 測定中の振動（ワコー法）
- 非特異反応（溶血、高ガンマグロブリン血症等）

正解　b、c

関連問題 26

深在性真菌症の血清診断について誤っているものを選びなさい。

a. β-D グルカンは測定法によって感度、特異度に違いがある。
b. β-D グルカンは偽陽性を生じうる。
c. クリプトコッカス抗原は播種性トリコスポロン症でも陽性化する。
d. アスペルギルスガラクトマンナン抗原は、慢性肺アスペルギルス症において陽性率が高い。
e. 抗アスペルギルス沈降抗体は慢性肺アスペルギルス症の診断に有用である。

関連問題の解説

a. MK 法は感度、ワコー法は特異度に優れるとされ、前者は血液内科領域、後者は呼吸器内科領域や外科領域に適している。
b. ポイント参照。
c. *C. neoformans* のグルクロノキシロマンナン（GXM）抗原を検出するキットだが、トリコスポロンはクリプトコッカスと共通する GXM 抗原を有するため、播種性トリコスポロン症でも陽性化する。
d. アスペルギルスガラクトマンナン抗原の陽性率は慢性肺アスペルギルス症では 30％前後と高くない。
e. 保険外の検査ではあるが、抗アスペルギルス沈降抗体は慢性肺アスペルギルス症で 80％以上の陽性率とされ、診断に有用である。

〈参考文献〉
1. 深在性真菌症のガイドライン作成委員会. 深在性真菌症の診断・治療ガイドライン 2014. 1 版. 東京 : 協和企画 ;2014.
2. Kohno S, Izumikawa K, Ogawa K, et al. Intravenous micafungin versus voriconazole for chronic pulmonary aspergillosis: a multicenter trial in Japan. J Infect. 2010; 61: 410-8.

正解　d

一般問題　各論
I. 気道・肺疾患　　1. 感染症および炎症性疾患　　　　　　　　　　　　　　守屋敦子

実践問題 27

結核について誤っているものを選びなさい。

a. 感染症法の2類感染症であり、診断後は直ちに保健所へ届出が必要である。
b. 届出対象は患者（確定例）のほか、無症状病原体保有者も含まれる。
c. 無治療の肺結核患者で、喀痰塗抹検査が陽性の場合は、入院勧告の対象となる。
d. 薬剤感受性良好の肺結核で十分な治療期間を経てから喀痰塗抹陽性、培養陰性であった場合、入院勧告の延長が必要である。
e. 喀痰塗抹陽性の結核患者はN95マスクの着用が必要である。

解説

a. 2類感染症であり、診断後は直ちに届出が必要である。また死亡後の死体検案による結核診断例でも届出が義務付けられている。
b. 無症状病原体保有者とは、潜在性結核感染症（latent tuberculosis infection：LTBI）と診断され、かつ抗結核薬による治療が必要と判断された者をさす。
c. 入院勧告の対象は、肺結核、気管・気管支結核、喉頭結核、咽頭結核の患者で1）喀痰抗酸菌塗抹陽性の場合、2）喀痰塗抹陰性だが喀痰以外の塗抹陽性、または培養陽性や核酸増幅法が陽性で、感染の恐れがあると判断される者（激しい咳など）、大量排菌や多剤耐性結核に至る恐れが大きい者（不規則治療、治療中断など）である。
d. この場合は死菌である可能性が高いと判断されるため、他者への感染リスクは低い。
e. N95マスクは空気感染を予防する目的に使用するものであり、患者が飛散防止のためにマスクを着用する場合はサージカルマスクでよい。

POINT!

　日本の結核罹患率は緩やかに低下傾向であるものの、いまだ多くの欧米諸国の4倍以上である。特に最近は高齢者の割合が増加し、糖尿病、腎不全などの持病や、副腎皮質ステロイド、生物学的製剤使用などの医療に関連したリスクを持つ患者が増えている。
　このような状況において結核患者の早期診断、治療が必要なのはもちろんだが、罹患率低下を目指した取り組みとして、潜在性結核感染症（LTBI）の診断、治療も重要視されている。潜在性結核感染症とは、症状が発現していなくても結核に感染している状態は潜在的な疾患であるという考えに基づいた疾患であり、新たに感染した者や既感染で発病リスクが高い者には積極的な治療が推奨される。

正解　d、e

関連問題 27

潜在性結核感染症（LTBI）の診断と治療について正しいものを選びなさい。

a. 日本では診断にインターフェロンγ遊離試験（IGRA）よりツベルクリン反応が用いられることが多い。
b. IGRA は感染後 9 か月ほどで陽転化してくる。
c. LTBI として治療が必要と判断した場合は届出が必要となる。
d. 2 年以内の感染の場合は積極的に治療を考慮すべきである。
e. 標準的な治療として、エタンブトール 15 mg/kg を 12 か月間内服する。

関連問題の解説

a. 日本では BCG 接種の影響を受けない IGRA（interferon gamma release assay）による診断が用いられることが多い。
b. 感染後 2～3 か月で陽転化する。
c. 無症状病原体保有者として、届出対象となる。
d. 表に示す通り、発病リスクの高い者には積極的に治療を考慮する。
e. 標準的にはイソニアジド 5 mg/kg を 6 または 9 か月間内服する。

表　LTBI 患者で積極的治療を検討すべき発病リスク要因（文献 2 より改変）

対象	発病リスク	備考
HIV（human immunodeficiency virus）/ AIDS（acquired immunodeficiency syndrome）	50～70	
臓器移植	20～74	移植前に治療する。
珪肺	30	高齢者の場合は慎重に判断
慢性腎不全による血液透析	10～25	高齢者の場合は慎重に判断
最近の感染（2 年以内）	15	接触者健診の陽性者
胸部 X 線で未治療の陳旧性結核病変	6～19	高齢者の場合は慎重に判断
生物学的製剤使用	4	薬剤により発病リスクが異なる。

〈参考文献〉
1. 日本結核病学会. 結核診療ガイドライン改訂第 3 版. 東京. 南江堂;2015.
2. 日本結核病学会予防委員会・治療委員会. 潜在性結核感染症治療指針. 結核. 2013; 88: 497-512.

正解　c、d

一般問題　各論
I. 気道・肺疾患　1. 感染症および炎症性疾患　　　　　　　　守屋敦子

実践問題 28

肺カンサシ症の治療（体重60 kg、肝腎機能正常）として正しいものを選びなさい。

a. イソニアジド 300 mg/日
b. リファンピシン 600 mg/日
c. エタンブトール 1000 mg/日
d. ピラジナミド 1500 mg/日
e. パラアミノサリチル酸 12000 mg/日

解説

a. イソニアジド 5 mg/kg/日で最大 300 mg/日である。
b. リファンピシン 10 mg/kg 日で最大 600 mg/日である。
c. エサンブトール 15 mg/日で最大 750 mg/日である。
d. ピラジナミドは *M. kansasii* には無効である。
e. パラアミノサリチル酸（para aminosalicylic acid：PAS）は *M. kansasii* には無効である。

POINT!

　日本において肺非結核性抗酸菌症の約80％を肺 MAC（Mycobacterium avium complex）症が占めるが、次いで肺カンサシ症が約 10％を占める。
　M. kansasii（Mycobacterium kansasii）は MAC と異なり土壌などからの検出は少ない。化学療法への反応性は良好で、リファンピシン、エタンブトール、イソニアジド、アミノグリコシド、ニューキノロン、クラリスロマイシンなどは基本的に有効とされるが、ピラジナミドとパラアミノサリチル酸（PAS）は無効である。
　肺カンサシ症の標準治療はイソニアジド、リファンピシン、エタンブトールの 3 剤を排菌陰性化から 1 年間継続する（表）。
　日本における MAC、*M. kansasii* 以外の非結核性抗酸菌は、*M. gordonae*、*M. abscessus*、*M. fortuitum*、*M. chelonae* などがそれぞれ 1 ～ 3％程度認められる。
　M. abscessus（Mycobacterium abscessus）は現在、*M. abscessus*、*M. massiliense*、*M. bolletti* の 3 菌種に分類されるようになり、これらを併せて *M. abscessus* complex と呼ぶ。*M. abscessus* complex は標準的な抗結核薬には耐性を示し、初期治療はクラリスロマイシンにアミカシンなどのアミノグリコシド系とイミペネム・シラスタチンの併用が用いられるが、難治性のため外科切除の積極的な検討も必要とされている。マクロライドの誘導耐性を起こしやすいことも難治化する要因であるが、*M. massiliense* は誘導耐性が起こりにくく、予後は比較的良好と報告されている。

表　肺カンサシ症の化学療法

イソニアジド	5 mg/kg（300 mg まで）/日 分 1
リファンピシン	10 mg/kg（600 mg まで）/日 分 1
エタンブトール	15 mg/kg（750 mg まで）/日 分 1
菌陰性化から 1 年間投与する。	

正解　a、b

関連問題 28

肺MAC症以外の非結核性抗酸菌症について誤っているものを選びなさい。

a. *M. kansasii* ではインターフェロンγ遊離試験（IGRA）は陰性である。
b. *M. fortuitum* はニューキノロン系、アミカシン、イミペネム・シラスタチンへの感受性を有する。
c. *M. abscessus* は薬剤感受性が良好で、治療反応が良い。
d. *M. gordonae* が喀痰から検出された場合、汚染の可能性もあるため直ちに起炎菌と判断すべきでない。
e. *M. xenopi* は欧州、カナダなどでは多く検出される。

関連問題の解説

a. IGRAでは、結核菌のBCGに存在しない特異抗原（ESAT-6、CFP-10）への反応を測定するが、これらは *M. kansasii* にも存在するため陽性になりうる。
b. 上記にはほぼ100％、クラリスロマイシンにも約80％は感受性を有する。
c. ポイント参照。
d. 環境中に高頻度で多数発育しているため、検出時はまず混入の可能性を考慮し、繰り返し培養を試みる必要がある。
e. 欧州やカナダではMACに次いで多い呼吸器感染症の原因菌である。

〈参考文献〉

1. 日本結核病学会 編. 非結核性抗酸菌症診療マニュアル第1版. 東京. 医学書院 ; 2015.
2. 日本結核病学会非結核性抗酸菌症対策委員会, 日本呼吸器学会感染症・結核学術部会. 非結核性抗酸菌症診断に関する指針 − 2008年. 結核. 2008; 83: 525-526.
3. 日本結核病学会非結核性抗酸菌症対策委員会. 非結核性抗酸菌症化学療法に関する見解 − 2012年改訂. 結核. 2012; 87: 83-86.

正解 a、c

I. 気道・肺疾患　1. 感染症および炎症性疾患

実践問題 29

肺炎球菌ワクチンについて、正しいものを1つ選びなさい。

a. 65歳以上で定期接種となった。
b. 肺炎球菌蛋白結合型ワクチンの小児への接種と、高齢者におけるワクチン含有血清型による侵襲性肺炎球菌感染症の頻度とはほとんど関係がない。
c. 肺炎球菌蛋白結合型ワクチンは小児の侵襲性肺炎球菌感染症を減少させたが、ワクチンに含まれない血清型による侵襲性肺炎球菌感染症は横ばいのままである。
d. 高齢者を対象とした肺炎球菌ワクチン定期接種は莢膜多糖体型肺炎球菌ワクチン（PPSV）と肺炎球菌蛋白結合型ワクチン（PCV）ともに使用することができる。
e. PPSV23の免疫原性はPCV13よりも高いとする報告が多い。

解説

a、d. 2014年10月より、肺炎球菌ワクチンは65歳以上の高齢者（ハイリスク群は60歳以上）に対して定期接種が開始された。ワクチンは莢膜多糖体型肺炎球菌ワクチン（pneumococcal polysaccharide vaccine：PPSV）と肺炎球菌蛋白結合型ワクチン（pneumococcul conjugate vaccine：PCV）の2種類があり、両者に予防の効能・効果が報告され接種が承認されているが、前者のみが定期接種の対象となっている。

b. 小児に肺炎球菌結合型ワクチンを接種することで、高齢者におけるワクチン含有血清型による侵襲性肺炎球菌感染症の頻度が減少した。これは小児から高齢者への肺炎球菌の感染が間接的に予防されたことによると考えられており、集団免疫効果が期待されている。

c. ワクチン接種の普及により、ワクチンに含有されない血清型による侵襲性肺炎球菌感染症の罹患率が増加した。血清型置換と呼ばれるこの現象は、小児のみならず成人でもみられる。感染サーベイランスの重要性が指摘されている。

e. PCV13の免疫原性の方が高いとする報告が多い。その理由は莢膜多糖体抗原がT細胞非依存性のため、免疫機能が未熟な乳幼児では免疫誘導、免疫記憶が不十分になることがあるのに対し、PCVはT細胞依存型抗原であり、免疫記憶や追加接種によるブースター効果が得られやすい点にあると考えられている。

POINT!

　2014年より、高齢者に対する肺炎球菌ワクチン（PPSV23）の定期接種制度が開始された。肺炎球菌ワクチンは解説文の特徴以外に、インフルエンザワクチンとの併用によって肺炎の発症率、死亡率が減少したとする報告や優れた費用対効果（医療費削減効果）が確認されている。

　肺炎球菌ワクチンにはPPSVとPCVの2種類が存在するが、前者のみが定期接種であり、後者は任意接種の対象である。現在の投与スケジュールは非常に複雑であるため（図）、今後変更される可能性もある。また、現在さらに予防効果の高い次世代ワクチンの開発、臨床試験が進められている。

　肺炎球菌ワクチン同様、定期接種Bに分類されている季節性インフルエンザワクチンは、高齢者におけるインフルエンザ、肺炎による入院の減少、インフルエンザ関連死の減少効果がある。また、COPD患者に対しては肺炎球菌ワクチン、インフルエンザワクチンともに増悪抑制効果がある。

正解　a

関連問題 29

インフルエンザワクチンのラベルの色はどれか。正しいものを1つ選びなさい。

a. オレンジ色
b. 青色
c. 水色
d. 桃色
e. 黄色

関連問題の解説

a〜e. 本邦では世界保健機関（World Health Organization：WHO）が推奨するワクチンのラベル色を採用している（ポリオ、風疹および日本脳炎についてはWHOで特にラベル色を規定していない）。
BCG－青色、ポリオ－白色、インフルエンザ－水色、DPT－黄色、麻疹－オレンジ色、風疹－桃色、DT－若草色、破傷風－緑色、日本脳炎－藤色、インフルエンザ菌b型（Hib）－若竹色

〈参考文献〉
1. 65歳以上の成人に対する肺炎球菌ワクチン接種に関する考え方．日本感染症学会／日本呼吸器学会合同委員会．2015．

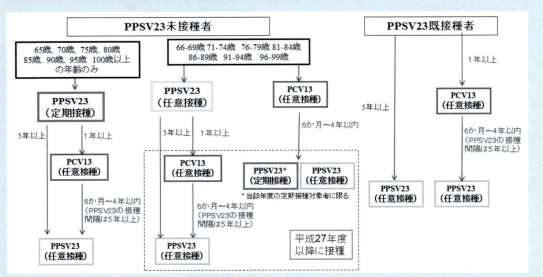

図　肺炎球菌ワクチン接種の考え方（文献1から一部抜粋）

正解　c

一般問題　各論
I. 気道・肺疾患　　1. 感染症および炎症性疾患

橋本英樹

実践問題 30

免疫不全患者の感染症について、誤っているものを1つ選びなさい。

a. ノカルジア肺炎では、中枢神経感染症の合併の有無を評価する。
b. ノカルジアは Ziehl-Neelsen 染色で抗酸性を示す。
c. 発熱性好中球減少症の初期治療では、真菌をスペクトラムに含めた抗菌薬選択を行う。
d. 好中球減少患者では、X線写真で陰影がみられない肺炎がしばしばみられる。
e. HIV 感染症では液性免疫不全も合併する。

解説

a、b. ノカルジアは細胞性免疫不全患者で肺炎や中枢神経感染、皮膚軟部組織感染を起こすグラム陽性放線菌である。Ziehl-Neelsen 染色で染色され、最適なのはキニヨン染色である。播種病変を呈することが多く、中枢神経感染の画像検索を行う。

c. 発熱性好中球減少症では、まず緑膿菌をスペクトラムに含めた抗菌薬投与を行う。その後も発熱が4〜7日以上持続する場合、抗真菌薬追加を検討する。

d. 好中球減少期には炎症所見がはっきりせず、好中球回復とともに顕在化することがある。

e. HIV 感染症は CD4 陽性 T リンパ球の異常が病態の本質であるが、T リンパ球に指示される B 細胞系も機能低下を呈するため、液性免疫不全を合併する。

POINT!

免疫不全は①細胞性免疫不全、②好中球減少、③液性免疫不全の3つに分類され、それぞれ原因となる疾患および起因微生物が異なる（皮膚・粘膜バリアの破綻を加えた4つに分類される場合もあるが、呼吸器感染症との関連が少ないため本項では割愛する）。

細胞性免疫不全

T細胞による細胞性免疫の機能が低下した状態である。T細胞はB細胞による液性免疫などの制御も行うため、細胞性免疫不全が進行すると種々の感染症のリスクが高まる。HIV感染症や悪性リンパ腫、免疫抑制薬など原因は多岐にわたる。

細胞内寄生菌を中心とした多岐の微生物が原因となる。原疾患の重症度や免疫抑制薬の量によってリスクが異なり、特にHIV感染症では、CD4陽性Tリンパ球（CD4）の数に応じた起因微生物が知られている。一般に感染症の進行スピードは遅い。

好中球減少

末梢血の好中球が500/μL未満、もしくは1000/μL未満で今後500/μL未満となることが予想される状態である。緑膿菌などの一般細菌や真菌による感染症に対する抵抗力が低下する。好中球減少に伴う発熱は内科的エマージェンシーである。

液性免疫不全

B細胞や形質細胞によって産生される免疫グロブリンが担う獲得免疫が液性免疫である。液性免疫不全では莢膜を持つタイプの菌に対する抵抗力が低下する。原因としては脾臓摘出後が有名で、脾摘患者の発熱は内科的エマージェンシーである。

免疫不全のタイプごとの原疾患や起因微生物（呼吸器感染症を起こしやすいもの）を表にまとめる。

正解　c

関連問題 30

HIV 感染症について、誤っているものを2つ選びなさい。

a. HIV 患者のニューモシスチス肺炎（PCP）は非 HIV 患者に比べ、菌量が少なく進行が緩徐である。
b. 重症 HIV 患者の抗 HIV 治療開始時には、免疫再構築症候群の発症に注意する。
c. 抗 HIV 薬は薬物相互作用が多い。
d. 抗 HIV 療法は CD4 数 350/μL 以下で開始する。
e. 細菌性肺炎や結核のリスクが高い。

関連問題の解説

a. HIV 患者の PCP（*Pneumocystis jiroveci* pneumonia）は CD4 数 200/μL 以下がリスクとされ、菌量が多いが亜急性の経過をとる。一方、非 HIV 患者の PCP は、菌量は少ないが1週間程度の急速な経過をとり、死亡率が HIV 患者より高い。これは、菌への宿主の免疫反応が組織障害を引き起こすためと考えられている。
b. 免疫再構築症候群とは、日和見感染症を合併した HIV 患者に抗 HIV 療法を開始した場合、免疫力回復とともに日和見感染症が顕在化・増悪するというものである。日和見感染症の再治療を行うが、抗 HIV 療法の中断を余儀なくされることもある。CD4 数低値、HIV ウイルス量高値がリスクとされる。
c. 抗 HIV 薬は、しばしば薬物相互作用が問題となる。特に結核治療中は、リファンピシンやリファブチンとの相互作用のため、抗 HIV 薬の調整が必要となることがある。
d. 2017年現在での抗 HIV 療法の推奨は、「CD4 数の値によらず可及的速やかに」である。ただし、本邦では経済的・医療制度の問題から速やかな治療開始が困難な場合がある。
e. 細菌性肺炎や結核は CD4 数によらずリスクが高い。

表　免疫不全の型と原因疾患、起因微生物

タイプ	代表的な原疾患	代表的な微生物
細胞性免疫不全	HIV 感染症 悪性リンパ腫 臓器移植後 免疫抑制薬 生物学的製剤	抗酸菌 ノカルジア ニューモシスチス アスペルギルス クリプトコッカス サイトメガロウイルス
好中球減少	急性白血病 再生不良性貧血 癌化学療法 薬剤性	緑膿菌 黄色ブドウ球菌 アスペルギルス ムーコル
液性免疫不全	脾臓摘出後 多発性骨髄腫 慢性リンパ性白血病	肺炎球菌 インフルエンザ桿菌 クレブシエラ

〈参考文献〉
1. 日本感染症学会．感染症専門医テキスト．改訂第2版．東京．南江堂．2017．
2. H28年度厚生労働行政推進調査事業費補助金エイズ対策政策研究事業．HIV 感染症及びその合併症の課題を克服する研究班作成．抗 HIV 治療ガイドライン（2017年3月発行）．
3. 大曲貴夫，他編．免疫不全者の呼吸器感染症　第1版．東京．南山堂．2011．

正解　a、d

一般問題　各論
I. 気道・肺疾患　2. 慢性閉塞性肺疾患（COPD）

栗野暢康

実践問題 31　COPD の全身併存症として頻度が乏しいものを 1 つ選びなさい。

a. 抑うつ
b. 骨粗鬆症
c. 糖尿病
d. 消化性潰瘍
e. 肝障害

解説

a. COPD では不安や抑うつを合併する。これらは増悪や死亡率との関連も報告されている。
b. メタアナリシスによると、COPD の約 35％で骨粗鬆症を合併するとされている。その原因としては、喫煙、副腎皮質ステロイドの使用、TNF-α や IL-6 などの炎症性サイトカインが骨におけるコラーゲン産生を抑制し、骨吸収を促進するためと報告されている。椎体の圧迫骨折は肺機能に悪影響を及ぼし、大腿骨頸部骨折は予後不良の原因となり得る。
c. COPD と糖尿病の合併は多数の報告がなされており、ともに喫煙が関与する生活習慣病と考えられている。COPD による低酸素状態が糖尿病を悪化させることが報告されている。
d. COPD では 20 ～ 40％で消化性潰瘍の合併がみられる。その原因としては低酸素血症、高二酸化炭素血症、喫煙、低栄養、治療薬（メチルキサンチン、β_2 刺激薬、副腎皮質ステロイド）などの関与が報告されている。また、COPD では胃食道逆流の合併頻度も高い。胃食道逆流は COPD の増悪リスクを上昇させる。
e. COPD と肝障害との関連は報告されていない。

POINT!

COPD における全身性の影響（systemic effects）としては、下記のものが知られられている（表 1、図 1）[1, 2]。この原因としては、喫煙、TNF-α や IL-6 などの炎症性サイトカインの増加、低酸素血症、高二酸化炭素血症、低栄養、治療薬の副作用などが考えられている。COPD を単なる肺疾患としてではなく、サルコペニアを含む全身性疾患と考える風潮が高まってきている。

これらの全身合併症のうち、特に骨格筋機能障害は身体活動を低下させ、QOL を大きく低下させる。COPD 患者において身体活動量は生存率と大きく相関し、死亡原因の最も強い予後因子であることが前向きコホート研究で明らかとなった[3]。呼吸リハビリテーションは呼吸困難の軽減、運動耐容能の改善、QOL や ADL（activities of daily living）を改善させると報告されており、薬物療法に上乗せした効果が期待できる。しかし、現時点では生存期間延長に関するエビデンスは十分ではない。

表 1　COPD の全身的影響（文献 1 から一部抜粋）

- 全身性炎症：炎症性サイトカインの上昇、CRP の上昇
- 栄養障害：脂肪量、除脂肪量の減少
- 骨格筋機能障害：筋量、筋力の低下
- 心・血管疾患：心筋梗塞、狭心症、脳血管障害
- 骨粗鬆症：脊椎圧迫骨折
- 抑うつ
- 糖尿病
- 睡眠障害
- 貧血

図 1　COPD の全身合併症とその頻度（文献 2 から一部改変）

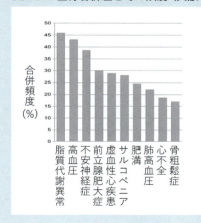

正解　e

関連問題 31

COPDの病態について、誤っているものを2つ選びなさい。

a. COPDにおいて、運動耐容能の低下は生命予後と関連する。
b. COPDの診断には1秒率を用い、病期分類には予測1秒量に対する比率（対標準1秒量）を用いる。
c. COPDの気道炎症に関与する細胞としては、好中球やCD4Tリンパ球が重要である。
d. COPDに対する吸入ステロイド治療はQOLや増悪の頻度を改善し、死亡率を低下させる。
e. COPDに対する呼吸リハビリテーションは健康関連QOLを改善させるが、生命予後は改善させない。

関連問題の解説

a. COPDの予後因子としては、高齢、女性、喫煙（重喫煙）、呼吸困難の程度が強い、1秒量が低い、気腫病変が強い、運動耐容能が低い、低栄養、増悪の頻度が多い、身体活動性が低い、低酸素血症、高二酸化炭素血症、肺高血圧症などが知られている。体重減少、気流閉塞（airflow obstruction）、呼吸困難指数（dyspnea index0、運動耐容能（6分間歩行試験）を組み合わせたBODE indexが予後規定に使用されている。
b. COPDの診断基準は気管支拡張薬投与後のスパイロメトリーで1秒率が70％未満であること、他の気流閉塞をきたしうる疾患を除外すること、とされている。病期分類は対標準1秒量によって4段階に分かれている（表2）。
c. 喘息とCOPDの鑑別は重要である。COPDの気道炎症に関与する細胞としては好中球やCD8Tリンパ球、マクロファージがあり、CD4Tリンパ球は喘息の気道炎症に関与する（表3）。
d. COPDに対する吸入ステロイド治療は自覚症状、QOL、増悪の頻度を改善する。しかし、死亡率の有意な改善効果はない、との報告が多い。また、吸入ステロイド治療により肺炎などの気道感染症のリスクが増加するという報告もある。
e. 文章の通り。ポイント参照。

表2 COPDの病期分類

病期	定義	
I期	軽度	%$FEV_{1.0}$ ≧ 80%
II期	中等度	50% ≦ %$FEV_{1.0}$ < 80%
III期	高度	30% ≦ %$FEV_{1.0}$ < 50%
IV期	きわめて高度	%$FEV_{1.0}$ < 30%

気管支拡張薬投与後の1秒率70％未満が必須条件

表3 喘息とCOPDの鑑別

	COPD	喘息
喫煙歴	ほぼすべて	可能性あり
若年発症	稀	多い
素因	喫煙、大気汚染	アレルギー、感染
アレルギー歴・家族歴	なし	あることが多い
気道炎症に関わる細胞	好中球、マクロファージ、CD8Tリンパ球	好酸球、CD4Tリンパ球
日内変動	稀	あり
夜間症状	稀	あり
気道過敏性	少ない	あり

〈参考文献〉

1. 日本呼吸器学会. In 日本呼吸器学会COPDガイドライン第4版作成委員会編. COPD（慢性閉塞性肺疾患）診断と治療のためのガイドライン第4版. 東京. 日本呼吸器学会. 2013.
2. Smith MC, Wrobel JP. Epidemiology and clinical impact of major comorbidities in patients with COPD. Int J Chron Obstruct Pulmon Dis. 2014 27; 9: 871-88.
3. Waschki B1, Kirsten A, Holz O, et al. Physical activity is the strongest predictor of all-cause mortality in patients with COPD: a prospective cohort study. Chest 2011; 140: 331-42.

正解 c、d

一般問題　各論
I. 気道・肺疾患　2. 慢性閉塞性肺疾患（COPD）　　　粟野暢康

実践問題 32　治療薬と効果の組み合わせについて、誤っているものを1つ選びなさい。

a. チオトロピウム ─ 長時間作用性アセチルコリン受容体刺激薬
b. サルブタモール ─ 短時間作用性 $β_2$ 刺激薬
c. サルメテロール ─ 長時間作用性 $β_2$ 刺激薬
d. インダカテロール ─ 長時間作用性 $β_2$ 刺激薬
e. ツロブテロール ─ 長時間作用性 $β_2$ 刺激薬

解説

a. チオトロピウムは長時間作用性抗コリン薬である。M3受容体からの解離が遅く、1回の吸入で24時間作用が持続する。自覚症状やQOLの改善、急性増悪の抑制、運動耐容能の改善効果がある。同じ作用機序であるグリコピロニウムも同様の効果がある。閉塞隅角緑内障には禁忌の薬剤である。
b. 短時間作用性の気管支拡張薬は、運動時の呼吸困難の予防に有効と考えられている。
c〜e. 長時間作用性 $β_2$ 刺激薬は長時間作用性抗コリン薬と同様、自覚症状やQOLの改善、急性増悪の抑制、運動耐容能の改善効果がある。

POINT!

COPDの管理目標は、症状およびQOLの改善、運動耐容能と身体活動性の向上および維持、増悪の予防、疾患の進行抑制、全身併存症と肺合併症の予防と治療、生命予後の改善とされている。この達成のため、禁煙指導、薬物療法、呼吸リハビリテーション、酸素療法、換気補助療法、外科治療のほか、併存症に対する治療も行っていくことが重要である。

安定期のCOPD管理では、閉塞性障害の程度（病期）のみならず、症状の程度や増悪の頻度を加味した治療が重要と考えられており、日本呼吸器学会からは図1に示す治療法が推奨されている[1]。薬物療法としては吸入療法が重要であるが、禁煙、ワクチン接種、呼吸リハビリテーションも重要な役割を果たしている。

薬物療法の主体は長時間作用性抗コリン薬と長時間作用性 $β_2$ 刺激薬であり、同等の効果がある。その合剤（グリコピロニウム・インダカテロール、ウメクリジニウム・ビランテロール）はコンプライアンスの向上に優れている。また、COPD患者が心血管系疾患を合併している場合のβ遮断薬の使用については議論の余地がある、心血管系疾患がβ遮断薬の適応であれば、処方しない場合よりも予後を改善すると考えられている。ただし、非選択的β遮断薬の使用は $β_1$ 選択的遮断薬に比較し、再入院のリスクの上昇と関与していたと報告されており、可能であれば $β_1$ 選択的薬剤を使用した方がよいとされている[2]。

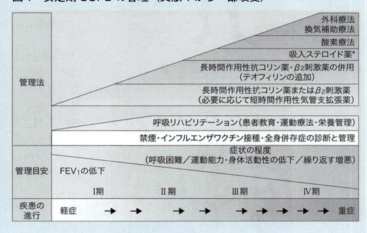

図1　安定期COPDの管理（文献1から一部改変）

正解　a

関連問題 32

COPD の評価、治療、予後について、誤っているものを 2 つ選びなさい。

a. COPD の気腫の程度を評価するには Goddard の方法が有用である。
b. GOLD による COPD の combined assessment では、気流閉塞の程度と過去 1 年間の入院の有無、mMRC 問診票と CAT を使用して COPD の状態を評価する。
c. バレニクリンは禁煙開始予定日より前から服用を開始し、漸増する。
d. メチルキサンチンやマクロライドは COPD の増悪頻度を減少させる。
e. 禁煙、インフルエンザワクチン接種、肺炎球菌ワクチン接種、長期酸素療法は COPD 患者の生命予後を改善させる。

関連問題の解説

a. COPD は CT 所見により気腫型と非気腫型に分類される。気腫型は非気腫型と比較して BMI（body mass index）が低く、肺機能が悪いことが知られている。また、肺気腫は COPD の予後因子であることが明らかになってきた。気腫の程度を評価するには low attenuation area（LAA）の占める面積を CT により二次元的に半定量的に評価する Goddard の方法が有用である。最近ではソフトウエアを用いた自動計測による定量化も進んでいる。

図 2 GOLD による COPD の combined assessment（2017 年版）

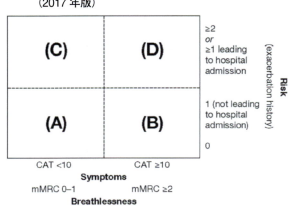

b. GOLD（Global Initiative for Chronic Obstructive Lung Disease）は COPD の現在の症状と増悪のリスクを組み合わせた、combined assessment を提唱している[3]。2013 年までは増悪のリスクとして気流閉塞の程度と過去 1 年間の入院の有無を、症状の評価として mMRC（modified Medical Research Council）と CAT（COPD assessment test）を使用していた。2017 年の改訂版から気流閉塞の程度は combined assessment から外された（図 2）。

c. 禁煙に対する薬物療法としては、ニコチン置換療法とバレニクリンによる非ニコチン置換療法があり、後者による禁煙成功率が高いとの報告が多い。ニコチン製剤としてはニコチンガムやニコチンパッチがあり、どちらも OTC 薬として薬局・薬店で購入可能である。ニコチンパッチは 1 日 1 回 1 枚を、用量の大きいパッチから開始し、徐々に用量を減らしていく。一方、バレニクレンは禁煙開始予定日の 1 週間前から服用し、合計 12 週間内服する。主な副作用として不安、興奮、抑うつ、自殺念慮などがある。

d. メチルキサンチンや一部の喀痰調整薬（アセチルシステイン、カルボシステイン、アンブロキソール）、マクロライド（クラリスロマイシン、エリスロマイシン、アジスロマイシン）は COPD の急性増悪を抑制する。

e. 禁煙、インフルエンザワクチン、長期酸素療法は COPD の生命予後を改善させる。肺炎球菌ワクチンは一部の COPD 患者の肺炎発症を減少させるが、死亡率を低下させるという報告はない。また、ICS/LABA（inhaled corticosteroid/long-acting beta-agonist）配合剤や LAMA（long-acting muscarinic antagonist）の吸入療法は予後を改善させる可能性がある。

《参考文献》

1. 日本呼吸器学会. In 日本呼吸器学会 COPD ガイドライン第 4 版作成委員会編. COPD（慢性閉塞性肺疾患）診断と治療のためのガイドライン第 4 版. 東京. 日本呼吸器学会. 2013.
2. Stefan MS1, Rothberg MB, Priya A, Pekow PS, et al. Association between β-blocker therapy and outcomes in patients hospitalised with acute exacerbations of chronic obstructive lung disease with underlying ischaemic heart disease, heart failure or hypertension. Thorax 2012; 67: 977-84.
3. GOLD 2017 Global Strategy for the Diagnosis, Management and Prevention of COPD.

正解　b、e

一般問題　各　論
I. 気道・肺疾患　　3. 気管支・細気管支の疾患

出雲雄大

実践問題 33

気管気管支軟化症について、正しいものを1つ選びなさい。

a. 気管気管支軟化症は小児のみに起こり、成人での発症はない。
b. 気管気管支軟化症は症状があっても自然軽快することが多い。
c. 呼気および吸気でのCTが診断に有用である。
d. 気管支鏡では有意な所見は得られないことが多い。
e. 呼吸不全に陥ることはない。

解説

a. 気管気管支軟化症は小児に多い疾患であるが、成人でも後天的に発症する。
b. 症状のある症例では自然軽快はほとんどなく治療介入が必要なことが多い。
c. 文章の通り。
d. 気管支鏡で狭窄気管を確認することが診断のゴールデンスタンダードである。
e. 高齢者での呼吸不全の鑑別に必要である。

POINT!

　成人に発症する気管気管支軟化症は様々な原因での気道の圧損傷が原因と考えられている（表）。その頻度は気管支鏡施行例の4.5〜8.2%とされている。無症状の症例では保存的治療が中心であるが、症状の強い症例に関しては治療が必要とされている。
　気管支鏡の所見からは①刃鞘型と②三日月型に分類される。臨床的には重喫煙者でCOPDや喘息の治療に抵抗性の場合には鑑別に挙げるべき疾患である。肺気腫との鑑別が重要であるが、呼吸機能検査での鑑別は困難なことが多い。
　診断には吸気および呼気のCTが有用である。特に呼気CTで気道断面積が50%以下になる（Golden S sign）ことが診断に有用である。
　治療は無症候性患者には通常不要である。しかしながら、症状のあるものは治療介入が必要となる。治療としては外科的治療、気管切開、ステント挿入、陽圧換気などがある。成人に発症する気管軟化症は広範囲

表　気管気管支軟化症の原因

外傷後	挿管後、気管切開後、胸部外傷後など
肺気腫	慢性炎症
慢性炎症性疾患	再発性多発軟骨炎
慢性胸腔外圧迫	悪性腫瘍、大動脈瘤など

に発症するが、中枢気道の内腔を確保することで呼吸状態の改善が期待できるとされており、膜様部外固定術が行われることがある。ステント治療も選択肢として挙がるが、気管軟化症においては気道壁の脆弱が原因の気道狭窄状態であるため、Dumonステントなどのシリコンステント留置が困難なこともある。その場合は金属ステント留置となるが、良性疾患に対する金属ステント留置は推奨されていない。しかしながら抜去可能なフルカバーステントにおいては留置することの有用性も考えられ、今後の検討が必要である。

正解　c

関連問題 33

気管気管支軟化症について誤っているものを2つ選びなさい。

a. 鞘型と三日月型に分類される。
b. 外科的治療の適応はない。
c. 胸部聴診上Stridorが聴取される。
d. 気管切開や気管内挿管後に起こることがある。
e. 吸気時に気道断面積が狭小化する。

関連問題の解説

a. 文章の通り。
b. 自家肋骨片や腹直筋鞘、ポリプロピレンメッシュなどを用いた膜様部外固定術が行われる。
c. 急性喉頭外炎などと間違われることがある。
d. 文章の通り。
e. 気管気管支軟化症は呼気時の著明な狭窄により症状が出現する。

〈参考文献〉

1. Murgu SD, Egressy K, Laxmanan B, et al. Central Airway Obstruction: Benign Strictures, Tracheobronchomalacia, and Malignancy-related Obstruction. Chest. 2016 Aug;150(2):426-41.

正解 b、e

一般問題　各論
I. 気道・肺疾患　　3. 気管支・細気管支の疾患

近藤圭介

実践問題 34

造血幹細胞移植において晩期（100日）以降に生じやすいものを1つ選びなさい。

a. 閉塞性細気管支炎
b. びまん性肺胞出血
c. 肺水腫
d. pulmonary veno-occlusive disease（PVOD）
e. 感染性肺炎

解説

a. 晩期以降に生じる非感染性の合併症の代表である。
b〜e. いずれも幹細胞移植後、比較的早期に頻度が高い。

POINT!

造血幹細胞移植後の肺合併症は、40〜60％に出現すると報告されており、移植関連死の10〜40％を占め、予後を大きく左右する。感染症とその他の非感染性の合併症に大別されるが、非感染性にはGVHD（graft versus host disease）が大きく関与する。移植後100日までを急性GVHD、それ以降を慢性GVHDと呼び、機序も異なる。慢性GVHDの関与する肺病変の代表は閉塞性細気管支炎であり、非感染性の肺病変では最多を占める。発症のリスク因子としては右の表のようなものが挙げられている。進行性・治療抵抗性で非常に予後が悪く肺移植の対象疾患となる。好発時期に関しては、移植後2〜6か月といわれている。

表　閉塞性細気管支炎（症候群）のリスク因子

Probable
急性拒絶反応（acute vascular rejection、lymphocytic bronchitis）
慢性拒絶反応（HLA-mismatching、Anti-HLA classI 抗体）
サイトメガロウイルス（cytomegalovirus：CMV）肺炎
服薬コンプライアンス不良
Primary graft dysfunction
Potential
下気道へのアスペルギルスの定着
誤嚥・逆流性食道炎
ドナーが高齢である
Epstein-Barr virus（EBV）再活性化
CMVの感染
細菌性肺炎
など

正解　a

関連問題 34

造血幹細胞移植後の閉塞性細気管支炎のリスクとして誤っているものを1つ選びなさい。

a. 急性拒絶反応
b. HLA- mismatching
c. ドナーが若年
d. サイトメガロウイルス肺炎
e. 服薬コンプライアンスの不良

関連問題の解説

詳細は表を参照。
c. ドナーに関しては高齢であることがリスク因子として考えられている。
a. b. d. e. に関しては、表に記載した通りにリスク因子として挙げられている。

〈参考文献〉
1. Hayes D Jr. A review of bronchiolitis obliterans syndrome and therapeutic strategies. J Cardio-thorac Surg. 2011; 6: 92.
2. Leung AN, Fisher K, Valentine V et al. Bronchiolitis obliterans after lung transplantation: detection using expiratory HRCT. Chest.1998; 113: 365-70.

正解　c

一般問題　各論
I. 気道・肺疾患　4. アレルギー性疾患

実践問題 35

喘息の発症と関連のあるものとして、誤っているものを1つ選びなさい。

a. アレルギー性鼻炎
b. ADAM33 遺伝子
c. 乳幼児期の RS ウイルス感染
d. 大気汚染
e. 女児

解説

a. アレルギー性鼻炎や副鼻腔炎は気道過敏性や気道閉塞の存在と関連する。鼻炎の存在は気管支喘息発症の危険因子である。

b. a disintegrin and metalloprotease 33（ADAM33）遺伝子は第20染色体に存在し、喘息の診断と気道過敏性の両方を満たす表現型と高い関連性が示された。機能的には線維芽細胞や筋線維芽細胞、平滑筋などの増殖、分化、遊走に関連し、気道リモデリングとの関連性が想定されている。

c. 乳幼児期における RS ウイルス、ライノウイルス、細菌感染が、その後の反復する喘鳴、喘息、アレルゲン感作の危険因子となる。

d. 二酸化窒素や二酸化硫黄、オゾンなどのオキシダント汚染物質は喘息発症の危険因子である。また、最近注目されている粒子状物質（particular matter：PM）も気道に対する影響が示唆されている。

e. 小児では女児よりも男児に喘息が多くみられる。思春期になると性差はなくなり、成人になると有病率は女性の罹患率が高くなる。男児において喘息罹患のリスクが高い原因としては、気道径が狭いことなどが知られている。

POINT!

　気管支喘息は「気道の慢性炎症を本態とし、臨床症状として変動性をもった気道狭窄や咳で特徴付けられる疾患」と定義されている。本邦における有病率はいくつかの報告があるが、2003 年の保健福祉動向調査では小児で 11 ～ 14％、成人で 6 ～ 10％と報告されている。診断は臨床症状、アトピー素因、血液検査、肺機能検査、画像検査などを用いて総合的に行う。特に他疾患の除外は重要であり、喘息と同様の症状をきたしうる喉頭炎、声帯機能不全、気管支結核、COPD、うっ血性心不全、気胸などを適切に除外することが重要である。

　喘息の危険因子としては、個体因子と環境因子が報告されている。個体因子としては遺伝子、アトピー素因、気道過敏性、性別、出生時低体重や肥満が、環境因子としてはアレルゲン、呼吸器感染症、大気汚染、喫煙、食物、鼻炎などが知られている。喘息発作の誘発因子としては呼吸器感染症、気象、アルコール、ストレス、月経などがある。

　喘息の治療目標は症状や増悪がなく、薬剤の副作用がなく、呼吸機能を正常に維持することで日常生活に支障をきたさない状態を継続することである。そのために原因となるアレルゲンからの回避、吸入手技の指導、アドヒアランスの管理が重要である。薬剤治療はその強度から 4 つのステップに分かれており（図）、コントロール良好な状態を維持することが重要である。

正解　e

関連問題 35

喘息患者で単独使用してはならないものを1つ選びなさい。

a. 短時間作用性 β_2 刺激薬
b. ヒスタミン H_1 拮抗薬
c. 長時間作用性 β_2 刺激薬
d. ロイコトリエン受容体拮抗薬
e. テオフィリン徐放製剤

関連問題の解説

a、c. β_2 刺激薬は強力な気管支拡張薬であり、気道平滑筋の弛緩、気道分泌液の排泄を促す。吸入ステロイドと併用すると相互の効果を増強することが知られているが、喘息において長時間作用性 β_2 刺激薬を単剤投与することは不適切とされている。なお、短時間作用性 β_2 刺激薬については、軽い喘息症状がごく稀にしか生じない患者に限り、長期管理薬なしでの頓用使用が容認されている。

b. 吸入ステロイド薬の代替薬あるいは併用薬として、ロイコトリエン受容体拮抗薬以外でエビデンスがあるのは Th2 サイトカイン阻害薬（スプラタスト）のみである。しかし、選択肢 d と e 同様、治療ステップ1の患者において吸入が不可能な場合や吸入薬による副作用が出現する場合は、ヒスタミン H_1 拮抗薬の代用が勧められている。

d、e. 喘息治療ステップ1では吸入ステロイド薬（低用量）が推奨されている。吸入が不可能な場合や吸入薬による副作用が出現する場合は、ロイコトリエン受容体拮抗薬やテオフィリン徐放製剤で代替してもよいとされている。しかし、その抗炎症効果は吸入ステロイドに劣る。

〈参考文献〉

1. 日本アレルギー学会喘息ガイドライン専門部会監修、「喘息予防・管理ガイドライン 2015」作成委員作成. 喘息予防・管理ガイドライン 2015. 東京. 日本アレルギー学会. 2015.

図 喘息治療ステップ（文献1より一部抜粋）

		治療ステップ1	治療ステップ2	治療ステップ3	治療ステップ4
長期管理薬	基本治療	吸入ステロイド薬（低用量）	吸入ステロイド薬（低〜中用量）	吸入ステロイド薬（中〜高用量）	吸入ステロイド薬（高用量）
		上記が使用できない場合は以下のいずれかを用いる。 LTRA テオフィリン徐放製剤 ＊症状がまれなら必要なし	上記で不十分な場合に以下のいずれか1剤を併用 LABA（配合剤使用可） LTRA テオフィリン徐放製剤	上記に下記のいずれか1剤、あるいは複数を併用 LABA（配合剤使用可） LTRA テオフィリン徐放製剤 LAMA	上記に下記の複数を併用 LABA（配合剤使用可） LTRA テオフィリン徐放製剤 LAMA 抗 IgE 抗体 経口ステロイド薬
	追加治療	LTRA 以外の抗アレルギー薬	LTRA 以外の抗アレルギー薬	LTRA 以外の抗アレルギー薬	LTRA 以外の抗アレルギー薬
発作治療		吸入 SABA	吸入 SABA	吸入 SABA	吸入 SABA

ICS：吸入ステロイド薬、LABA：長時間作用性 β_2 刺激薬
LAMA：長時間作用性抗コリン薬、LTRA：ロイコトリエン受容体拮抗薬
SABA：短時間作用性 β_2 刺激薬

正解 c

I. 気道・肺疾患　4. アレルギー性疾患

実践問題 36

気管支喘息の病理について誤っているものを1つ選びなさい。

a. 好酸球浸潤
b. 気道壁肥厚
c. 気道上皮の剥離
d. 扁平上皮化生
e. 基底膜直下の線維化

解説

a～e. 気管支喘息の病理像は多様でああある。Th2サイトカインが活性化することで好酸球の分化、成長が促され、気道上皮への浸潤がみられる。気道上皮細胞の剥離や杯細胞化生・過形成、粘液産生がみられる。杯細胞が増加する機序としてはMUC5ACというムチン遺伝子の活性化が知られている。

上皮基底膜の肥厚、線維化は気管支喘息に特徴的な所見であり、細胞外マトリックスの分解を抑制する tissue inhibitor of MMP（TIMP）の増加によるものと考えられている。

喘息では平滑筋細胞の過形成や肥大が起こり、平滑筋層の肥厚がみられる。また、長期罹患者では気道壁の肥厚がみられ、時に胸部X線写真やCT検査でも気道壁の肥厚が指摘できる。このような気道のリモデリングは非可逆的な気流制限と持続的な気道過敏性をもたらし、難治化の原因となる。喘息では一般的に扁平上皮化生はみられない。

POINT!

1. 喘息の病理

喘息患者の気道では、好酸球、リンパ球、マスト細胞、好塩基球、好中球などの炎症細胞浸潤がみられる。その他には血管拡張、気道上皮の剥離、粘膜・粘膜下浮腫、基底膜の肥厚・線維化も特徴的である。好酸球の融合したシャルコー・ライデン結晶や粘液物質の融合したクルシュマンのらせん体、クレオラ体と呼ばれる上皮細胞の塊も散見される。

2. アスピリン喘息

アスピリン喘息はアラキドン酸シクロオキシゲナーゼ阻害作用をもつ解熱鎮痛薬（non-steroidal anti-inflammatory drugs：NSAIDs）により、喘息発作を主体とする激しい過敏反応が誘発される気管支喘息のひとつのフェノタイプである。その臨床的特徴を表に示す。

アスピリン以外の酸性NSAIDsでも発作が誘発されるため、その成分を有する内服薬、坐薬、貼付薬の使用を避ける必要がある。治療の基本は通常の喘息と同様に吸入ステロイドであるが、ロイコトリエン受容体拮抗薬も有効性が高いとされ、検討する価値がある。また、合併頻度の高い鼻ポリープや副鼻腔炎に対する治療も考慮する。

正解 d

関連問題 36

アスピリン喘息について正しいものを1つ選びなさい。

a. 嗅覚低下が多い。
b. リン酸エステル系ステロイドの投与で喘息発作を起こす。
c. 発作時には副腎皮質ステロイドの急速投与が必要である。
d. 小児に多く、成人以降は減少する。
e. 喘息発症前、非ステロイド性抗炎症薬を副作用なしに内服できた患者はアスピリン喘息の可能性はない。

関連問題の解説

a. アスピリン喘息では鼻症状を伴うことが多く、なかでも嗅覚低下が最も多い。その他に慢性副鼻腔炎、鼻茸の合併または手術歴が80％以上にみられる。なお、アスピリン喘息患者は練り歯磨きや香水、ミント、香辛料などでも喘息発作を起こすことがある。
b、c. 喘息発作時に使用する静注用副腎皮質ステロイドにはコハク酸エステル型（ヒドロコルチゾン、メチルプレドニゾロンなど）とリン酸エステル型（デキサメタゾン、ベタメタゾンなど）がある。このうち、コハク酸エステル型のステロイドをアスピリン喘息患者に急速静注すると高頻度で喘息発作の誘発や症状の増悪がみられるため禁忌とされている。リン酸エステル型の製剤ではその危険性は少ないが、溶液にパラベン（パラオキシ安息香酸エステル）という防腐剤や亜硫酸塩（安定化剤）が含まれている場合には、喘息症状の増悪が起こりうる。投与に1時間以上かけ、急速静注を避ければ危険性が少なくなる。なお、経口ステロイドにはこのような危険性はないが、効果発現に時間を要する。
d. アスピリン喘息は成人後に発症することが多く、男女比は2：3で女性に多い。特に20歳代後半から50歳代前半にかけて、鼻症状が持続した後に発症することが多い。小児では稀である。
e. 多くのアスピリン喘息患者は、喘息発症前にはNSAIDsを服用可能であったと報告されている。NSAIDs過敏性は後天的に発現し、喘息の発症と同時か鼻炎・副鼻腔炎の発症と共に獲得するようであるため、喘息発症前の状況は参考にはならない。

表　アスピリン喘息の特徴

①成人後に発症し、男女比は2：3で女性に多い。特に20歳代後半〜50歳代前半に鼻症状が1〜数年先行した後に、喘息が発症する例が多い。小児には稀である。
②慢性通年性喘息で、副腎皮質ステロイドの投与が必要な重症例が多く、ときに致死的である。
③多くは非アトピー型で、通常のアレルギー学的検査（IgE抗体、皮内テスト等）は陰性である。アトピー素因を有する例も20〜30％存在する。
④慢性副鼻腔炎（蓄膿症）、鼻茸（鼻ポリープ）の合併または手術歴が80％以上にみられる。
⑤鼻症状は嗅覚低下が最も多く、次いで、鼻閉、鼻汁である。鼻症状は喘息症状と同調し、副腎皮質ステロイドの全身投与が奏功するが、再燃しやすい。
⑥解熱鎮痛消炎薬による発作の誘発歴があるのは約半数で、残りは潜在例である。
⑦練り歯磨き、香水の匂い、香辛料が多く含まれる食事、果実などで発作が悪化することがある。

正解　a

I. 気道・肺疾患　4. アレルギー性疾患

実践問題 37

好酸球性多発血管炎性肉芽腫症（EGPA）について誤っているものを1つ選びなさい。

a. MPO-ANCA の陽性率は半数以上である。
b. 肺病変としては、好酸球性肺炎、肺胞出血、胸膜炎が多い。
c. 難治性の神経症状が出現した場合、免疫グロブリン大量療法の適応となる。
d. 血管炎の予後予測に用いられる指標として、five factor score があり、なかでも心病変の有無が重要である。
e. 呼吸器病変以外に神経、皮膚、腎臓病変が多い。

解説

a. EGPA（eosinophilic granulomatosis with polyangiitis）における MPO-ANCA の陽性率は諸説あるが、概ね30〜40％程度といわれている。MPO-ANCA 陽性群は陰性群と比較し、心病変の頻度が高く死亡率が高い。
b. 肺病変としては喘息や気管支拡張以外に、好酸球性肺炎、肺胞出血、胸膜炎の発症が多い。
c. 治療の主体はステロイドであり、治療抵抗性の場合はステロイドパルス療法も検討する。心症状、腸管出血などの消化器症状、肺胞出血などの呼吸器症状、中枢神経症状などの致死性病変を伴う場合やステロイド抵抗性の場合はシクロホスファミドなどの免疫抑制剤の併用を検討する。併用療法でも効果が得られない難治性の末梢神経障害や心機能障害には、免疫グロブリン大量療法が適応となる。
d. 血管炎の予後予測に用いられる指標としては①年齢65歳以上、②心不全、③腎不全、④消化器症状、⑤頭頸部病変がないこと、の five factor score が有名である。EGPA においては心病変が死因の50％を占めるといわれている。
e. EGPA の罹患臓器は多岐にわたり、選択肢以外にも心臓、消化器が有名である。日本の全国調査では神経病変が最も多く（93％）、呼吸器病変（60％）、皮膚病変（51％）が続く。

POINT!

難治性喘息とは多種類のコントローラーや経口ステロイド薬、抗 IgE 抗体の投与を要する喘息、あるいはこれらを使用してもコントロール不能の喘息を指す。そのメカニズムは不明な点が多く、女性、肥満、非アトピー喘息、アスピリン感受性、遺伝子多型などの関与が報告されている。また、難治性喘息の中にはアスピリン喘息、EGPA、アレルギー性気管支肺真菌症などの基礎疾患が存在する可能性があり、注意を要する。

正解　a

関連問題 37

喘息の管理と難治性喘息について、誤っているものを 1 つ選びなさい。

a. メポリズマブは投与前の血中好酸球数が多いほど、喘息の増悪抑制効果が大きい傾向がある。
b. オマリズマブの投与を検討する場合、初回投与前の血清中総 IgE 濃度と体重に基づき、投与量と投与回数を決定する。
c. 呼気一酸化窒素濃度（FeNO）検査は喘息の診断と吸入ステロイド薬の治療反応性の予測に有用である。
d. 喀痰好酸球比率は喘息の診断とモニタリングに有用である。
e. 気管支サーモプラスティは 3 回に分け、すべての気管支に対して手技を行う。

関連問題の解説

a. メポリズマブは本邦で 2016 年に新たに承認された、ヒト化抗 IL-5 モノクローナル抗体である。IL-5（interleukin-5）の機能を阻害することで好酸球の増殖・活性化を抑制し、喘息増悪の抑制、呼吸機能の改善などの効果を示す。固定用量 100 mg を 4 週間ごとに皮下投与する。臨床試験で投与前の血中好酸球数が多いほど効果が高いことが示された。
b. オマリズマブは IgE に対するヒト化モノクローナル抗体であり、治療ステップ 4 の喘息患者に適応となる。気道の好酸球、B 細胞、T 細胞、Th2 サイトカインを減少させることにより、抗炎症作用を示す。初回投与前の血清中総 IgE 濃度と体重に基づき、投与量と投与回数（月に 1 回か 2 回）を決定する。副作用としては注射部位の疼痛や腫脹があり、稀にショックやアナフィラキシーを起こすこともある。
c. FeNO（fractional exhaled nitric oxide）は気道粘膜の好酸球浸潤や気管支肺胞洗浄液中の好酸球比率と相関し、気道炎症の指標となる。おおよその正常上限値は 37 ppb とされており、喘息の診断や吸入ステロイド薬の治療反応性の予測に有用である。吸入ステロイド薬の使用や喫煙は FeNO を低下させるため、注意が必要である。
d. 自発痰や高張食塩水による誘発痰を用い、喀痰中の好酸球比率が 2～3% 以上であれば好酸球性気道炎症が存在すると判断する。この好酸球比率を指標として喘息管理を行うことで、喘息の増悪回数を減少させたとする報告が複数みられる。
e. 気管支サーモプラスティは難治性喘息に対する新たな治療法である。気管支鏡と特殊なカテーテルを用い、高周波エネルギーを気道壁へ通電加熱する。肥厚した気道平滑筋を減少させ、気道平滑筋による気道の収縮能力を抑制する治療法である。海外からの報告では重症発作の発現頻度、喘息による仕事・学校・その他日常生活の損失日数、呼吸器症状による救急外来受診頻度の減少が示されている。手技は 3 回に分けられ、①右下葉、②左下葉、③両側上葉と舌区を加熱するが、右中葉は施行後に無気肺をきたすリスクがあるため施行禁忌である。

〈参考文献〉
1. 日本アレルギー学会喘息ガイドライン専門部会 監．「喘息予防・管理ガイドライン 2015」作成委員作成．喘息予防・管理ガイドライン 2015. 東京．日本アレルギー学会．2015.

正解　e

一般問題　各論
I. 気道・肺疾患　4. アレルギー性疾患

実践問題 38

好酸球性肺炎の病態に関与するメディエーターとして誤っているものを選びなさい。

a. IL-5
b. IL-6
c. RANTES
d. GM-CSF
（granulocyte macrophage colony-stimulating factor）
e. eotaxin

解説

a. Th-2 サイトカインであり、好酸球の分化・増殖を引き起こす。
b. 主に炎症反応に関与するサイトカインである。
c. 別名 CCL5、好酸球の局所への遊走に関与する。
d. 好酸球への分化・生存延長に関与するサイトカインである。
e. 別名 CCL11、好酸球の局所への遊走に関与する。

POINT!

　好酸球性肺疾患は、種々の要因によって肺間質と気腔に大量の好酸球が集簇する疾患の総称である。1952 年に Crofton らにより分類されて以降様々な疾患を包括していったため統一された分類は存在しないが、以下に代表的なものを示す（表 1）。

　このうち狭義の好酸球性肺炎（idiopathic eosinophilic pneumonia）は慢性好酸球性肺炎（chronic eosinophilic pneumonia：CEP）と急性好酸球性肺炎（acute eosinophilic pneumonia：AEP）の 2 つであり、整理しておきたい。それぞれの代表的な診断基準を示す（表 2、表 3）。

　これらについての特徴を表 4 にまとめる。

　好酸球性肺疾患の病態の機序には不明な点が多いが、好酸球関連の様々なサイトカイン・ケモカインが関与していると考えられている（表 5）。

表 1　好酸球性肺疾患の分類（文献 1 より引用・改変）

原因不明の好酸球性肺疾患
肺に限局
慢性好酸球性肺炎
急性好酸球性肺炎
全身性疾患
好酸球性多発血管炎性肉芽腫症（EGPA、チャーグストラウス症候群）
好酸球増多症候群
既知の原因による好酸球性肺疾患
感染症（寄生虫疾患・その他）
アレルギー性気管支肺アスペルギルス症
薬物・中毒物質・放射線による肺疾患
その他好酸球増多症を合併しうる肺疾患
器質化肺炎
気管支喘息
特発性間質性肺炎
ランゲルハンス巨細胞症
肺移植
サルコイドーシス
腫瘍随伴症候群

表 2　急性好酸球肺炎の診断基準（Allen ら [2]）

1) 5 日以内の急性の発熱
2) 呼吸不全
3) 胸部 X 線写真でびまん性の肺浸潤影を認める。
4) BALF で好酸球分画が 25％以上を占める。
5) 寄生虫等の感染症の否定
6) ステロイド投与による速やかな改善
7) ステロイド中断によって再発しない。

表 3　慢性好酸球肺炎の診断基準（望月ら [3]）

約 1 か月以上持続する臨床症状と胸部陰影より CEP が疑われ、感染症などの他疾患が否定され、さらに原因の判明した好酸球性肺炎を除外した症例の中で、下記の 1) 2) 3) のいずれかを満たす。
1) 胸腔鏡下肺生検または開胸肺生検で CEP と診断
2) BALF あるいは末梢血の好酸球が 30％
3) 以下の abc のうち二項目以上を満たす。
a) TBLB で好酸球が多い。
b) BALF の好酸球が 10％以上
c) 末梢血の好酸球が 6％以上

正解　b

関連問題 38

慢性好酸球性肺炎（CEP）について誤っているものを選びなさい。

a. 女性よりも男性の発症率が高い。
b. 気管支肺胞洗浄液で好酸球の上昇がみられる。
c. 気管支喘息の合併が多い。
d. 胸部X線写真では末梢優位の浸潤影が典型的である。
e. 呼吸機能検査では拘束性障害がみられる。

関連問題の解説

a. 急性好酸球性肺炎と対照的に女性に多い。
b. 好酸球の著しい増加は診断に必須である（表2参照）。
c. CEPの発症前後に喘息のエピソードを半数に認めるという報告がある[5]。
d. 胸部X線では "Photographic negative of pulmonary edema" が典型的な所見であるとされる。
e. 呼吸機能検査では拘束性障害と拡散障害を認める。

〈参考文献〉
1. Cottin V, Cordier JF. Eosinophilic pneumonias. Allergy. 2005;60（7）:841-57.
2. Allen JN, Davis WB. Eosinophilic lung diseases. American journal of respiratory and critical care medicine. 1994;150（5 Pt 1）:1423-38.
3. 望月 吉, 小橋 陽, 中原 保, 他. 慢性好酸球性肺炎の予後の検討. 日本呼吸器学会雑誌. 2002;40（11）:851-5.
4. 茆原 順, 山口 一.【気管支喘息の病態解明とその治療応用】好酸球・リンパ球の動向とその治療への応用. 日本呼吸器学会雑誌. 2003;41（9）:589-94.
5. Marchand E, Etienne-Mastroianni B, et al. Idiopathic chronic eosinophilic pneumonia and asthma: how do they influence each other? The European respiratory journal. 2003;22（1）:8-13.

表4　AEP・CEPの臨床的な特徴

	AEP	CEP
発症	一週間以内	一か月以上
性差	男性に多い	女性に多い
喘息の合併	合併しない	約半数に合併する。
喫煙の関連	喫煙開始後の発症が多い。	なし
画像所見	びまん性浸潤影	末梢優位の浸潤影（photographic nevgative of pulmonary edema）
末梢血好酸球数	発症直後は正常、遅れて増加	増加
BALF中好酸球数	著明に増加	著明に増加
ステロイド反応性	良好	良好
再発	稀	多い

表5　好酸球に関連する主なサイトカイン・ケモカイン（文献4より引用・改変）

	好酸球に対する機能
IL-3	造血幹細胞からの分化誘導
IL-5	造血幹細胞からの分化誘導、活性化
GM-CSF	造血幹細胞からの分化誘導、活性化
RANTES	局所への遊走活性
ectaxin	局所への遊走活性
MCP-4	局所への遊走活性
TARC	局所への遊走活性

正解　a

一般問題　各論
I. 気道・肺疾患　　4. アレルギー性疾患　　　　　　　　　　　　　　　　　　刀祢麻里

実践問題 39

過敏性肺炎について、次のうち誤っているものを1つ選びなさい。

a. 慢性過敏性肺炎では画像所見や病理所見が NSIP や IPF と類似する。
b. 過敏性肺炎では KL-6 が高値を示す。
c. 過敏性肺炎では呼吸機能検査で拘束性障害と拡散能障害を示す。
d. 急性過敏性肺炎では BALF 中のリンパ球比率が増加し、CD4/8 比は上昇を認める。
e. 慢性過敏性肺炎の原因としては6割程度が鳥関連過敏性肺炎である。

解説

a. 慢性過敏性肺炎では画像所見では牽引性気管支拡張、蜂巣肺、粒状影など多彩な所見を認め、進行例では IPF との鑑別が困難である。病理学的にも NSIP (non-specific interstitial pneumonia) や IPF (idiopathic pulmonary fibrosis) と類似したパターンを示し、急性に比べて肉芽種の頻度は低い。小葉中心性線維化と小葉辺縁性線維化が併存し、それらをつなぐ架橋線維化を認めることも多い。
b. 過敏性肺炎では KL-6 や SP-D が高値を示し、抗原曝露量の増減による病勢の変化を表し、季節性に変動を示すことがある。
c. 過敏性肺炎では呼吸機能検査で拘束性障害と拡散能障害を示すが、初期には後者のみみられる。
d. 急性過敏性肺炎では BALF 中の総細胞数の増加を認めるが、抗原曝露直後には好中球が増加する。リンパ球の CD4/8 比は一般に低下するが、農夫肺では上昇する。
e. 本邦では急性過敏性肺炎の約7割が夏型過敏性肺炎、慢性過敏性肺炎の約6割が鳥関連過敏性肺炎である。

POINT!

過敏性肺炎は抗原の反復吸入により感作されたリンパ球や特異抗体が抗原と肺局所で免疫反応を引き起こすことにより発症する。数週間から数か月の経過をとる急性過敏性肺炎と数年の経過をとる慢性過敏性肺炎に分けられる。慢性過敏性肺炎は臨床経過より再燃症状軽減型と潜在性発症型に分類される（表1）[1]。潜在性発症型は特発性間質性肺炎（IPF や NSIP）と鑑別を要し、注意が必要である。

過敏性肺炎の原因は多岐にわたり（表2）[2]、急性、慢性において共通であるが、本邦では急性過敏性肺炎の約7割が夏型過敏性肺炎、慢性過敏性肺炎の約6割が鳥関連過敏性肺炎である。

治療には抗原回避が第一であるが、中等症以上ではステロイドや免疫抑制薬の投与を行う。

表1　過敏性肺炎の分類

急性		週単位で咳嗽や発熱などの症状を呈する。
慢性	再燃症状軽減型	病初期より発熱や咳嗽などの急性エピソードを繰り返し、徐々に呼吸困難が進行する。
	潜在性発症型	病初期には急性症状がなく、徐々に咳嗽や呼吸困難が進行する。

表2　過敏性肺炎の原因（文献2より一部改変）

鳥関連過敏性肺炎	鳥飼育、庭への鳥飛来、肥料、剝製、羽毛布団
農夫肺	酪農作業、トラクター運転
夏型過敏性肺炎	住宅
加湿器肺	加湿器使用
塗装工肺	自動車塗装
機械工肺	自動車工場
きのこ栽培者肺	シイタケ、エノキダケ栽培
Hot-tub lung	ホットタブ、シャワー、ミスト

正解　d

関連問題 39

過敏性肺炎の発症環境のうち、誤っているものを次のうち1つ選びなさい。

a. 鳥飼病は鳥の飼育や羽毛と関連して起こる。
b. 農夫肺は農作業時の土の吸入で起こる。
c. 加湿器肺は加湿器の使用による菌の吸入により起こる。
d. 夏型過敏性肺炎は夏期（5～10月）に高温多湿の住宅で起こる。
e. 塗装工肺は塗料に含まれるイソシアネートの吸入により起こる。

関連問題の解説

a. 鳥飼病は鳥の飼育や羽毛と関連して起こり、慢性過敏性肺炎の原因菌の中で最多である。
b. 農夫肺はかびた枯れ草の取り扱いと関連して起こり、好熱性放線菌の吸入が原因となる。
c. 加湿器肺は加湿器の使用による菌の吸入により起こり、近年加湿器の使用増加に伴い増加傾向である。
d. 夏型過敏性肺炎は夏期（5～10月）に高温多湿の住宅で起こり、急性過敏性肺炎の中で最多である。
e. 塗装工肺は塗料に含まれるイソシアネートの吸入により起こる。

POINT!

過敏性肺炎においては吸入歴が非常に重要であり、下記の表3のように診断基準にも発症環境が含まれる。

表3 急性過敏性肺炎の診断基準

A. 臨床像…臨床症状・所見 1)～4) のうちいずれか2つ以上と、検査所見 1)～4) のうち1) を含む2つ以上の項目を同時に満足するもの
1. 臨床症状・所見
 1) 咳、2) 息切れ、3) 発熱、4) 捻髪音ないし小水泡性ラ音
2. 検査所見
 1) 胸部X線像にてびまん性散布性粒状陰影（またはスリガラス状陰影）、2) 拘束性換気機能障害、3) 血沈値亢進、好中球増多、CRP陽性のいずれか1つ、4) 低酸素血症（安静時あるいは運動後）
B. 発症環境…1)～6) のうちいずれか1つを満足するもの
 1) 夏型過敏性肺炎は夏期（5～10月）に高温多湿の住宅で起こる
 2) 鳥飼病は鳥の飼育や羽毛と関連して起こる。
 3) 農夫肺はかびた枯れ草の取り扱いと関連して起こる。
 4) 空調病、加湿器肺はこれらの機器の使用と関連して起こる 5) 有機塵埃抗原に曝露される環境での生活歴
 6) 特定の化学物質と関連して起こる。
注：症状は抗原曝露4～8時間して起こることが多く、環境から離れると自然に軽快する。
C. 免疫学的所見…1)～3) のうち1つ以上を満足するもの
 1) 抗原に対する特異抗体陽性（血清あるいはBAL液中）
 2) 特異抗原によるリンパ球増殖反応陽性（末梢血あるいはBALリンパ球）
 3) BAL所見（リンパ球増加、Tリンパ球増加）
D. 吸入誘発…1)、2) のうち1つ以上を満足するもの
 1) 特異抗原吸入による臨床像の再現
 2) 環境曝露による臨床像の再現
E. 病理学的所見…1)～3) のうちいずれか2つ以上を満足するもの
 1) 肉芽腫形成、2) 胞隔炎、3) Masson体
【診断基準】…確実：A、B、DまたはA、B、C、Eを満たすもの
強い疑い：Aを含む3項目を満たすもの
疑い：Aを含む2項目を満たすもの

〈参考文献〉
1. Ohtani Y, Saiki S, Sumi Y, et al. Clinical features of recurrent and insidious chronic bird fancier's lung. Ann Allergy Asthma Immunol 2003; 90: 604-610.
2. 宮崎泰成, 岸雅人, 見高恵子, 他. 総説 過敏性肺炎の病態と治療. 呼吸. 2012; 31: 101-115.
3. 稲瀬直彦. 過敏性肺炎の診断と治療. 日本内科学会雑誌. 2014; 103: 2269-74.

正解 b

I. 気道・肺疾患　5. 特発性間質性肺炎（IIPs）

実践問題 40

気腫合併肺線維症について正しいものを選びなさい。

a. 胸部 HRCT では気腫と蜂巣肺が容易に区別できる。
b. 胸部 X 線写真における肺容積減少は進行の評価に有用である。
c. FVC は低値を示す例が多い。
d. DL_{CO}、DL_{CO}/VA ともに著明に低下する。
e. 6 分間歩行テストでは SpO_2 低下を認めにくい。

解説

a. 胸部 HRCT では気腫とも蜂巣肺とも区別しがたい囊胞を認め、間質性肺炎の画像のパターン分類が難しい。
b. 特発性肺線維症（idiopathic pulmonary fibrosis：IPF）の進行を評価する場合には胸部 X 線写真での肺容積減少は重要であるが、気腫合併肺線維症ではこの所見は認めず、ときに過膨張所見を認めることもある。
c. VC や FVC は正常に近い。
d. 文章の通り。
e. 6 分間歩行テストでは歩行距離の低下や SpO_2 の低下を認める。

POINT!

　気腫合併肺線維症は肺気腫と間質性肺炎／肺線維症の併存症であり、1990 年に特発性肺線維症に気腫を合併した報告から始まり、2005 年になり Cottin らが combined pulmonary fibrosis and emphysema（CPFE）として報告した。日本では厚生労働省びまん性肺疾患研究班と呼吸不全班のコンセンサスにて、気腫合併肺線維症という訳語を用いている。
　現在までのところ診断の根拠は画像所見のみであり、上肺野優位の肺気腫、下肺野優位のびまん性の肺線維症を伴う間質性病変を呈する慢性呼吸器疾患と定義されている。しかし、肺気腫および肺線維症の程度や性状に関する統一見解はなく、明確な診断基準はいまだ存在しない。
　現時点での共通認識としては、①重喫煙者に多く発症することや、病因に喫煙の関与が強く疑われる症候群と捉えた方が良い、② VC や FVC は正常に近いが、DL_{CO} は低下している。6 分間歩行テストでは歩行距離の低下や SpO_2 の低下を認める。このため、特発性間質性肺炎の国際指針で示された喫煙関連の間質性肺炎である剥離性間質性肺炎（desquamative interstitial pneumonia：DIP）や呼吸細気管支炎を伴う間質性肺疾患（respiratory bronchiolitis-associated interstitial lung disease：RB-ILD）のような独立した疾患概念と考えるよりは、間質性肺炎の合併症を捉えるのに有用な症候群として考えられている。FVC の年次低下が肺気腫のない IPF と比べてより緩徐であるため、IPF の subtype として注目されている。
　肺気腫と肺線維症が合併すると閉塞性と拘束性換気障害が相殺され、FVC と 1 秒率（$FEV_{1.0}/FVC$）が正常範囲もしくはやや低下程度にとどまる。DL_{CO} の低下が著明であり、特に肺用量を加味したガス交換障害の指標である単位容積あたりの拡散能力（$DL_{CO}/\dot{V}_A$）の低下が著明である。胸部聴診上での両側肺底部の fine crackles や血清中の KL-6 と SP-D の上昇は間質性肺炎の有無を示すため有用である。CPFE では胸部 HRCT にて間質性肺炎の画像のパターンが難しく、usual interstitial pneumonia（UIP）と NSIP パターンの鑑別が困難である。

正解　d

関連問題 40

気腫合併肺線維症（CPFE）の経過・管理で正しいものを3つ選びなさい。

a. 間質性肺炎の急性増悪はきたさない。
b. 肺高血圧の有無が予後に影響を与える。
c. 肺高血圧合併例では積極的に肺血管拡張薬を使用する。
d. 肺癌の合併率が高い。
e. アスペルギルス感染や虚血性心疾患などにも留意する。

関連問題の解説

a. 特発性肺線維症同様に急性増悪は起こりうる。
b. 肺高血圧症は主な死因である。
c. 換気血流不均衡を助長するため通常は推奨されない。
d. 特発性肺線維症や肺気腫単独よりも高いとされている。
e. 特発性肺線維症、肺気腫、喫煙に関連した疾患には同様に注意すべきである。

POINT!

CPFEの管理で重要なことは、合併率の高い肺癌、肺高血圧を早期に発見し管理することである。CPFEは肺癌の合併率が高く、IPFや肺気腫単独よりも高いという報告がある。CPFEに肺高血圧症が合併する頻度も高く、肺癌と同様にIPFや肺気腫単独よりも高い。肺高血圧症はニース分類の第3群（肺疾患および／または低酸素血症に伴う肺高血圧症）のうち、「拘束性と閉塞性の混合障害を伴うほかの肺疾患」に相当する。肺高血圧症の程度は重症例が多く、肺血管床減少や低酸素性肺血管攣縮によると考えられている。

また、CPFEの約4分の1の症例において間質性肺炎急性増悪が認められ、診断時のKL-6高値から増悪を予測できる可能性がある。

治療はCOPDやIPFに準ずる。前述のように1秒率が正常範囲にとどまってしまう可能性があるため、肺機能検査所見だけでなく自覚症状や6分間歩行検査なども参考に吸入の長時間作用性気管支拡張剤を使用する。間質性肺炎に対しては、ほかの原因が否定されればピルフェニドンやニンテダニブなどの抗線維化薬が考慮される。肺高血圧症に対する特異的肺動脈性肺高血圧症治療薬（プロスタノイド、エンドセリン受容体拮抗薬、ホスホジエステラーゼ5阻害薬）の投与は、換気血流不均衡を助長し、低酸素血症を悪化させる可能性があるため推奨されない。

予後に関してはまだ一定の見解はないが、主な死因は呼吸不全、急性増悪、肺高血圧症や肺癌の合併などである。

〈参考文献〉
1. 特発性間質性肺炎診断と治療の手引き 改訂第3版. 日本呼吸器学会 びまん性肺疾患診断・治療ガイドライン作成委員会.
2. Cottin V et al. Combined pulmonary fibrosis and emphysema: a distinct under-recognised entity. Eur Respir J. 2005 Oct;26 (4) :586-93.

正解　b、d、e

I. 気道・肺疾患　5. 特発性間質性肺炎（IIPs）

実践問題 41

特発性肺線維症（IPF）の治療について、正しいものを2つ選びなさい。

a. 慢性安定期はステロイドと免疫抑制剤の併用療法が推奨される。
b. ピルフェニドン、ニンテダニブは軽症から中等症でFVCの悪化を抑制する。
c. ピルフェニドンではTransforming Growth Factor-β（TGF-β）、basic Fibroblast growth factors（b-FGF）、Interferon-γ（IFN-γ）へ作用するが、副腎皮質ステロイドでは同様の作用は認められない。
d. IPF急性増悪ではステロイドパルス療法のみを行う。
e. 低酸素血症を伴うIPF患者への在宅酸素療法は生存率を向上させる。

解説

以下のポイントを参照。

POINT!

　特発性肺線維症（IPF）は、慢性的で進行性に線維化する難治性の間質性肺炎であり、病因は不明である。ほとんどが50歳以上の成人に発症し、病変が肺に限局し、画像所見と病理所見ともにUIPパターンを呈するのが典型的である。
　IPFの予後は不良であり診断確定後の平均生存期間は2.5～5年間と報告されている。その自然経過を予測することは困難であり、進行が遅く安定している患者から急速に悪化する患者まで様々である。これまでに報告されている様々な予後規定因子の中で、FVCの経時的低下速度が重要とされている。また、IPFの急性増悪も重要な予後規定因子であり、日本人のIPFの死因の最多は急性増悪である。原発性肺癌の合併も予後規定因子のひとつである。肺高血圧の並存はIPFの予後不良因子であるが、それ以外に並存する胃食道逆流、気腫などがIPFの予後に与える影響については明らかではない。
　発症と増悪の危険因子としては、①喫煙、②粉塵吸入、③胃食道逆流症、④遺伝子背景などが挙げられている。
　IPFの診断は、原因の特定できるほかの間質性肺疾患を臨床的に除外し、HRCT所見で典型的なUIPパターンを示す場合には確定診断に外科的肺生検（surgical lung biopsy：SLB）は必要ない。SLBが実施された症例では、HRCT所見とSLB所見の組み合わせで判断する。
　HRCT所見では、①胸膜直下優位、②網状影、③蜂巣肺（牽引性気管支拡張を伴っても良い）、④inconsistent with UIPパターンの7つの所見がないこと、の4つをすべて満たすものが典型的なUIPパターンだが、蜂巣肺がなくてもpossible UIPとなる。Inconsistent with UIPパターンには、①上中肺野優位、②気管支血管束優位、③すりガラス優位、④多数の微小結節、⑤多発嚢胞、⑥モザイクパターン、⑦区域性consolidation、の7つが挙げられている。
　病理学的には、①構造破壊を伴い小葉辺縁優位の密な線維化、②斑状の病変分布、③線維芽細胞巣、④他疾患の除外、の4つが示されている。
　IPFに対する根治療法は存在しないが、長期間悪化を防ぐ目標に様々な薬剤が使用されている。以前から使用されてきたステロイド単独、または免疫抑制剤併用療法は行わないことを強く推奨するとされている[2]。
　ピルフェニドン、ニンテダニブの抗線維化薬は慢性安定期のIPF患者において、軽症から中等症でFVCの悪化を抑制することが証明されている。

ピルフェニドン

　TGF-β、b-FGFの抑制、IFN-γの低下抑制などから抗線維化作用を発揮すると考えられている。臨床試験で確認された効果は短期間のFVC低下抑制効果であるが、システマティックレビューにより死亡率の減少が見込まれる。悪心や食欲不振を中心とした有害事象を伴うことが多く、コストもかかることは留意すべきである。

ニンテダニブ

　Platelet-derived growth factor receptor、Fibroblast growth factor receptor、Vascular endothelial growth factor receptorを阻害するtriple kinase inhibitorである。臨床試験の効果は短期間の

正解　b、c

関連問題 41

特発性肺線維症（IPF）急性増悪の危険因子として誤っているものを 1 つ選びなさい。

a. KL-6 高値
b. BMI 低値
c. ％FVC 低値
d. 6 か月以内の FVC の 10％以上の低下
e. 肺高血圧

関連問題の解説

a. 診断時の KL-6 高値は IPF 急性増悪の危険因子である。
b. BMI 高値例が危険因子とされている。
c. 診断時 % FVC 低値が最も確立された IPF 急性増悪の危険因子である。
d. 最近の FVC の経時的な悪化や呼吸困難の増悪は IPF 急性増悪の危険因子となる。
e. 肺高血圧や診断時の低酸素血症も IPF 急性増悪の危険因子となる。

POINT!

IPF の予後を左右する急性増悪について、その診断は以下の基準に基づいて行われる。
① 1 か月以内に動脈血酸素分圧が 10 Torr 以上低下する急激な呼吸状態悪化
② HRCT 画像所見で従来の蜂巣肺病変に新たにすりガラス陰影を満たす。
③ 明らかな肺感染症、気胸、悪性腫瘍、肺血栓塞栓症や心不全が除外される。
④ さらに参考所見として KL-6 や SP-D、CRP や LDH の急激な上昇

IPF の急性増悪の危険因子（どのような患者に起こりやすいか）としては設問の選択肢以外にも、ステロイド投与歴、拡大手術、これまでの急性増悪の既往、％VC ≦ 80％などが報告されている[1]。IPF の急性増悪はその誘因が推定される場合がある。ステロイドの減量、手術後、気管支肺胞洗浄などの検査手技、薬剤性（抗癌剤、分子標的薬など）などによる急性増悪が報告されている。

〈参考文献〉

1. Sato T et al. A simple risk scoring system for predicting acute exacerbation of interstitial pneumonia after pulmonary resection in lung cancer patients. Gen Thorac Cardiovasc Surg. 2015 Mar;63（3）:164-72.
2. 特発性肺線維症の治療ガイドライン 2017 厚生労働省科学研究費補助金難治性疾患政策研究事業「びまん性肺疾患に関する調査研究」班.
3. Raghu G, et al. An Official ATS/ERS/JRS/ALAT Clinical Practice Guideline: Treatment of Idiopathic Pulmonary Fibrosis. An Update of the 2011 Clinical Practice Guideline. Am J Respir Crit Care Med. 2015 Jul 15;192（2）.

FVC 低下抑制であり、生存に関する効果は結論付けられていないが、最近のメタアナリシスでは死亡率減少、急性増悪予防効果などが示されている。下痢や肝障害、嘔気を中心とした有害事象を伴うことが多い。高額な薬剤であるため難病医療費助成申請を利用可能である。
ピルフェニドン、ニンテダニブについては、IPF 国際ガイドライン[3] においても使用を条件付きで推奨されている薬剤である。また、Ｎアセチルシステイン吸入療法については、大多数の慢性安定期の IPF 患者には行わないことを提案するが、少数の患者には有効かもしれないとされている。慢性安定期の IPF 患者には呼吸リハビリテーションを、低酸素血症を伴う IPF 患者には酸素療法を行うことを推奨されているが、いずれも生存率を向上させる根拠はまだない。

正解　b

I. 気道・肺疾患　6. 急性呼吸窮迫症候群、急性肺損傷

実践問題 42

2012年に定義された、急性呼吸窮迫症候群（ARDS）の診断基準と重症度分類について、誤っているものを1つ選びなさい。

a. 発症は1週間以内である。
b. 陽圧管理下での PaO_2/FiO_2 によって、重症度分類する。
c. 肺動脈楔入圧は18 mmHg以下である。
d. 急性肺障害の分類名は使用しない。
e. 重症度と予後は相関する。

解説

2012年に定義された、いわゆるベルリン定義に関する問題である。以前まで採用されていた基準と多くの点で異なる。

a. 1994年に発表された診断基準では急性発症とだけ定義されていた。ARDS症例はほとんどが一週間以内の発症であるため、ベルリン定義では「侵襲や呼吸器症状から1週間以内」と明確に定義された。
b. AECC基準では呼気終末陽圧（PEEP）の有無を問わず、PaO_2/FiO_2 によってARDSと急性肺障害（acute lung injury：ALI）を区別していた。しかし PaO_2/FiO_2 は陽圧換気の影響を大きく受けるため、PEEPまたは持続的気道陽圧5 cmH_2O 以上での評価が勧められている（表）。
c. AECC基準ではARDSは左房圧上昇の臨床所見や肺動脈楔入圧の上昇がないこと（18 mmHg以下）と定義されていた。しかし、心不全患者にARDSが発症することがある点や、ARDSの輸液管理における右心カテーテルの有用性について否定的な報告もみられる点が問題視されていた。このため、ベルリン定義では「心不全や輸液過剰だけでは病態を説明できない場合」と変更され、肺動脈楔入圧の基準は削除された。
d. AECC基準では PaO_2/FiO_2 300 mmHg以下の場合をALI、200 mmHg以下の場合をARDSと定義されていた。ベルリン基準ではALIのカテゴリーは削除され、陽圧管理下での PaO_2/FiO_2 により重症度を分類している。
e. ベルリン定義では陽圧管理下での PaO_2/FiO_2 により、100 mmHgごとに重症度が分類されている（表参照）。重症度は予後と相関し、死亡率は軽症27%、中等症32%、重症45%と報告されている。

表　ベルリン定義（文献2から改変）

重症度分類	Mild 軽症	Moderate 中等症	Severe 重症
PaO_2/FiO_2（mmHg）（陽圧条件下）	200 < PaO_2/FiO_2 ≦ 300	100 < PaO_2/FiO_2 ≦ 200	PaO_2/FiO_2 ≦ 100
発症時期	侵襲や呼吸器症状から1週間以内		
胸部画像	胸水、肺虚脱、結節ではすべてを説明できない両側性陰影		
肺水腫の原因（心不全、溢水の除外）	心不全、輸液過剰ではすべてを説明できない呼吸不全：危険因子がない場合、静水圧性肺水腫除外のため、心エコーなどによる客観的評価が必要		

正解　c

関連問題 42

ARDS の病態として誤っているものを 1 つ選びなさい。

a. 肺血管抵抗の低下
b. 気道抵抗の上昇
c. 肺コンプライアンスの低下
d. 肺サーファクタントの機能不全
e. 換気血流比の不均等分布

関連問題の解説

a. 低酸素性肺血管攣縮や肺血管内の微小血栓形成、肺胞領域の組織破壊による器質的狭窄、微小血栓による血管閉塞、肺梗塞により、肺血管抵抗は上昇する。また、肺間質への水分貯留により、血管が周囲から圧迫されることも肺血管抵抗上昇の原因となる。

b. 気道内や肺間質への水分貯留（間質性肺水腫）により、気道抵抗は上昇する。また、気道粘膜の腫脹によっても気道抵抗は上昇する。

c、d. 肺水腫によるサーファクタント機能不全などにより、肺の伸展性が低下し膨脹が阻害される。サーファクタント機能不全の原因としては、好中球エラスターゼなどの組織障害物質によるサーファクタント成分の分解、フィブリノーゲンなどの血清蛋白によるサーファクタントの気液界面への吸着の阻害、炎症や強制換気によるサーファクタントの合成・分泌の減少などが挙げられる。

e. 肺の荷重部を中心に肺水分量は増加する。仰臥位の場合、背側部では腹側部に比べて換気が著しく低下するが、血流は増加する。このような換気血流不均等が低酸素を悪化させる一因となる。

POINT!

1992 に米国胸部疾患学会と欧州集中治療医学会の合同検討会（American-European Consensus Conference：AECC）が開催され、1994 年に ARDS の診断基準がまとめられた。この診断基準はいくつかの問題点を含んでいたため、2011 年にベルリンで修正案に関する検討会が開催され、翌年に論文化された。通称ベルリン定義と呼ばれる診断基準と重症度分類の要点は表の通りであり、①発症時期の明確化、②画像所見の明確化、③肺水腫の成因の明確化、④酸素化能の評価条件の改訂、⑤重症度分類の改訂、が主な変更点である。

ARDS の原因は肺の直接損傷に起因するものと、敗血症などによる間接損傷に起因するものとに分かれる。発症率には諸説あり、人口 10 万人対 5〜80 人と大きくばらつきがあり、正確な発症率は不明である。

ARDS の発症と病態生理には活性化好中球から放出される活性酸素や蛋白分解酵素、炎症性サイトカイン、脂質メディエーター、接着因子などが複雑に関与している。血管内皮と肺胞上皮の透過性亢進による非心原性肺水腫が病態の主体であり、シャント形成、拡散障害、換気血流比不均等分布、肺コンプライアンスの低下、肺血管抵抗の上昇、肺サーファクタント機能不全などが呼吸不全を引き起こす。

基礎疾患や発症のリスクをスコア化することで、ARDS の発症高リスク群を同定し、発症予防につなげるという試みもなされている（Lung Injury Prediction Score）。

〈参考文献〉

1. 3 学会合同 ARDS 診療ガイドライン 2016 作成委員会 編．ARDS 診療ガイドライン 2016 Part1 —病態から疫学，定義，検査，診断まで，診療に役立つ最新情報を網羅—．東京．日本呼吸器学会．2016．
2. Ranieri VM, Rubenfeld GD, Thompson BT, et al. Acute respiratory distress syndrome: the Berlin Definition. JAMA. 2012 20; 307（23）: 2526-33.

正解　a

一般問題　各論
I. 気道・肺疾患　7. 薬剤、化学物質、放射線による肺障害

栗野暢康

実践問題 43

本邦におけるPM2.5の1年平均値と1日平均値の環境基準として正しいものはどれか、1つ選びなさい。

	1年平均値（μg/m³）	1日平均値（μg/m³）
a.	10以下	25以下
b.	10以下	35以下
c.	15以下	35以下
d.	20以下	30以下
e.	20以下	35以下

解説

PM（particulate matter）2.5は環境基本法に基づき、環境基準が定められている（1年平均値15 μg/m³以下かつ1日平均値35 μg/m³以下）。また、注意喚起のための暫定的な指針も提案されており、注意レベルIは70 μg/m³以下、注意レベルIIは70 μg/m³を超える場合とされている。レベルIIでは不要不急の外出や屋外での長時間の激しい運動をできるだけ減らすよう勧められている。

なお、WHOより作成されているGlobal Air Quality Guidelinesでは1年平均値10 μg/m³以下かつ1日平均値25 μg/m³以下が基準値となっている。

POINT!

化学薬品、重金属などによる肺障害

化学薬品、重金属は気管支や肺に対して様々な悪影響を及ぼす。代表的なものとしては二酸化硫黄による喉頭や気管の障害、イソシアネートによる気管支喘息、灯油やガソリンによるリポイド肺炎、亜鉛、銅、マンガン、ニッケルによるヒューム熱、ベリリウムによる慢性肉芽腫性肺疾患などがある。

酸素中毒

酸素中毒は高濃度酸素の長時間吸入により、過酸化水素などの活性酸素が細胞や組織に障害を引き起こすことで生じる。発症は酸素濃度ではなく、酸素分圧と吸入時間に依存する。治療法がないため予防が重要であり、一般的には吸入酸素濃度50％未満であれば安全と考えられている。

大気汚染

大気汚染物質としては粒子径が10 μm以下の浮遊粒子物質（suspended particulate matter：SPM）や二酸化窒素、二酸化硫黄、光化学オキシダントなどが挙げられる。最近ではSPMよりもさらに粒子の小さい汚染物質が注目されており、なかでも粒子径2.5 μm以下の微粒子であるPM2.5は喘息や気管支炎などの呼吸器疾患を引き起こすことが知られている。発生源としてはボイラー、焼却炉、自動車、船舶、航空機などがあるほか、黄砂に含まれて中国大陸から飛来することも報告されている。2009年に環境基準（1年平均値15 μg/m³以下かつ1日平均値35 μg/m³以下）が設定された。

正解 c

関連問題 43

以下の文章のうち、誤っているものを1つ選びなさい。

a. ベリリウム肺の病理像はサルコイドーシスと類似する。
b. パラコート中毒時の酸素投与は症状を悪化させる。
c. PM2.5 は呼吸器だけでなく、循環器にも悪影響を及ぼす。
d. パラコート中毒による致死率は大幅に低下した。
e. COPD は放射線肺炎発症の危険因子である。

関連問題の解説

a. 慢性ベリリウム症では肺、リンパ節、皮膚に肉芽腫を生じる。ベリリウム肺の病理像はサルコイドーシスと類似するため、鑑別が重要となる。両疾患の発症には HLA の関与が示唆されている。
b. パラコート中毒、ブレオマイシンやアミオダロンによる肺障害では、活性酸素種による増悪作用があるため、酸素投与は最小限に抑えるべきとされている。
c. PM2.5 は呼吸器のみならず、循環器や血管病変の発症にも関与している。その機序としては、肺胞まで到達した PM2.5 がマクロファージに貪食され、マクロファージから IL-6 などの炎症性サイトカインが放出されることにより、全身の炎症が惹起されると考えられている。動脈硬化、狭心症などとの関連が報告されている。
d. パラコート濃度の希釈、催吐剤や苦みの混入、毒性の低いジクワットの混合などの対策により、パラコート中毒による死亡者は減少した。しかし、中毒による致死率は依然として 60〜80% と高い。
e. 放射線肺炎発症の危険因子としては、肺線維症、低肺機能、COPD などが挙げられる。

パラコート中毒

パラコートはビピリジニウム系に分類される除草剤のひとつであり、農業従事者だけでなく、一般家庭にも普及している。自殺や犯罪による使用が多発したため、青緑色に着色したり、臭いをつけたりするなどの対策がなされた。また、濃度が 24% から 5% に希釈され毒性を弱める工夫がなされたこともあり、パラコート中毒による死亡者は減少した。しかし、その致死率は 60〜80% といわれており、依然として危険性は高い。中毒症状としては消化器症状から始まり、肝障害、腎障害とともに肺水腫を引き起こすことで死に至る。なお、酸素投与は肺障害を悪化させるため、可能な限り避けた方がよい。

放射線肺炎

標準的放射線治療においては総線量 40 Gy 以上の場合、放射線肺炎はほぼ必発とされ、定位放射線治療時も高率に発症する。発症リスク因子としては肺線維症、喫煙歴、低肺機能、COPD などが挙げられる。治療は重症度により異なり、軽症例では経過観察のみとする場合もあるが、症状を有する場合はプレドニゾロンを使用する。また、重症例では ARDS に準じてステロイドパルス療法も検討される。

正解　d

I. 気道・肺疾患　7. 薬剤、化学物質、放射線による肺障害

実践問題 44

薬剤性肺障害について、誤っているものを1つ選びなさい。

a. 1つの薬剤は多種類の臨床病型を呈しうる。
b. びまん性肺胞障害（diffuse alveolar damage）パターンは難治性である。
c. 薬剤リンパ球刺激試験は感度、特異度ともに高い。
d. アミオダロンは量反応関係がある。
e. EGFRチロシンキナーゼ阻害薬による薬剤性肺障害は外国人と比較して日本人に多い。

解説

a. 1つの薬剤は1つの病型のみならず、多種類の臨床病型を呈する。
b. 文章の通り。
c. 薬剤リンパ球刺激試験は感度、特異度ともに低く、信頼性の低い検査である。
d. 文章の通り。
e. 日本人の方が外国人よりも薬剤性肺障害をきたしやすく、ゲフィチニブ、エルロチニブ、ブレオマイシン、レフルノミド、ボルテゾミブなどでその傾向が報告されている。

POINT!

　薬剤性肺障害の正確な発症機序は明らかではない。主に細胞障害性薬剤による気道上皮細胞やⅡ型肺胞上皮細胞、血管内皮細胞に対する直接毒性と、免疫系細胞の活性化（ハプテン作用や抗原mimicking作用）の2つの機序が考えられている。最近では新薬の発売が目まぐるしく、そのうち多数の薬剤が肺障害をきたしうるため、この分野は今後も重要である。
　薬剤性肺障害はいくつかの臨床病型に分けられ、臨床所見、画像所見、病理組織パターンによって特徴づけられる。大きく肺胞・間質領域病変、気道病変、血管病変、胸膜病変に分類されるが、1つの薬剤は1つの病型のみならず、多種類の臨床病型を呈する点に注意する。びまん性肺胞障害（diffuse alveolar damage）や狭窄性細気管支炎は特に難治性であることが報告されている。
　発症時期は数分後から発症するものから、アミオダロンのように数年間使用後に発症するものまで多彩である。一般的には内服開始後2週間から3か月以内の発症が多い。ほとんどの薬剤は投与量と発生率に関係性を認めないが、アミオダロン、ブスルファンなどは量反応関係が報告されている。

　薬剤性肺障害のリスク因子として、非特異的なものとしては年齢60歳以上、既存の肺病変（特に間質性肺炎）、肺手術後、低肺機能、酸素投与、肺への放射線照射、抗癌剤の多剤併用療法、腎障害の存在などが挙げられている。また、ブレオマイシン、メトトレキサート、ゲフィチニブなどでは個別にリスク因子の解析がなされており、特にゲフィチニブでは男性、喫煙歴、腺癌でないこと、performance status（PS）不良（2以上）、既存の間質性肺炎、ゲムシタビンの治療歴がないことがリスク因子として挙げられている。なお、日本人は外国人と比較して薬剤性肺障害を発症しやすいことが知られている。特にゲフィチニブ、エルロチニブ、ブレオマイシン、レフルノミド、ボルテゾミブでは有意に発生率が高い。肺の線維化と薬剤性肺障害をきたす遺伝性共通素因が存在すると考えられている。
　薬剤性肺障害の診断基準は定まったものが存在しないが、1. 原因となる薬剤の摂取歴、2. 薬剤に起因する臨床病型の報告、3. 他の原因疾患の否定、4. 薬剤の中止による病態の改善、5. 再投与による増悪、などを参考に診断する。血液検査（KL-6、SP-A、SP-D、LDH、β-Dグ

正解　c

関連問題 44

薬剤性肺障害における臨床病型とその主な原因薬剤との組み合わせについて、誤っているものを1つ選びなさい。

a. 急性呼吸窮迫症候群 ― メトトレキサート
b. 過敏性肺炎 ― メトトレキサート
c. Capillary leak syndrome ― G-CSF製剤
d. 肺高血圧 ― 健康食品（アマメシバ）
e. 胸膜病変（胸水）― ダサチニブ

関連問題の解説

a、b. メトトレキサートによる薬剤性肺障害は多彩である。選択肢以外にも、NSZP、特発性器質化肺炎、好酸球性肺炎、肺水腫、胸膜炎などの報告がある。

c. Capillary leak syndrome（毛細血管漏出症候群）は薬剤性肺水腫をきたす臨床病型であり、血圧低下、低アルブミン血症、血液濃縮の3徴候を特徴とする。シクロスポリン、ゲムシタビン、G-CSF製剤などが原因薬剤として挙げられる。

d. 健康食品（アマメシバ）による肺障害は狭窄性細気管支炎（constrictive bronchiolitis obliterans）が有名であり、難治性である。肺高血圧症は食欲抑制薬、コカイン、アンフェタミン、ブレオマイシンなどで発症しうる。

e. 慢性骨髄性白血病に使用されるダサチニブ、イマチニブは体液貯留、特に胸水貯留の副作用が報告されている。

〈参考文献〉
1. 日本呼吸器学会薬剤性肺障害の診断・治療の手引き作成委員会編集．薬剤性肺障害の診断・治療の手引き．東京．日本呼吸器学会．2012．

ルカン）、胸部画像検査、呼吸機能検査（拘束性障害、拡散障害）、BALF、肺病理組織学的検査などが診断に有用である。なお、薬剤リンパ球刺激試験は感度、特異度ともに低く、信頼性の低い検査である。なお、薬剤負荷試験は適切な方法が提唱されておらず、実施には十分な注意が必要である。

治療としてはまず被疑薬を中止し、重症度に応じてステロイドの使用を検討する。重症度の目安としては、PaO_2/FiO_2が80 Torr以上で軽症、60 Torr以上80 Torr未満で中等症、60 Torr未満で重症という基準が知られている。中等症以上ではステロイドを使用し、重症例ではステロイド大量療法（パルス療法）の検討が必要である。治療反応性は一般的に、器質化肺炎、好酸球性肺炎、過敏性肺炎パターン、薬剤リンパ球刺激試験陽性例、KL-6値正常例で良好と考えられている。一方、びまん性肺胞障害パターンや線維化が高度な症例では治療反応性は悪い。

正解　d

I. 気道・肺疾患　8. 全身性疾患に伴う肺病変

福田健介

実践問題 45

生来健康な 57 歳男性。胸部 CT で肺野に多発結節影および腫瘤影を認め、その半数以上に空洞形成を伴っている。また、膿性の鼻汁および有痛性の口内潰瘍も認める。以下のうちで診断のために最も有用と考えられる検査を 1 つ選びなさい。

a. MPO-ANCA
b. PR3-ANCA
c. 抗基底膜抗体
d. クリオグロブリン
e. IgA

解説

a. MPO-ANCA（myeloperoxidase anti-neutrophil cytoplasmic antibody）は顕微鏡的多発血管炎（microscopic polyangiitis：MPA）や好酸球性多発血管炎性肉芽腫症などで認められることが多い。
b. PR3-ANCA（proteinase-3 anti-neutrophil cytoplasmic antibody）は多発血管炎性肉芽腫症（GPA）で認められることが多い。GPA での PR3-ANCA 陽性率は 60％程度と報告されているが、疾患活動性の高い GPA では大多数が PR3-ANCA 陽性を示し、特異度も高い検査である。
c. 抗糸球体基底膜腎炎の原因となるため、急速進行性糸球体腎炎症候群の鑑別において重要な検査である。
d. 多発性骨髄腫や原発性マクログロブリン血症、各種の膠原病などで陽性となることがある。
e. 2 量体を形成する免疫グロブリンである。粘膜免疫において中心的な役割を果たす。

POINT!

GPA は上気道、呼吸器系、腎臓における臓器病変と血管炎による症状を特徴とする全身性の肉芽腫性炎症性疾患である。好発年齢は 60 歳前後であり、厚生労働省の指定難病になっている。

上気道や呼吸器系病変だけではなく、腎病変も認める全身型 GPA の方が PR3-ANCA 陽性率が高い。肺野病変としては空洞を伴う多発結節影が典型的な所見であり、血管炎による肺胞出血を反映してすりガラス陰影や結節性病変周囲の halo を認めることもある。空洞は 2 cm 以上の大きめの結節性病変において認められやすい。

GPA の診断に関して、米国リウマチ学会の分類基準を以下に示す（表）[1]。

分類上、上記 4 項目中少なくとも 2 項目以上が認められる場合に GPA と判定する。項目の種類を問わず、2 項目以上認められる場合は感度 88.2％、特異度 92.0％とされている。

表　GPA の診断基準（文献 1 から一部改変して抜粋）

基準項目	定義
1. 鼻または口腔内炎症	有痛性あるいは無痛性の口腔内潰瘍、または化膿性あるいは血性鼻汁を認める。
2. 胸部 X 線における異常陰影	結節、固定性浸潤、あるいは空洞の存在を示す胸部 X 線像を認める。
3. 尿沈渣	尿沈渣において顕微鏡的血尿（＞赤血球 5 個／高倍率 1 視野）あるいは赤血球円柱を認める。
4. 生検における肉芽腫の証明	動脈壁内、血管周囲または血管外領域（動脈または小動脈）に肉芽腫を認める。

正解　b

関連問題 45

顕微鏡的多発血管炎（MPA）について、誤っているものを1つ選びなさい。

a. 欧米と異なり、日本ではANCA関連血管炎のうち最も多くみられる疾患である。
b. プロピオチオウラシルの使用により発症リスクが上昇する。
c. 障害臓器としては肺が最多であり、間質性肺炎と肺胞出血は本疾患において最大の予後規定因子である。
d. 多くの症例でMPO-ANCAの力価は本症の疾患活動性と並行して変動する。
e. 末梢神経障害はしばしば認められ、診断目的で腓腹神経生検が施行される。

関連問題の解説

a. MPAは日本においてANCA関連血管炎の70％以上を占めると報告されており、GPAが多数である欧米とは疫学が大きく異なる[2]。
b. 抗甲状腺薬であるプロピオチオウラシルの使用やシリカの曝露により、ANCA関連血管炎の発症率が上昇する。このような症例ではMPO-ANCA産生がみられることが多い[1]。
c. 障害臓器としては腎障害が最も多く、70～80％の症例で認められる。肺障害は40～50％の患者で認められる[2]。腎障害は生命予後に最も影響する臓器障害であることが示唆されている[3]。
d. MPO-ANCA陽性例では、力価が疾患活動性の参考となる[1]。
e. 全身性血管炎による神経病変合併の頻度は高い。MPAでの末梢神経病変合併率は60～70％と報告されており、診断のために腓腹神経生検を行うことがある[1]。

〈参考文献〉

1. 厚生労働省 難治性疾患克服研究事業難治性血管炎に関する調査研究班進行性腎障害に関する調査研究班 編. ANCA関連血管炎の診療ガイドライン（2014年改訂版）.
2. Sugiyama K, Sada KE, Kurosawa M, et al. Current status of the treatment of microscopic polyangiitis and granulomatosis with polyangiitis in Japan. Clinical and experimental nephrology. 2013; 17 (1): 51-8.
3. Bourgarit A, Le Toumelin P, Pagnoux C, et al. Deaths occuring during the first year after treatment onset for polyarteritis nodosa, microscopic polyangiitis, and Churg-Strauss syndrome: a retrospective analysis of causes and factors predictive of mortality based on 595 patients. Medicine. 2005; 84 (5): 323-30.

正解 c

一般問題　各論
I. 気道・肺疾患　8. 全身性疾患に伴う肺病変
砂金秀章

実践問題 46

以下のうち抗 ARS 抗体でないものを選びなさい。

a. 抗 Jo-1 抗体
b. 抗 PL-7 抗体
c. 抗 KS 抗体
d. 抗 EJ 抗体
e. 抗 GM-CSF 抗体

解説

a. 最も高頻度にみられる抗 ARS (aminoacyl tRNA synthetase) 抗体である。
b. 抗 ARS 抗体のひとつである。
c. 抗 ARS 抗体のひとつである。
d. 抗 ARS 抗体のひとつである。
e. 自己免疫性肺胞蛋白症でみられる自己抗体である。

POINT!

多発性筋炎・皮膚筋炎は、原因不明の自己免疫性炎症性筋疾患である。多彩な筋炎特異的自己抗体が報告されている[1]が、そのなかで抗アミノアシル tRNA 合成酵素抗体(抗 ARS 抗体)は、tRNA にアミノ酸を結合させる酵素に対する自己抗体であり、筋炎のうち 25〜30%で同定され最多である。

抗 ARS 抗体陽性例では間質性肺疾患、多発性筋炎、関節炎を特徴とする抗 ARS 抗体症候群を発症することが知られており、間質性肺炎が生命予後を左右することから呼吸器臨床においても重要な疾患である。

今日までに 8 種類の抗 ARS 抗体が報告されており、このうち抗 Jo-1 抗体がもっとも頻度が高い[2](表 1)。5 種類を測定可能な ELISA キットが近年保険収載され、症例の蓄積と診断率の向上が期待される。

また皮膚筋炎のなかで、皮膚症状のみで筋炎症状を欠く臨床的無筋炎性皮膚筋炎(clinically amyopathic dermatomyositis：CADM)では抗 ARS 抗体が検出されないことが特徴とされていたが、近年 melanoma differentiation-associated gene 5 (MDA5) を抗原とする抗 MDA5 抗体が特異的抗体として見出され、注目されている。CADM は高率に DAD パターンを示す治療抵抗性の急速進行性間質性肺炎を合併し予後不良であるため、早期の治療介入が必要である(表 2)。

表 1　既知の抗 ARS 抗体(文献 2 より引用、一部改変)

抗体	筋炎における頻度
抗 Jo-1 抗体	15〜20%
抗 PL-7 抗体	5〜10%
抗 PL-12 抗体	<5%
抗 EJ 抗体	5〜10%
抗 OJ 抗体	<5%
抗 KS 抗体	<5%
抗 Zo 抗体	不明(いずれも一例報告)
抗 Ha 抗体	

表 2　皮膚筋炎に合併する間質性肺炎の特徴

	進行病型	画像所見	組織学的所見	治療	ステロイド反応性	予後
ARS 抗体症候群合併間質性肺炎	慢性型	・下肺野優位の斑状・網状影 ・下葉の容量減少 shrinking lung	NSIP pattern が多い。	ステロイド±免疫抑制剤	良好	良好
CADM 合併間質性肺炎	急性型	・急性間質性肺炎	DAD pattern	ステロイド＋免疫抑制剤多剤併用	不良	不良

正解　e

関連問題 46

抗 ARS 抗体症候群について正しいものを選びなさい。

a. 自己抗体は抗核抗体である。
b. IPF に類似した臨床像を呈する。
c. 皮膚病変として "mechanic's hands" がしばしばみられる。
d. CADM では抗 Jo-1 抗体が高率に陽性である。
e. 抗 PL-7 抗体が最多である。

関連問題の解説

a. 抗 ARS 抗体は、tRNA に作用する酵素に対する抗体であり、細胞質抗体である。
b. 抗 ARS 抗体症候群における間質性肺炎は、IPF と異なり一般的に慢性の経過をとる例が多い。その特徴としては下肺野優位の斑状・網状影と、下葉の容量減少により横隔膜が挙上し肺容量が減少する shrinking lung が特徴的とされ[3]、IPF にみられるような蜂巣肺はほとんどみられない。
c. 手指にみられる皮疹で、手湿疹と角化を特徴とした"機械工の手"に似た皮疹であり、抗 ARS 抗体症候群で高率にみられる。他にレイノー現象もよくみられる。
d. 皮膚筋炎のうち、ゴットロン徴候やヘリオトロープ疹などの皮膚症状のみで筋炎症状を欠く CADM では抗 ARS 抗体が検出されないことが特徴とされている。近年抗 MDA5 抗体が発見され、特異的な抗体として注目されている。CADM は治療抵抗性の急速進行性間質性肺炎を合併することがあり予後不良である。
e. 抗 ARS 抗体の中では、抗 Jo-1 抗体陽性が最も高頻度でみられる（**表 1** 参照）。

〈参考文献〉

1. 中嶋蘭. 4. 多発性筋炎・皮膚筋炎. 日本内科学会雑誌. 2014;103 (10) :2487-91.
2. Mimori T, Imura Y, Nakashima R, Yoshifuji H. Autoantibodies in idiopathic inflammatory myopathy: an update on clinical and pathophysiological significance. Current opinion in rheumatology. 2007;19 (6) :523-9.
3. 原弘, 井上寧, 佐藤哲. 抗アミノアシル tRNA 合成酵素抗体陽性肺病変の臨床病理学的検討. 日本呼吸器学会雑誌. 2005;43 (11) :652-63.

正解 c

一般問題　各論
I. 気道・肺疾患　8. 全身性疾患に伴う肺病変　　　　　　　　　　　　生島壮一郎

実践問題 47

日本人におけるサルコイドーシスの診断について正しいものを 2 つ選びなさい。

a. 確定診断には病理学的診断が必須である。
b. 診断時には無症状での健診発見例が過半数を占める。
c. 診断時の発見契機となるのは肺病変について眼病変が多い。
d. 確定診断時に心臓病変のないことが確認された後も定期的に心電図、心エコー検査で経過観察を行う必要がある。
e. 結節性紅斑は本症に特異的な皮膚病変として最も高頻度に認められる。

解説

a. 可能な限り病理組織で壊死を伴わない肉芽腫の所見を得て病理学的診断をつける努力を尽くす必要がある。しかし、病理診断が難しい場合も存在するため、臨床診断の基準が示されている（図 1）。
b. 胸部 X 線で発見される場合には無症状の例も多いが、全体では気道症状のほか、霧視などの眼症状、不整脈などの心臓病変の症状、皮疹などの有症状が過半数を占める。胸部 X 線異常を指摘され初診した場合にも全身症状についての詳細な問診、身体所見の観察が重要である。
c. 病変は全身の諸臓器に生じうるが、最も多いのが肺病変で以下眼病変、皮膚病変の順となる。健診の胸部 X 線で発見される症例が減少傾向にある一方、眼所見での診断例が増加傾向にある。
d. 心臓以外の臓器でサルコイドーシスと診断後、数年を経て心臓病変が明らかになる場合がある。そのため定期的に心電図、心エコー検査を行い、経過を観察する必要がある。房室ブロックなどは時に致死的となる。
e. 結節性紅斑は本症の皮膚病変としてみられるが非特異的皮疹であり他疾患によるものとの鑑別を要する。海外では高頻度とされるが、日本人では結節性紅斑は稀である。

POINT!

サルコイドーシスは、全身性の原因不明の肉芽腫性疾患であり、肺と肺門リンパ節が最も頻度の高い好発部位である。発生率、罹病臓器、重症度、予後などは地域差、人種差があり、一般に欧米の方が発病率は高く、なかでも寒冷地に多い。また、同じ米国内でも白人よりも黒人の方が発生率が高い。また、重症度も日本に比べて欧米は重症例が多いとされ、罹病臓器も欧米に比して日本では眼、心臓病変の頻度が高く、特に眼病変は年々増加の傾向にある。
年齢では男女ともに 20 歳代と 50 歳代が多い二峰性のパターンを示し、中高年の方が遷延化しやすい。

図 1　サルコイドーシス診断のアルゴリズム（文献 1 から一部抜粋）

正解　c、d

関連問題 47

サルコイドーシスの治療について正しいものを2つ選びなさい。

a. 肺病変には吸入ステロイドが第一選択である。
b. 診断時に肺野に病変がある場合には早期に治療開始する。
c. メトトレキサートは第二選択薬となる。
d. 本症による房室ブロックでは、早期の治療により伝導障害が改善し正常化する例もある。
e. ステロイドにより治療効果がみられた場合には早期に漸減し、中止しても再発はほとんどみられない。

関連問題の解説

a. 吸入ステロイドは代替療法として現実的には使用されることもあるが、現時点でのエビデンスには乏しく第一選択とはいえない。経口ステロイド投与後の再燃予防効果を示す報告はある。
b. 胸部X線で肺野に病変がある場合でも、粒状影や綿花状陰影が主体の場合には自然軽快することも多く、症状が強くなければ経過観察の方針をとる。(図2)。
c. ステロイド剤の使用後に再燃した場合や十分な効果がステロイド剤の単独使用では認められない場合には、メトトレキサートをはじめとした免疫抑制剤が使用される。
d. 本症の心病変はサルコイドーシスの死因となりうる重要な病変である。肺病変で診断され、呼吸器内科医が経過観察する際にも常に心臓病変の有無のチェックを行うことは、患者の予後を左右しうる。一般的に早期の心病変にはステロイド剤が有効であり、房室ブロックなどの伝導障害も治療により正常化する例もある。
e. ステロイド剤の減量は、プレドニゾロン換算15 mg/日以下とした時期には再燃が多いため慎重に減量することが望ましい。減量時には新たに他臓器に病変が出現することもあるため、全身臓器の活動性に目を配る必要がある。

図2 肺サルコイドーシスの治療（文献3から一部抜粋）

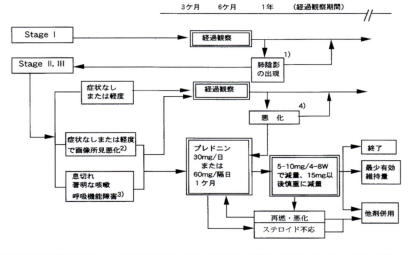

〈参考文献〉
1. 四十坊典晴，山口哲生．わが国におけるサルコイドーシスの診断基準と重症度分類．日サ会誌．2015, 35 :3-8.
2. Morimoto T, Azuma A, Abe S, et al. Epidemiology of sarcoidosis in Japan. Eur Respir J.2008;31: 372-379.
3. 津田富康．サルコイドーシスの治療．サルコイドーシスとその他の肉芽腫性疾患．日本サルコイドーシス／肉芽腫性 疾患学会 編．克誠堂出版，東京，2006;190-201.

正解 c、d

一般問題　各論
I. 気道・肺疾患　9. じん肺症
砂金秀章

実践問題 48

胸膜プラークについて正しいものをすべて選びなさい。

a. 低濃度の曝露でも発生する。
b. 肺尖部や胸膜横隔膜角に好発する。
c. 癌化することはない。
d. 一般に特別な患者指導は必要ない。
e. 臓側胸膜に好発する。

解説

a. 胸膜プラークは低濃度曝露でも発生しうる。対照的に石綿肺は大量の石綿曝露によってしか起こらず、ほぼ職業性曝露による発生に限られる。
b. 胸膜プラークは傍脊椎領域・横隔膜に好発することが結核性胸膜炎との鑑別に重要である。
c. 胸膜プラーク自体は良性の病変であると考えられており、それ自体が癌化することはない。
d. 石綿曝露によってのみ生じることから、胸膜プラークをもつ患者は石綿肺や中皮腫のハイリスク群と考えられ、石綿曝露歴の確認と定期的な経過観察が必要である。
e. 胸膜プラークは壁側胸膜に発生する。

POINT!

　胸膜プラークはアスベスト曝露によって壁側胸膜に生じる平滑ないしは結節状の肥厚である。組織はコラーゲンがバスケット様（basket weave apperance）に配列した、細胞成分をほとんど含まない線維化組織から成っている。
　両側の傍脊椎領域・横隔膜に好発し、肺尖部や胸膜横隔膜角に発生することは少なく、壁側胸膜に限られることが結核性胸膜炎との鑑別に重要である。
　石綿の長期間(15～30年)の曝露によって生じるが、石綿肺・肺癌と比較して比較的低濃度曝露でも生じるとされており、職業性曝露のみならず家庭曝露や環境曝露によっても生じ得る。
　胸膜プラークそれ自体は良性の病変であり、中皮腫に転化することはなく、呼吸機能に影響を及ぼすこともほとんどない。しかし、胸膜プラークを有する患者は将来の中皮腫・石綿肺のリスク集団と考えられる[1]ため、定期的な経過観察が必要である。
　また胸膜プラークは石綿による肺癌症例で国の石綿健康被害救済制度を申請する際に石綿曝露を示す客観的な所見としても重要である。表1の疾患については石綿健康被害救済制度の対象となるため、呼吸器診療に携わる医師はそれぞれ制度を理解しておく必要がある。

表1　石綿健康被害救済給付の対象となる指定疾病

① 中皮腫
② 石綿による肺癌
③ 著しい呼吸機能障害を伴う石綿肺
④ 著しい呼吸機能障害を伴うびまん性胸膜肥厚

正解　a、c

関連問題 48

石綿肺の所見として誤っているものを1つ選びなさい。

a. 胸部X線写真で上肺野優位の病変
b. 聴診で fine crackles を聴取
c. CTで胸膜下曲線様陰影
d. 呼吸機能検査で拘束性換気障害
e. 肺拡散能の低下

関連問題の解説

石綿肺は大量の職業的なアスベスト吸入により発生するじん肺である（**表2、表3**）。

a. 石綿肺では下肺野外側優位の病変がみられる。
b. 聴診では fine crackles を聴取する。
c. 他にCTでは早期病変として胸膜下粒状影、小葉中心性分岐状影がみられる。
d、e. 呼吸機能検査ではIPF同様拘束性障害と肺拡散能の低下がみられる。

表2　石綿関連疾患のまとめ

	曝露量・期間	潜伏期間	経過・予後	備考
中皮腫	低濃度でも発症	30～40年	極めて予後不良	全例石綿健康被害救済法の対象となる。
石綿肺	高濃度曝露	10年以上	呼吸障害が緩徐に進行	他の石綿関連疾患を合併することがある。
石綿肺癌	高濃度曝露	30～40年	予後不良	胸膜プラークの有無等で原発性肺癌と鑑別する。
びまん性胸膜肥厚	高濃度曝露	15～30年	呼吸障害が緩徐に進行	多くが良性石綿胸水に続発する。
良性石綿胸水	高濃度曝露	12～30年	単独では予後良好	円形無気肺を高率に合併する。
胸膜プラーク	低濃度でも発症	15～30年	単独では予後良好	石綿曝露の指標となる。

表3　石綿肺の臨床的診断基準（文献2より引用）

① 職業性アスベスト曝露がある。
② 胸部X線写真で下肺野を中心に不整形陰影がある。
③ 拘束性肺機能障害
④ 両側肺底部に吸気時に fine crackles を聴取
⑤ 他の類似疾患やアスベスト以外の原因物質による疾患を除外する。
このうち①、②、⑤は必須

〈参考文献〉

1. Hillerdal G. Pleural plaques and risk for bronchial carcinoma and mesothelioma. A prospective study. Chest. 1994;105（1）:144-50.
2. 岸本 卓．アスベスト肺の診断．日本内科学会雑誌．2007;96（9）:2032-8.

正解　a

I. 気道・肺疾患　10. 肺循環障害

実践問題 49

肺動脈性肺高血圧症を誘発すると考えられる薬物を2つ選びなさい。

a. フェンフルラミン
b. メトクロプラミド
c. ダサチニブ
d. イマチニブ
e. ラミブジン

解説

a. アミノレックスやフェンフルラミンは海外で使用されていた食欲抑制薬であるが、肺動脈性肺高血圧症（PAH）を誘発することが知られている。PAHは若年女性に比較的多いが、食欲抑制薬の主要な購買層でもあり、個人的に輸入した健康食品やサプリメントに関しても詳しく問診する必要がある。なお、フェンフルラミンと類似した構造を持つ覚醒剤アンフェタミンでもPAH誘発の可能性が示唆されている。

b. ドパミン受容体拮抗薬であり、主に制吐薬として使用される。PAHを誘発するという報告はみられない。

c. PAHを発生させる可能性があり、その頻度は0.45％という報告がある。また、ダサチニブを中止しても血行動態は必ずしも完全には回復しないと報告されている[1]。

d. ダサチニブと同様に慢性骨髄性白血病などの治療薬だが、PAHを発生させるという報告はなく、むしろPAHの治療薬として期待されたこともある薬剤である[2]。

e. 逆転写酵素阻害薬であり、B型肝炎やHIV感染症の治療薬として用いられる。肝炎ウイルス治療薬としてはインターフェロンが、HIV感染症においては疾患そのものがPAHと関与していることを示唆する報告があるが、ラミブジンによる薬剤性のPAHと考えられる報告はない。

POINT!

2013年にフランスのニースで開催された第5回肺高血圧ワールドシンポジウムではPAHは以下のように分類されている（表）。

上記の薬物および毒物に起因するPAHの原因物質については未だ不明なものも多いが、PAH診断にあたっては健康食品やサプリメントの使用歴、ダサチニブやインターフェロンの使用歴、覚醒剤乱用歴などを丁寧に聴取する必要がある。

表　PAHの分類

1. 特発性肺動脈性肺高血圧症
2. 遺伝性肺動脈性肺高血圧症
2.1 BMPR2
2.2 ALK1, endoglin
（遺伝性出血性毛細血管拡張症合併あるいは非合併）
2.3 不明
3. 薬物および毒物に起因するもの
4. 他の疾患に関連するもの
4.1 結合組織病
4.2 HIV感染症
4.3 門脈圧亢進症
4.4 先天性心疾患
4.5 住血吸虫症

正解　a、c

関連問題 49

肺高血圧症を合併しやすい呼吸器疾患を、次のうちから3つ選びなさい。

a. 原発性肺扁平上皮癌
b. 気管支喘息
c. COPD
d. 特発性肺線維症
e. 睡眠時無呼吸症候群

関連問題の解説

a. 呼吸器疾患に伴う肺高血圧症（ニース分類：第3群）は多くの場合、肺血管床の減少や低酸素血症に依る血管攣縮、リモデリングが肺動脈圧上昇の共通した機序となる。肺血管床は予備血管床が多く、局所的な肺病変単独で直ちに肺高血圧症を発症することはないと考えられる。

b. 日本国内のデータを対象に解析された報告で、呼吸器疾患による肺高血圧症393例中、84％がCOPD、間質性肺疾患、気腫合併肺線維症を基礎疾患としていた[3]。肺高血圧症を伴うほどの重症気管支喘息の報告は多くない。

c. 上記の通り、COPDに伴う肺高血圧症はしばしばみられるが、比較的軽症のものが多い。しかし、中には平均肺動脈圧が35〜40 mmHgを超えるほどの重症例も存在し、病態や酸素療法以外の治療適応の面で注目されている。

d. b. での解説の通り、間質性肺疾患に伴う肺高血圧症は日常臨床で散見される。低酸素血症を呈する場合には酸素療法を考慮するが、明らかな予後改善効果は証明されていない。血管拡張療法の適応を判断するためにも肺動脈性肺高血圧症との鑑別が問題となることがある。

e. 睡眠呼吸障害に伴う肺高血圧症は、ニース分類でも呼吸器疾患に伴う肺高血圧症（第3群）として記載されている。睡眠中の低酸素血症によって肺血管攣縮が起こり、全肺血管抵抗の上昇、肺動脈圧の上昇をきたす。また、上気道の閉塞に伴う閉塞性睡眠時無呼吸の場合には、吸気努力により胸腔内圧が著しく陰圧になり、静脈還流量の増加、右心系の前負荷増大をきたすと考えられる。このような血行動態の変化が肺高血圧に至るメカニズムとして考えられ、高度肥満に伴って肺高血圧、右心不全が進行すればいわゆるPickwick症候群を呈すると思われる。

〈参考文献〉

1. David Montani, Emmanuel Bergot, Sven Günther et al. Pulmonary arterial hypertension in patients treated by dasatinib. Circulation 2012;125:2128-2137.
2. Marius M. Hoeper, Robyn J. Barst, Robert C. Bourge et al. Imatinib mesylate as add-on therapy for pulmonary arterial hypertension: results of the randomized IMPRES study. Circulation 2013;127:1128-1138.
3. Nobuhiro Tanabe, Hiroyuki Taniguchi, Ichizo Tsujino et al. Current trends in the management of pulmonary hypertension associated with respiratory disease in institutions approved by the Japanese Respiratory Society. Respir Investig 2014;52:167-172.

正解　c、d、e

I. 気道・肺疾患　10. 肺循環障害

実践問題 50

肺動脈性肺高血圧症患者において、発現が低下していると考えられるものを3つ選びなさい。

a. 内皮型一酸化窒素合成酵素（eNOS）
b. 可溶性グアニル酸シクラーゼ（sGC）
c. エンドセリン1（ET-1）
d. ホスホジエステラーゼ5（PDE-5）
e. プロスタグランジンI_2（PGI_2）

解説

a. eNOS（endothelial nitric oxide synthase）は血管拡張因子である一酸化窒素（nitric oxide：NO）の産生に寄与する。NOは細胞内のsGC（soluble guanylate cyclase）を活性化させ、GTP（グアノシン三リン酸）からcGMP（環状グアノシン一リン酸）を生成する。cGMPはプロテインキナーゼGを活性化することで、平滑筋の収縮に関与するカルシウムイオンの細胞内流入が抑制されるため、結果として血管平滑筋は弛緩して血管拡張が得られると考えられる。肺動脈性肺高血圧症（PAH）の患者では血管拡張因子であるeNOSの発現は低下している。

b. a.での解説通り、PAHの患者ではNOの産生は低下しており、したがってsGCの発現も低下している。

c. ET-1（endothelin-1）はET受容体に結合して血管収縮を起こし、平滑筋増殖作用を持つ。PAH患者ではET-1の発現亢進がみられる。

d. PDE-5（phosphodiesterase-5）はcGMPを分解することで血管平滑筋の収縮に寄与するが、PAHの患者ではPDE-5の増加が病態の一因として考えられている[1]。

e. PGI_2即ちプロスタサイクリンは、アデニル酸シクラーゼを介してATP（アデノシン三リン酸）をcAMP（環状アデノシン一リン酸）に変換し、細胞内へのカルシウムイオン流入やトロンボキサンA_2生成を抑制することで、血管平滑筋を弛緩させる。PAHの患者ではPGI_2合成酵素の発現低下によるPGI_2の低下が認められる。

POINT!

近年はPAHの治療薬が多く開発されているが、作用機序別に整理して理解することが重要と考えられる（表）。

投与経路としては上記の通り、エポプロステノールやトレプロスチニル、イロプロストなどのPGI_2アナログで特徴的なものが多い。

表

| ・プロスタサイクリンアナログ |
| エポプロステノール（持続静注） |
| トレプロスチニル（持続静注・持続皮下注） |
| ベラプロスト |
| セレキシパグ |
| イロプロスト（吸入） |
| ・エンドセリン受容体拮抗薬 |
| ボセンタン |
| アンブリセンタン |
| マシテンタン |
| ・PDE-5阻害薬 |
| シルデナフィル |
| タダラフィル |
| ・sGC刺激薬 |
| リオシグアト |

正解　a、b、e

関連問題 50

肺動脈性肺高血圧症患者において、初回治療を導入する際、第一選択薬として不適切と考えられる薬剤を2つ選びなさい。

a. ボセンタン
b. リオシグアト
c. マシテンタン
d. ベラプロスト
e. タダラフィル

関連問題の解説

a. エンドセリンではエンドセリンA、エンドセリンBという2種類の受容体が認められているが（ET_A、ET_B）、ET_A受容体は血管平滑筋に発現し、血管収縮と血管平滑筋細胞の遊走・増殖に関与する。ET_B受容体は健常人においては血管内皮に多く発現し、NOの産生などを通じ代償的に血管拡張反応を引き起こす。ET_B受容体はPAHにおいては血管平滑筋での発現が増え、血管収縮と血管平滑筋細胞の増殖に関連するようになる。ボセンタンはET_A、ET_B非選択性の拮抗薬であるが、上記の機序により血管拡張作用を発揮する。肝障害やPDE-5阻害薬の血中濃度を低下させる点などに留意が必要だが、比較的使用しやすい薬剤であり他剤との併用で第一選択として使用されるケースは多い。ただし、近年はマシテンタンが使用されるケースが増えてきている。

b. リオシグアトはsGC刺激薬として初めて使用可能になった薬剤であり、2014年に慢性血栓塞栓性肺高血圧症に対して、2015年にPAHに対して保険適応となった。偽薬と比較して有意な運動耐用能および血行動態の改善効果が示されている[2]。新規作用機序の薬剤であり効果が期待されるが、低血圧をきたす危険があるため慎重に漸増する必要がある点、頭痛のコントロールにしばしば難渋する点、1日3回の内服が必要な点などから、第一選択薬とされることは稀と考えられる。

c. a.で解説のボセンタンと同様にET_A、ET_B非選択性の拮抗薬であり、2015年に保険適応となった。臨床症状悪化までの期間を延長することが示されており[3]、他剤との薬剤相互作用が少ないこと、重篤な副作用の発現率も多くないことから、近年はエンドセリン受容体拮抗薬の中でも優先して処方されるケースが目立つ。

d. 1999年に保険適応となったPGI_2アナログである。2007年に徐放製剤が発売されている。血行動態改善効果が大きくないとされ、米国での治験では短期的な運動耐用能改善は認めたが、長期的には改善効果が減退したという結果であったため、PAHに対する承認は得られていない。このような経緯があり、効果の面での懸念や副作用の頭痛で悩まされるケースも多いことから近年は第一選択薬とされることは稀である。

e. 2009年に保険適応となった長時間作用型のPDE-5阻害薬である。頭痛などの副作用マネージメントに難渋することはあるが、血中濃度が安定しており分1投与である点なども評価され、しばしば初回治療導入の際に選択される薬剤である。

〈参考文献〉

1. Haning H, Niewöhner U, Bischoff E. Phosphodiesterase type 5 (PDE5) inhibitors, in King FD, Oxford AW (eds). Progress in Medical Chemistry, 41. Elsevier Science B.V., 2003, pp249-307.
2. Hossein-Ardeschir Ghofrani, M.D., Nazzareno Galiè, M.D., Friedrich Grimminger, M.D. et al. Riociguat for the treatment of pulmonary arterial hypertension. N Engl J Med 2013;369:330-40.
3. Tomás Pulido, M.D., Igor Adzerikho, M.D., Richard N. Channick, M.D. et al. Macitentan and morbidity and mortality in pulmonary arterial hepertension. N Engl J Med 2013;369:809-18.

正解 b、d

一般問題　各論
I. 気道・肺疾患　　10. 肺循環障害

砂金秀章

実践問題 51

右→左シャントをきたす疾患として、誤っているものを1つ選びなさい。

a. 肺動静脈瘻
b. 肺分画症
c. 無気肺
d. 肝肺症候群
e. ARDS

解説

a. 肺動静脈瘻は、肺内で肺動脈と肺静脈が短絡をきたす疾患である。多くは先天性で、そのうち一部は遺伝性出血性毛細血管拡張症（hereditary hemorrhagic telangiectasia：HHT、別名オスラー病）の一症状として出現する。右→左シャントをきたす。

b. 肺分画症は先天異常で、正常気管支や肺動脈と交通のない分画肺が存在する異常である。分画肺には大動脈から動脈血が供給され、分画肺が肺葉内に存在する肺葉内肺分画症では主に肺静脈に還流し左→右シャント、肺葉外に存在する肺葉外肺分画症では奇静脈等に還流し左→右シャントをきたす。肺葉内分画症は分画肺内に感染をきたすことが多く、手術適応とされる。

c. 無気肺は何らかの原因で肺の一部が虚脱し含気が低下した状態である。ガス交換効率が低下し、右心から拍出された血液が酸素化されないまま左心に還流するため右→左シャントをきたす。

d. 肝肺症候群は、肝硬変などの慢性肝疾患を基礎疾患としてもつ症例でみられ、①門脈圧亢進症②低酸素血症③肺内血管拡張を三主徴とする症候群である。肝肺症候群では機序不明の肺毛細血管の拡張によって、ガス交換が不十分となり、右→左シャントをきたす。

e. ARDSでは、肺胞の炎症・浮腫によってガス交換が障害されるため、無気肺と同様に右→左シャントをきたす。

POINT!

臨床で問題となる低酸素血症の原因としては、①肺胞低換気、②換気血流比不均等、③拡散障害、④シャント（右→左シャント）の四つがあり、通常これらが混合していることが多い[1]。このうちシャントは様々な肺疾患で生じるが、酸素吸入による改善が乏しいことが特徴である。代表的な疾患を表に示す。

表　右→左シャントを生じる疾患（文献1より引用）

- 肺動静脈瘻
- 心内右左シャント
- 肺胞内の充満（無気肺、肺炎）
- 肺胞の虚脱（無気肺）
- 肺内毛細血管の拡張（肝肺症候群）

正解　b

関連問題 51

肺性心でみられない所見を1つ選びなさい。

a. 胸部X線写真で左第2弓の突出
b. 心電図で肺性P波
c. 心エコーで心室中隔奇異性運動
d. 右心カテーテル検査で安静時平均肺動脈圧 15 mmHg
e. 第Ⅱ肋間胸骨左縁で拡張早期雑音を聴取

関連問題の解説

a. 肺疾患による右心負荷が進行すると、右室肥大・拡大が起こり、肺動脈の挙上により左第2弓の突出が起こる。さらに進行すると左第4弓の突出が起こるが、肺の過膨張をきたすCOPDではこれらの初見は認められないこともある[2]。
b. P波の先鋭化・増高は高度の右房負荷を示す所見であり、肺性心でみられる。
c. 心室中隔奇異性運動とは心エコーにおいて右心系の容量負荷・圧負荷によって心室中隔が収縮時に右室側、拡張期に左室側に偏位する所見であり、肺性心でみられることがある。
d. 安静時平均肺動脈圧が 25 mmHg を超えることが肺高血圧症の診断に必須であり[3]、呼吸器疾患による右心負荷という肺性心の定義からは外れる。
e. 肺動脈閉鎖不全により、拡張期逆流性雑音（Graham Steel 雑音）が聴取される。肺性心では他に三尖弁閉鎖不全により、吸気時に増強する汎収縮期雑音（Rivero-Carvallo 徴候）が聴取される。

POINT!

肺性心（cor pulmonale, pulmonary heart disease）は呼吸器系の異常による心疾患である。20世紀前半に提唱された古い疾患概念であり、診断法の進歩に伴いその定義や診断基準は変遷してきたが、現在では1973年のNYHAの診断基準委員会において「一次性に肺，肺血管または肺内ガス交換を傷害し、肺高血圧をきたす疾患プロセスがあり、右室拡大または右室不全が起こること」と定義されている[4]。

病態としては肺組織の破壊に伴う肺血管床の減少、低酸素血症とアシドーシスが肺血管抵抗を増大し、肺高血圧を介して右心負荷となり心臓の障害をひき起こすというプロセスが考えられている[4]。

本邦では原因となる肺疾患として肺結核後遺症が最多であったが減少傾向であり、近年はCOPDによるものが増加傾向である。

治療は在宅酸素療法（HOT）、種々の血管拡張薬療法がなされるが、肺高血圧を引き起こしている基礎疾患の治療が最も肝要である。

〈参考文献〉

1. 特定非営利活動法人 日本緩和医療学会 In 緩和医療ガイドライン作成委員会 編. がん患者の呼吸器症状の緩和に関するガイドライン. 2011年版. 東京. 金原出版. 2011.
2. 藤本 繁, 藤井 達, 栗原 直. 4.診断のための検査と所見 1）血液検査, 胸部X線, ECG. 日本内科学会雑誌. 1993;82（6）:805-10.
3. 日本循環器学会器学会，他. 肺高血圧症治療ガイドライン（2012年改訂版）. http://www.j-circ.or.jp/guideline/pdf/JCS2012_nakanishi_h.pdf 2012.
4. 半田 俊之介. 主要疾患の歴史 肺性心. 日本内科学会雑誌. 2002; No. 3: 917-922.

正解 d

一般問題 各論
I. 気道・肺疾患　11. 呼吸器新生物
栗野暢康

実践問題 52

肺癌についての以下の記載のうち、誤っているものを2つ選びなさい。

a. 喫煙以外にアスベスト、ヒ素、ニッケル、大気汚染が肺癌のリスクとなる。
b. 肺腺癌のうちALK融合遺伝子陽性は20％程度存在する。
c. 肺腺癌と他臓器原発の腺癌との鑑別にはCD7、CD20、TTF-1、Napsin Aによる免疫染色が有用である。
d. 内視鏡的早期肺癌の診断基準には、病巣の各辺が2 cm以下であり扁平上皮癌であることが含まれる。
e. 切除不能肺癌に対する化学療法は、PS 0-2までの患者にのみ適応となる。

解説

a. 喫煙以外にも職業的曝露（アスベスト、ヒ素、ニッケル、クロム酸）や大気汚染（PM2.5）などが肺癌のリスク因子となる。
b. ALK融合遺伝子陽性は肺腺癌の約5％と報告されており、EGFR遺伝子変異とは排他的であることが多い。EGFR遺伝子変異陽性の頻度は本邦が海外よりも高いが、ALK融合遺伝子陽性の頻度は本邦と海外で同程度である。ALK転座を有する肺腺癌は粘液産生型であり、特に印環細胞や篩状増生がみられる点が特徴である。
c. 肺腺癌ではCD7、TTF-1、Napsin Aが陽性、CD20は陰性を示すことが多い。肺以外の他臓器が原発である腺癌とは、これらの免疫染色の所見をもとに鑑別がなされる。
d. 内視鏡的早期癌の診断基準は臨床的基準（胸部X線写真が正常、リンパ節や遠隔転移がない）と内視鏡的基準に分けられる。後者については、1. 気管から亜気管支までに限局する、2. 末梢辺縁が内視鏡で可視できる、3. 病巣の各辺が2 cm以下である、4. 扁平上皮癌である、の4つにより定義されている。内視鏡的早期癌は光線力学的治療（PDT）や気管支腔内照射が適応となる。
e. 切除不能肺癌に対する化学療法は、一般的にPS 0-2の患者が適応となる。しかし、EGFRエクソン19の欠失またはL858R変異陽性の非小細胞非扁平上皮癌と小細胞癌についてはPS 3以上であっても治療適応となりうる。前者は細胞障害性抗癌剤の適応はないものの、ゲフィチニブ投与で良好な奏効率、PSの改善が示されており、2016年の肺癌診療ガイドラインでもグレードC1とされている。後者はPSの悪化が小細胞癌によるものであれば、化学療法によりPSの改善が見込まれるため推奨グレードBとされている。

POINT!

呼吸器新生物、特に肺癌の分野は内容が幅広く、かつ検査方法や治療法が頻繁に更新されている。このため、日本肺癌学会が発行している肺癌診療ガイドラインや英語論文などの最新情報を常に確認しなければならない。本書では主に肺癌に関する基本知識と、本書刊行時点での最新の話題を取り上げる。

正解　b、e

関連問題 52-1

肺癌の発症に関連する遺伝子変異について、誤っているものを2つ選びなさい。

a. *KRAS*
b. MET
c. *BRAF*
d. CD20
e. *bcr/abl*

関連問題 52-1 の解説

a～e. 肺癌の発症に関連する遺伝子変異はドライバー遺伝子変異と呼ばれ、ここ数年で急速な進歩を遂げている。有名な遺伝子変異としては、すでに分子標的薬が販売されている EGFR、ALK、ROS1 が挙げられるが、その他に *KRAS*、MET、*ERBB2*（*HER2*）、BRAF、RET、*PIK3CA* などが知られている。これらの遺伝子異常に対する分子標的薬が次々と開発されており、現在臨床試験中の薬剤も多い。
　CD20 は B 細胞性悪性リンパ腫に特徴的な表面マーカーであり、*bcr/abl* は慢性骨髄性白血病の診断に有用な融合遺伝子である。

関連問題 52-2

肺癌の検査、治療に関して誤っているものを1つ選びなさい。

a. ALK 遺伝子検査法では IHC 法、FISH 法、RT-PCR 法のうち、少なくとも2つ以上の方法により ALK 融合遺伝子の存在を確認することが勧められる。
b. 臨床病期 I 期非小細胞肺癌で、外科切除が可能であるが肺葉以上の切除が不可能な患者には、縮小切除を行うことを考慮してもよい。
c. 臨床病期 IIIA 期 N2 非小細胞肺癌の診断は、組織学的に確認するよう勧められる。
d. 切除不能 III 期非小細胞肺癌に化学放射線療法を行う場合、74 Gy の高線量照射を行うよう勧められる。
e. 切除可能な臨床病期 T3-4、N0-1 の肺尖部胸壁浸潤癌に対しては、術前化学放射線療法を施行後に外科治療を行うよう勧められる。

関連問題 52-2 の解説

2016年版の肺癌診療ガイドライン[1]を参考、一部抜粋した。
a. IHC 法、FISH 法、RT-PCR 法にはそれぞれ長所と短所があり、1つの検査のみでは確実性に欠ける。このため、これらの検査法を組み合わせて最終判断することが推奨されている。なお、アレクチニブの使用にあたっては FISH 法と IHC 法の両方で ALK 融合遺伝子の存在を確認するよう、添付文書に記載されている。
b. 縮小手術に関する大規模試験は行われておらず、エビデンスレベルは低い。しかし、低肺機能患者に対しては施行を考慮してもよいとされている（グレード C1）。現在、臨床病期 I-II 期非小細胞肺癌で外科切除可能な患者に対する術式は肺葉以上の切除が推奨されているが、縮小手術に関する臨床試験結果が間もなく発表される予定であり、推奨が変更となる可能性がある。
c. 画像検査で診断された臨床病期 N2 は overdiagnosis が多く存在する。根治手術の機会を逃さないため、N2 リンパ節の組織学的診断が推奨されている。
d. III 期非小細胞肺癌に対する化学放射線療法に関する標準線量（60 Gy）と高線量（74 Gy）の比較試験の結果、高線量では局所再発リスクと死亡リスクを有意に上昇させることが示された。このため、高線量照射は行わないよう勧められている。
e. 2つの第 II 相試験の結果、T3-4、N0-1 の肺尖部胸壁浸潤癌に対しては術前化学放射線療法を施行後の外科治療が良好な成績を示しており、実施が推奨されている。

〈参考文献〉
1. EBM の手法による肺癌診療ガイドライン　悪性胸膜中皮腫・胸腺腫瘍を含む 2016 年度版　日本肺癌学会. 金原出版.

正解　52-1：d、e　　52-2：d

一般問題 各論
I. 気道・肺疾患　11. 呼吸器新生物

粟野暢康

実践問題 53

EML4-ALK（echinoderm microtubule associated protein like 4）融合遺伝子のチロシンキナーゼ阻害薬（ALLK-TKI）はどれか、正しいものを2つ選びなさい。

a. クリゾチニブ
b. デノスマブ
c. オマリズマブ
d. オシメルチニブ
e. アレクチニブ

解説

a. 最初に発売されたALK（anaplastic lymphoma kinase）-TKI（tyrosine kinase inhibitor）である。ALKだけでなく、c-MET、ROS1に対するキナーゼ阻害活性作用も有するmulti-target drugである。
b. RANKリガンド（RANKL）に対するモノクローナル抗体である。RANKL経路を介した破骨細胞の形成、活性、生存を抑制し、骨破壊による病的骨折などの骨関連事象の発現を抑制する。低カルシウム血症や顎骨壊死などの副作用がある。
c. IgEに対するモノクローナル抗体であり、難治性の気管支喘息に適応となる。
d. EGFR-TKIに対する耐性機序のひとつである、EGFR-T790M変異を有する症例に適応となる。EGFR-TKI治療中の獲得耐性のうち、約50～60％がT790M変異によるものと報告されている。1次治療における有用性も示された。
e. クリゾチニブに続いて登場したALK-TKIであり、ALKキナーゼに対して非常に高い選択性を有する。第III相試験でアレクチニブがクリゾチニブよりも無増悪生存期間が長いことが示された。

POINT!

肺癌分野における新薬の開発が目覚ましい。特に分子標的薬、免疫チェックポイント阻害剤は今後急速に研究、臨床応用が進むと期待されている。表に肺癌に用いられる主な新薬と標的部位の関係をまとめた（この中にはまだ本邦で肺癌に対して承認されていない薬剤もある）。

表　肺癌に用いられる主な新薬と標的部位の関係（2017年時点で保険未収載の薬剤も含む）

標的部位	
分子標的薬	
EGFR	ゲフィチニブ、エルロチニブ、アファチニブ、オシメルチニブ
ALK	クリゾチニブ*、アレクチニブ、セリチニブ
ROS1	クリゾチニブ*
VEGF	ベバシズマブ
VEGFR	ラムシルマブ
RANKL	デノスマブ
RET	バンデタニブ*、カボザンチニブ*
BRAF V600	ダブラフェニブ、トラメチニブ
免疫チェックポイント阻害剤	
PD-1	ニボルマブ、ペムブロリズマブ
PD-L1	アテゾリズマブ、デュルバルマブ
CTLA-4**	イピリムマブ

* multi-target drug
** cytotoxic T lymphocyte associated protein 4

正解　a、e

関連問題 53-1

次の標的分子と治療薬の関係で誤っているものを1つ選びなさい。

a. VEGF‥ラムシルマブ
b. EGFR‥アファチニブ
c. EML4-ALK‥セリチニブ
d. PD-1‥ニボルマブ
e. VEGF‥ベバシズマブ

関連問題 53-1 の解説

a. ラムシルマブは VEGF（vascular endothelial growth factor）受容体（vascular endothelial growth factor receptor：VEGFR）に対するモノクローナル抗体であり、VEGF の結合を阻害することで血管新生を遮断する。遺伝子変異を有さない非小細胞非扁平上皮癌における二次治療以降で、ドセタキセルにラムシルマブを追加することで無増悪生存期間の延長が期待できる。発熱性好中球減少症の頻度が増加する。

b. ゲフィチニブ、エルロチニブに続いて発売された EGFR（epidermal growth factor receptor）-TKI である。従来の EGFR-TKI と同程度の効果を示すが、下痢や皮疹が高頻度に出現する。

c. クリゾチニブ、アレクチニブに続いて登場した ALK-TKI である。プラチナ製剤と比較したデータはないものの、クリゾチニブ既治療の ALK 陽性肺癌に対して良好な効果を示した。その後適応拡大され、1次治療薬として承認された。

d. PD-1（programmed cell death 1）に対するモノクローナル抗体。ペムブロリズマブと同様、PD-1 と PD-L1 の結合を阻害することで活性化 T 細胞の働きを改善させる。

e. ベバシズマブは VEGF（血管内皮増殖因子）に対するモノクローナル抗体である。VEGF-A に結合し、腫瘍の微小血管の退縮による増殖抑制効果や腫瘍血管新生の阻害による転移抑制効果を示す。

関連問題 53-2

ROS1 遺伝子転座陽性の非小細胞肺癌に対して有効性が報告されている薬剤を1つ選びなさい。

a. アテゾリズマブ
b. アレクチニブ
c. バンデタニブ
d. クリゾチニブ
e. オシメルチニブ

関連問題 53-2 の解説

a. 新規の免疫チェックポイント阻害剤であり、PD-L1 に対するモノクローナル抗体である。非小細胞肺癌、小細胞肺癌を含む多数の癌種で臨床試験が行われている。

b. ALK-TKI のひとつで ALK キナーゼに対して非常に高い選択性を有する。クリゾチニブと異なり、ROS1 遺伝子転座陽性例に対する効果はない。

c. 血管内皮増殖因子受容体2（VEGFR2）、上皮増殖因子受容体（EGFR）および Rearranged during Transfection（RET）などの各チロシンキナーゼを標的とした multi-target drug である。2017年6月現在、根治切除不能な甲状腺髄様癌のみに適応となっている。RET 融合遺伝子陽性肺癌に対する効果も報告されている。

d. クリゾチニブは米国を中心とした臨床試験と東アジアを中心とした臨床試験でともに良好な効果を示しており（奏功割合約70％）、日本のガイドラインでも ROS1 陽性の非小細胞非扁平上皮癌への投与が推奨されている。

e. EGFR-T790M 変異陽性例に適応となる分子標的薬である。ROS1 遺伝子転座陽性例に対する効果はない。

正解 53-1：a 53-2：d

一般問題　各論
I. 気道・肺疾患　11. 呼吸器新生物　　　栗野暢康

実践問題 54　間質性肺炎合併肺癌に使用禁忌の抗癌剤はどれか、正しいものを2つ選びなさい。

a. ドセタキセル
b. ゲフィチニブ
c. アムルビシン
d. ペメトレキセド
e. ベバシズマブ

解説

肺癌に対して用いられる抗癌剤のうち、添付文書上間質性肺炎を合併している患者への投与が禁忌とされているのはイリノテカン、ゲムシタビン、アムルビシンである。慎重投与となっている抗癌剤、分子標的薬は数多く、ペメトレキセド、ビノレルビン、ドセタキセル、パクリタキセル、nab-パクリタキセル、TS-1、ノギテカン、ゲフィチニブ、エルロチニブ、アファチニブ、オシメルチニブ、クリゾチニブ、アレクチニブ、セリチニブが挙げられる。また、免疫チェックポイント阻害剤であるニボルマブとペムブロリズマブも慎重投与と記載されている。

a〜e. 選択肢のうち、cは間質性肺炎合併患者への投与禁忌となっているが、その他の薬剤で禁忌のものはない。しかし、ゲフィチニブは添付文書上は慎重投与となってものの、日本人においては間質性肺炎発症のリスクが高いため、原則禁忌として扱うべきという考えが多い。このため解答はbを追加した。

POINT!

間質性肺炎は肺癌の合併頻度が高く、特に特発性肺線維症では10〜30%の高頻度で肺癌を合併し、扁平上皮癌の割合が若干高い。

間質性肺炎合併肺癌の予後は非合併例に比べて悪い。その原因としては低肺機能のため根治手術が困難である場合がある点、化学療法や放射線療法が実施できない場合がある点、治療中に間質性肺炎が急性増悪し致命的となる場合がある点などが挙げられる。

肝機能障害、腎機能障害合併肺癌の治療に際しても注意が必要である。薬剤ごとに代謝、排泄臓器が異なるため、クレアチニンクリアランス、血清ビリルビン、AST、ALT値を参考に薬剤の減量、中止を検討する必要がある。また、肝機能評価の際は肝炎ウイルスの確認を行う。B型肝炎の既往がある場合は化学療法によりウイルスが再活性化する恐れがあるため、「免疫抑制・化学療法により発症するB型肝炎対策ガイドライン」に従い、化学療法開始前からの核酸アナログの投与が検討される。

〈参考文献〉

1. Sato T, Teramukai S, Kondo H et al. Impact and predictors of acute exacerbation of interstitial lung diseases after pulmonary resection for lung cancer. J Thorac Cardiovasc Surg. 147: 1604-1611. 2014.
2. Kenmotsu H1, Naito T, Kimura M et al. The risk of cytotoxic chemotherapy-related exacerbation of interstitial lung disease with lung cancer. J Thorac Oncol. 6: 1242-6. 2011.
3. Iwata T, Yoshida S, Fujiwara T et al. Effect of Perioperative Pirfenidone Treatment in Lung Cancer Patients With Idiopathic Pulmonary Fibrosis. Ann Thorac Surg. 102: 1905-1910. 2016.

正解　b、c

関連問題 54-1

間質性肺炎合併肺癌と薬剤性肺障害について、誤っているものを1つ選びなさい。

a. 血清 KL-6 高値は間質性肺炎の術後急性増悪発症のリスク因子である。
b. CT 画像上の通常型間質性肺炎（UIP）パターンは non-UIP パターンと比較し、化学療法に伴う急性増悪のリスクが高い。
c. 血管内皮増殖因子阻害薬は間質性肺炎合併肺癌に対して投与禁忌である。
d. EGFR チロシンキナーゼ阻害薬を投与する際は前治療の内容を確認する。
e. 特発性肺線維症（IPF）合併肺癌において、ピルフェニドンの周術期投与は術後の IPF 急性増悪を予防する可能性がある。

関連問題 54-1 の解説

a. 本邦における後ろ向きコホート研究の結果、男性、術前ステロイド投与、血清 KL-6 高値（＞1000 U/mL）、%VC 低下（＜80%）、急性増悪の既往、画像上の UIP パターン、肺切除量（区域切除以上）が術後急性増悪発症のリスク因子として同定された[1]。
b. 本邦における後ろ向き研究で、UIP パターンは non-UIP パターンよりも化学療法に伴う間質性肺炎急性増悪のリスクが高いことが報告されている[2]。
c. 添付文書上、血管内皮増殖因子阻害薬（ベバシズマブ、ラムシルマブ）による間質性肺炎の発症率は 0.4〜1.7%である。慎重投与や禁忌には指定されておらず、比較的安全に使用可能と認識されている。
d. EGFR チロシンキナーゼ阻害薬による間質性肺炎発症のリスク因子として、PS 2 以上の全身状態不良、喫煙歴、間質性肺炎合併、男性、CT 画像上の正常肺占有率が低い、などが挙げられている。また、2016 年にはニボルマブによる前治療歴がある患者に EGFR チロシンキナーゼ阻害薬を投与した際、重篤な間質性肺疾患を発症した症例が報告された。EGFR チロシンキナーゼ阻害薬投与時は前治療内容の確認が重要である。
e. 本邦における臨床試験の結果、IPF 合併肺癌におけるピルフェニドン周術期投与の安全性と術後の IPF 急性増悪予防効果が示唆された[3]。

関連問題 54-2

腎機能障害合併肺癌の治療において、投与量の減量または使用中止が推奨されている抗癌剤として、誤っているものを1つ選びなさい。

a. シスプラチン
b. TS-1（テガフール・ギメラシル・オテラシル）
c. ペメトレキセド
d. ベバシズマブ
e. エトポシド

関連問題 54-2 の解説

腎機能障害合併肺癌の治療において、投与量の減量、または使用中止が推奨されている抗癌剤としてはシスプラチン、カルボプラチン、ペメトレキセド、エトポシド、ノギテカン、TS-1、クリゾチニブなどが挙げられる。腎排泄率が少なく、減量不要とされる抗癌剤としては、パクリタキセル、ドセタキセル、ゲムシタビン、イリノテカン、ビノレルビン、アムルビシン、ゲフィチニブ、エルロチニブ、ベバシズマブなどがある。

a. シスプラチンによる腎障害は有名である。一般的にクレアチニンクリアランス（creatinine clearance：CrCl）50 mL/min 未満の時に減量が推奨される。
b. CrCl 40〜60 mL/min で一段階減量、30〜39 mL/min で二段階減量、30 mL/min 未満では中止する。
c. CrCl 45 mL/min 未満では安全性が確立されていないため、使用しないことが望ましい。
d. ベバシズマブの副作用として蛋白尿が有名である。しかし、腎排泄率は少なく腎機能低下者においても減量は不要とされている。
e. CrCl 50 mL/min 未満では減量が推奨されている。

正解　54-1：c　54-2：d

一般問題　各論
I. 気道・肺疾患　11. 呼吸器新生物

粟野暢康

実践問題 55

肺癌取り扱い規約第8版および2015年刊行のWHO分類第4版における肺癌の臨床、病理分類について、誤っているものを1つ選びなさい。

a. 部分充実型病変のcTNM分類におけるT因子は、病変全体径から判定する。
b. Atypical adenomatous hyperplasia（異型腺腫様過形成）は肺腺癌におけるPreinvasive lesions（前浸潤性病変）に分類される。
c. Adenocarcinomaは増殖パターンから5つに分類される。
d. 所属リンパ節でない遠隔のリンパ節転移は、単発ならばM1b、多発ならばM1cと判定する。
e. 扁平上皮癌の鑑別にはp40、p63、CK5/6による免疫染色が有用である。

解説

a. cTNM（clinical TNM）分類のT因子の評価は非常に複雑である。病変をCTの吸収値の差から充実成分とすりガラス成分に分け、その組み合わせのパターンからすりガラス型、部分充実型、充実型の3型に分類する。部分充実型病変では充実成分径≦ 0.5 cmかつ病変全体径≦ 3 cmの場合T1miとなり、病変全体径にかかわらず充実成分径が0.5 cm、1 cm、2 cmより大きい場合にそれぞれT1a、T1b、T1cと判定される。
b. Preinvasive lesions（前浸潤性病変）にはAtypical adenomatous hyperplasiaとAdenocarcinoma in situ（上皮内腫瘍：腫瘍径3 cm以下で浸潤なし）が含まれる。後者はさらに粘液産生性と非産生性に分けられる。
c. 混合型腺癌の名称はなくなり、腺癌は5つの増殖パターン、即ちLepidic、Acinar（腺房状）、Papillary（乳頭状）、Micropapillary（微少乳頭状）、Solid（充実状）に亜分類され、優位なパターンを記載するように変更となった。
d. 肺癌の所属リンパ節は胸腔内（縦隔、肺門、肺葉、葉間、区域、亜区域）、前斜角筋、鎖骨上窩のリンパ節である。その他のリンパ節は遠隔転移と判定される。
e. 肺癌の組織型の鑑別には免疫染色が有用である。扁平上皮癌ではp40、p63、CK5/6が陽性となり、腺癌ではTTF-1、SP-A、Napsin Aが陽性となることが多い。

POINT!

2015年3月に肺癌の新しいWHO分類が刊行された。それを参考に肺癌取り扱い規約も第8版に更新され、特に肺腺癌の組織分類については大幅な変更がなされた。主な変更点は以下の5点である。

1. 細気管支肺胞上皮癌（bronchioloalveolar adenocarcinoma：BAC）は用いず、lepidic growthの用語を用いる。
2. 腫瘍径と浸潤の深さにより、上皮内癌（腫瘍径3 cm以下で浸潤なし）と微少浸潤癌（腫瘍径3 cm以下で浸潤径が5 mm以下）を区別する。
3. 混合型腺癌の用語は用いず、Adenocarcinomaは増殖パターンから5つ（Lepidic、Acinar、Papillary、Micropapillary、Solid）に分類し、優位なもので亜分類する。
4. mucinous BACは用いない。
5. 特殊型は浸潤性粘液腺癌、コロイド腺癌、胎児型腺癌、腸型腺癌に分けられる。

正解　a

関連問題 55

肺癌取り扱い規約第8版および2015年刊行のWHO分類第4版における肺癌の臨床、病理分類について、誤っているものを1つ選びなさい。

a. Lepidic adenocarcinoma は Minimally invasive adenocarcinoma（微少浸潤性腺癌）に分類される。
b. カルチノイドは核分裂像と壊死の有無により、定型と異型に分けられる。
c. CD7、CD20による免疫染色は大腸癌と肺腺癌との鑑別に有用である。
d. 小細胞癌の鑑別にはCD56、chromogranin A、synaptophysinが有用である。
e. 癌性リンパ管症は原発巣と同一肺葉内のみであればT3、同側の異なる肺葉にみられるものはT4、対側肺にみられるものはM1aと判定する。

関連問題の解説

a. Lepidic adenocarcinoma は Adenocarcinoma に分類される。Minimally invasive adenocarcinoma（微少浸潤性腺癌）は腫瘍径3cm以下の大きさで浸潤径が5mm以下の病変であり、粘液産生性と非産生性に分けられる。
b. カルチノイド腫瘍は神経内分泌分化を示し、円形から類円形の揃った核とやや好酸性の細胞質をもつ。2 mm^2〔約10 HPF（high-power field）〕あたりの核分裂像が2個未満で壊死を伴わなければ定型カルチノイド、2〜10個の核分裂像がみられるか、壊死像があれば異型カルチノイドと診断される。しかし、生検検体が小さいと評価は困難である。
c. 一般的に大腸癌はCK7陰性、CK20陽性であり、肺腺癌はCK7陽性、CK20陰性である。また、甲状腺癌はCK7、CK20、TTF-1のいずれも肺腺癌と同様の染色性を示すが、肺腺癌ではSP-A陽性、Napsin A陽性となるため鑑別が可能である。
d. 小細胞癌は比較的小型でN/C比の高い細胞からなり、核分裂像やアポトーシスが多くみられる。免疫染色ではCD56（NCAM）、chromogranin A、synaptophysinに陽性を示すことが多い。
e. 文章の通り。癌性リンパ管症と同様、副腫瘍結節（separate tumor nodule）を認める場合、原発巣と同一肺葉内であればT3、同側の異なる肺葉にあればT4、対側肺にあればM1aと分類される。

その他の改訂点としては、
1. 扁平上皮癌は角化型、非角化型、類基底細胞癌に亜分類する。
2. 小細胞癌、大細胞神経内分泌癌、カルチノイドは神経内分泌腫瘍にまとめる。
3. 印環細胞、淡明細胞、ラブドイド形質といった細胞形態を表現する亜型は削除する。

などが挙げられる。

正解　a

I. 気道・肺疾患　11. 呼吸器新生物

実践問題 56

癌免疫療法について正しいものを1つ選びなさい。

a. 癌免疫療法にはエビデンスはない。
b. 免疫チェックポイント阻害剤、癌ワクチン療法、エフェクターT細胞療法、サイトカイン療法などがある。
c. 癌免疫療法に副作用はない。
d. 進行肺癌の第一選択薬になることはない。
e. 免疫チェックポイント阻害剤は肺癌に対する適応はない。

解説

a. 癌に対する免疫療法は特に近年の免疫チェックポイント阻害剤において有用性が証明されてきている。
b. 免疫チェックポイント阻害剤が有名である。
c. 免疫関連有害事象（immune-related adverse events：irAE）といわれる特異的な有害事象が免疫チェックポイント阻害剤では報告されている。
d. 免疫チェックポイント阻害剤であるペムブロリズマブはPD-L1発現が50％以上の場合第一選択薬となる。
e. 肺癌に対する有用性が大規模研究にて証明されてきている。

POINT！

　癌に対する免疫療法は以前より大きな期待を持たれていた。しかしながら、数年前までは多くの領域で実際の患者に還元できるほどのエビデンスは得られておらず、実験的な治療として行われていたのが実情であった。
　ところが、2011年に進行悪性黒色腫に対して抗CTLA-4抗体が米国で承認されて以降、PD-1/PD-L1といった免疫チェックポイントを標的とした複数の薬剤が世界各国で承認されるようになってきた。適応疾患は悪性黒色腫のみならず、膀胱癌、リンパ腫、腎癌そして肺癌などに急速に拡大してきており、適応疾患によってはすでに標準治療法として確立されているものも多い。
　有害事象の発生頻度は比較的少ないものの、これまでの抗癌剤とは明らかに異なる副作用が出現したり、その有害事象に対する対処法が異なったりする点などが明らかになってきている。
　癌免疫療法には種々の治療法が存在する。（表1）。
　免疫システムには免疫応答を活性化するアクセルと抑制するブレーキがある。後者は免疫チェックポイントとして機能しており、自己への不適切な免疫応答や過剰な炎症反応を抑制するとされる。CTLA-4やPD-1などの抑制性受容体があり、T細胞上に発現している。免疫チェックポイント阻害剤は抑制性受容体もしくはそのリガンドに結合して、抑制性シグナルを遮断することによって、免疫系のブレーキを解除し、腫瘍に対する免疫応答を高めるとされている。

表1

①免疫チェックポイント阻害
②共刺激分子に対するアゴニスト抗体
③癌ワクチン療法
④エフェクターT細胞療法
⑤サイトカイン療法
⑥BRM（Biological Response Modifier）

　主な免疫チェックポイント阻害剤には
　① CTLA-4阻害剤
　② PD-1阻害剤
　③ PD-L1阻害剤
などがある。
　CTLA-4はT細胞活性化初期に働く免疫チェックポイント分子であり、主にリンパ組織における抗原提示を制御する。悪性黒色腫の治療として本邦で承認されているイピリムマブがある。
　PD-1阻害剤はT細胞活性化後期に働く免疫チェックポイント分子であり、主に炎症局所でキラーT細胞が標的細胞を攻撃する場面で作用する。肺癌などを含む様々な癌腫で承認されているニボルマブやペムブロリズマブがある。
　PD-L1はPD-1受容体のリガンドのひとつで、PD-1に結合してT細胞の活性化を抑制する。PD-L1は末梢組織の実質細胞や血管内皮細胞、活性化した免疫担当細胞に広く発現している。また、様々な種類の癌細胞で発現がみら

正解　b

関連問題 56

免疫チェックポイント阻害剤について、誤っているものを2つ選びなさい。

a. ニボルマブやペムブロリズマブは抗PD-L1抗体である。
b. 免疫チェックポイント阻害剤による間質性肺障害で死亡することもある。
c. 免疫チェックポイント阻害剤でみられる下痢、大腸炎は止痢剤で改善する。
d. 免疫チェックポイント阻害による糖尿病は倦怠感、口渇、多飲、多尿などで発症し進展は急速である。
e. 免疫チェックポイント阻害剤による副作用は多彩なため、チーム医療での対応が必要である。

関連問題の解説

a. 抗PD-1抗体である。
b. ステロイド治療で改善する場合が多いが、死亡するような急速進行性の場合もある。
c. 通常の止痢剤で改善せず、全身性のステロイド治療や抗TNF-α抗体製剤（インフリキシマブ）の追加投与が必要となる場合がある。
d. 文章の通り。内分泌内科専門医と相談のうえ、インスリン投与などが必要となる。
e. 文章の通り。これまでの癌薬物療法の副作用とは異なっており、多職種間での治療が必要となる。

〈参考文献〉

1. Brunet JF, Denizot F, Luciani MF, et al. A new member of the immunoglobulin superfamily--CTLA-4. Nature. 1987 Jul 16-22;328(6127):267-70.
2. Topalian SL, Hodi FS, Brahmer JR, et al. Safety, activity, and immune correlates of anti-PD-1 antibody in cancer. N Engl J Med. 2012 Jun 28;366(26):2443-54.
3. Zitvogel L, Kroemer G. Targeting PD-1/PD-L1 interactions for cancer immunotherapy. Oncoimmunology. 2012 Nov 1;1(8):1223-1225.
4. Borghaei H, Paz-Ares L, Horn L, et al. Nivolumab versus Docetaxel in Advanced Nonsquamous Non-Small-Cell Lung Cancer. N Engl J Med. 2015 Oct 22;373(17):1627-39.
5. Herbst RS, Baas P, Kim DW, et al. Pembrolizumab versus docetaxel for previously treated, PD-L1-positive, advanced non-small-cell lung cancer (KEYNOTE-010): a randomised controlled trial. Lancet. 2016 Apr 9;387(10027):1540-50.

れる。アテゾリズマブ、デュルバルマブ、アベルマブなどが現在第III相試験中である。

癌ワクチン療法としてはペプチドワクチン、腫瘍細胞ワクチン、樹状細胞ワクチンなどがある。樹状細胞ワクチンが広く行われており、樹状細胞を体外で腫瘍抗原と培養、成熟化させるなどして体内に戻す治療法である。

免疫チェックポイント阻害剤の副作用管理は非常に重要である。前述した通り、免疫チェックポイント阻害剤の副作用は免疫関連有害事象（irAE）と呼ばれこれまでの癌薬物療法の副作用とは全く異なる管理が必要となることがある。ときに適切な対応や対処の遅れが致命的となることがある。irAEを表2に記す。

表2 種々のirAE

肺障害	間質性肺炎
肝・胆・膵障害	肝障害、高アミラーゼ血症、自己免疫性肝炎
胃腸障害	下痢、腸炎、悪心、嘔吐、腸穿孔
腎障害	自己免疫性糸球体腎炎、間質性腎障害
皮膚障害	皮疹、乾癬
神経障害	重症筋無力症、ギランバレー症候群、多発神経炎、無菌性髄膜炎、多発性筋炎など
内分泌障害	甲状腺機能低下症、甲状腺機能亢進症、下垂体不全、1型糖尿病、低Na血症、高K血症
眼障害	ぶどう膜炎、結膜炎など
その他	Infusion reaction、サイトカイン放出症候群、血小板減少など

正解 a、c

一般問題　各論
I. 気道・肺疾患　11. 呼吸器新生物

出雲雄大

実践問題 57

気管支原発腫瘍で頻度が最も高いものを1つ選びなさい。

a. 扁平上皮癌
b. 腺様嚢胞癌
c. 粘表皮癌
d. カルチノイド
e. 小細胞癌

解説

a. 最も頻度が高い。気管支原発腫瘍の18〜83％とされる。
b. 2番目に頻度が高く気管支原発腫瘍の3〜55％とされる。
c. 原発性肺癌の0.1〜0.2％と非常に稀な腫瘍であり、発生部位は、区域気管支までに発生する中枢型と亜区域気管支より末梢に発生する末梢型に分かれる。
d. 頻度は原発性肺癌の5％以下である。
e. 中枢気道にも発生するが、肺末梢にも発生する。

POINT!

気管支原発腫瘍は、気管（気管支）に発症する稀な腫瘍で70〜80％は悪性腫瘍であり、扁平上皮癌、腺様嚢胞癌、粘表皮癌、カルチノイドなどがある。年齢、喫煙歴・呼吸困難の有無などが重要である。喫煙歴があれば、特に扁平上皮癌を強く疑い、なければ腺様嚢胞癌などを鑑別に挙げる。

気管・気管支原発腫瘍は中枢気道に病変を認めることが多いため、胸部聴診ではwheezesを聴取することがある。左右差を認めることも多い。胸部X線写真による病巣確認が困難なこともあり、慢性気管支炎や気管支喘息と誤診されることも多い。

腺様嚢胞癌は唾液腺を原発とすることが多く、頭頸部悪性腫瘍の10〜15％を占めるとされている。気管・気管支原発の腺様嚢胞癌は非常に稀であり、40〜50歳代に好発し、性差はないとされている。末梢肺組織に発生が少ない理由として、腺細胞の分布と密接に関係しているとされている（図1）。

カルチノイドは気管支上皮基底細胞層の神経内分泌顆粒を有するKulchitsky細胞であるとされる。緩徐な進行であるが、局所浸潤やリンパ節転移、血行性転移をきたすことがあり、悪性腫瘍に準じて治療を行う。病理学的に定型カルチノイドと非定型カルチノイドに分類され、約70％は定型カルチノイドである（表1）。

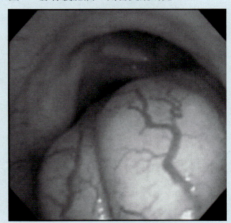

図1　腺様嚢胞癌の気管支鏡所見

※カラーは巻頭口絵参照

表1　カルチノイドの診断基準

定型カルチノイド	カルチノイド形態を示す腫瘍で、$2\ mm^2$ あたり核分裂像が2個未満で、壊死がなく、0.5 cm以上の大きさのもの
非定型カルチノイド	カルチノイド形態を示す腫瘍で $2\ mm^2$ あたり核分裂像が2個から10個あるまたは壊死があるもの

正解　a

関連問題 57

気管支原発腫瘍について、誤っているものを2つ選びなさい。

a. 中枢気道病変の場合、胸部X線による診断が容易である。
b. 呼吸機能検査が気管支喘息との鑑別に有用である。
c. 腺様嚢胞癌は自覚症状出現から確定診断されるまでの期間が長い。
d. 腺様嚢胞癌の治療の第一選択は化学療法である。
e. カルチノイドは他の神経内分泌癌との鑑別が重要である。

関連問題の解説

a. 気管・気管支原発腫瘍は中枢気道に病変を認めることが多く、胸部X線写真による病巣確認は困難であることが多い。
b. 呼吸機能検査では1秒量が低下するにもかかわらず、努力性肺活量は保たれることが多い。30％以上の狭窄があればフローボリュームカーブは中枢気道狭窄のパターンを示す。
c. 胸部X線写真による診断が困難であり、腫瘍の発育も緩徐であることや症状から気管支喘息と誤診されることもあり、自覚症状出現から確定診断までの期間は長い。
d. 外科切除が第一選択である。気管・気管支形成術が行われる。
e. 大細胞神経内分泌癌や小細胞癌との鑑別が治療法や予後の観点から重要である。

〈参考文献〉

1. Travis, W.D., Brambilla, E., Burke, A.P., et al. WHO Classification of Tumours of the Lung, Pleura, Thymus and Heart. Fourth edition. 2015.

正解　a、d

一般問題　各論
I. 気道・肺疾患　11. 呼吸器新生物　　　福田健介

実践問題 58

癌性リンパ管症に関して述べた以下の文章のうち、誤っているものを2つ選びなさい。

a. 原発巣としては多くが胃癌、肺癌、乳癌であり、腺癌の占める割合が多い。
b. HRCT所見として、典型的には広義間質の肥厚を反映して、末梢肺で小葉間隔壁の肥厚がみられ、小葉中心性の粒状影や分岐状陰影もみられることがある。
c. HRCT所見として、中枢側では気管支肺動脈周囲間質が肥厚し、気管支壁の不整な肥厚や内腔の狭小化がみられる。これらの所見は腫瘍のリンパ路進展を反映して、ほとんどの症例で両側性に認められる。
d. 病理組織学的には間質内での腫瘍増殖に加えて、腫瘍塞栓による血管やリンパ管の拡張、間質の浮腫や線維化などがみられる。
e. 癌性リンパ管症を呈した症例の予後は極めて不良であり、原発巣や腫瘍の組織型に依らず6か月以上生存する割合は10%に満たないとされている。

解説

a. 胃癌、肺癌、乳癌などで多く報告されるが、腎細胞癌、肝細胞癌、大腸癌、頭頸部癌、食道癌などでも報告されている。これらの腫瘍が肺門・縦隔リンパ節に転移し、逆行性に肺内のリンパ管へと腫瘍細胞が侵入していく考え方が以前は主流であったが、肺門・縦隔リンパ節への転移を伴わない、末梢肺に限局した癌性リンパ管症もあり、進展様式は必ずしもリンパ行性転移のみではないことが示唆されている。
b. 広義間質の肥厚を反映して末梢でみられる亀甲状、多角形の小葉間隔壁肥厚をpolygonal arcade、小葉内気管支肺動脈周囲の肥厚・小葉中心性の粒状影や分岐状陰影をcentral dot、などと呼称することもあり、間質性肺水腫との鑑別に有用な所見であると考えられている。
c. 肺門リンパ節の腫大があり、これから末梢に向かって連続的に気管支肺動脈周囲間質の肥厚がみられる場合が多い。しかし、これらの変化は必ずしも両側性ではなく、片側性、限局性のものもしばしばみられる。古い報告ではあるが、癌性リンパ管症を呈した症例のうち約半数の症例は限局性や一側性の病変を示したという報告がある[1]。
d. 癌性リンパ管症が引き起こされる機序に関しては十分に解明されていないのが現状だが、形態学的には間質内での腫瘍増殖に加えて、腫瘍塞栓による血管やリンパ管の拡張、間質の浮腫や線維化などがみられることが典型的である。
e. 癌性リンパ管症を呈した場合には予後不良な症例がしばしばみられるが、原発腫瘍が乳癌の場合などでは化学療法の奏功により長期生存が得られる症例も珍しくなく[2]、癌性リンパ管症の存在だけで直ちに予後を悲観することは適切ではないと考えられる。

POINT!

癌性リンパ管症の主要なHRCT所見を以下の表に示す。ただし、すべての所見が同時にみられる症例は多くなく、気管支周囲間質の肥厚のみが目立つ症例が最も多い。小葉間隔壁の肥厚は典型的な所見ではあるが、実際の癌性リンパ管症におけるHRCTで生前に確認されることは決して多くはない[1]。

表　癌性リンパ管症のHRCT所見

- 多角形の小葉間隔壁肥厚（polygonal arcade）
- 小葉中心性の粒状影、分岐状影（central dot）
- 中枢優位に気管支肺動脈周囲間質の肥厚
- 肺の構造破壊は基本的にみられない

正解　c、e

関連問題 58

転移性肺腫瘍の治療に関して述べた以下の文章のうち、誤っているものを 2 つ選びなさい。

a. 大腸癌診断時に肺への同時性遠隔転移を伴っている Stage IV 症例の場合、肺転移巣ならびに原発巣がともに切除可能であれば、原発巣の根治切除を行うとともに肺転移の外科切除も考慮されるべきである。

b. 大腸癌診断時に肺への同時性遠隔転移を伴っている Stage IV 症例の場合、肺転移巣が切除不能であれば、原発巣切除は行わず、全身化学療法の開始を検討すべきである。

c. 完全切除可能な単発肺転移による術後再発大腸癌の場合、肺病変に対して積極的に外科切除が検討されるべきである。

d. 腎細胞癌においては近年、分子標的薬や免疫チェックポイント阻害剤による極めて優れた予後改善効果が示されているため、肺転移巣がある場合には仮に完全切除可能であっても、外科切除よりも薬物治療が優先されるべきである。

e. 骨肉腫の初診時に肺転移を有する症例では、通常行われる術前化学療法を行い、肺転移も切除可能であれば、主病巣と同時または二期的に転移巣の切除が検討される。

関連問題の解説

a. 大腸癌の肺転移の患者においては切除例において予後が明らかに良好であることが示されており、大腸癌治療ガイドラインにおいても、両者とも切除可能であれば原発巣と肺転移巣の切除が推奨されている。

b. 肺転移巣が切除不能の場合には根治は望めないが、原発巣による腸管狭窄、穿通・穿孔、大出血、高度貧血などの症状がある場合には原発巣の切除が大腸癌治療ガイドラインにおいて推奨されている。

c. 大腸癌においては術後再発症例でも切除可能であれば外科的切除が積極的に検討される。再発臓器が肺を含めて 2 臓器以上の場合でも、それぞれが切除可能であれば外科的切除が考慮される場合がある。

d. 腎細胞癌ではサイトカイン療法、分子標的薬、免疫チェックポイント阻害剤など多数の薬物治療が選択肢としてあるが、肺転移が切除可能な PS 良好症例では外科切除による優れた予後改善効果が示されており[3]、ガイドライン上も切除可能例では外科切除が優先される。

e. 骨肉腫においても、可能であれば術前化学療法施行後の外科切除が広く行われている[4]。

〈参考文献〉

1. Johkoh T, Ikezoe J, Tomiyama N, et al. CT findings in lymphangitic carcinomatosis of the lung : correlation with histologic findings and pulmonary function tests. AJR 1992 ;158:1217-22.
2. Ikezoe J. Godwin JD, Hunt KJ, et al. Pulmonary lymphangitic carcinomatosis : chronicity of radiographic findings in long-term survivors. AJR 1995;165:49-52.
3. Antonelli A, Zani D, Cozzoli A, et al. Surgical treatment of metastases from renal cell carcinoma. Arch Ital Urol Androl. 2005 ; 77（2）:125-8.
4. Treasure T, Fiorentino F, Scarci M, et al. Pulmonary metastasectomy for sarcoma: a systematic review of reported outcomes in the context of Thames Cancer Registry data. BMJ Open 2012;2:pii: e001736.

正解 b、d

一般問題　各論
I. 気道・肺疾患　11. 呼吸器新生物

刀祢麻里

実践問題 59

過誤腫について次のうち正しいものを1つ選びなさい。

a. 造影CTで造影効果を認めない。
b. 中年女性に好発する。
c. 上皮成分を含む。
d. 咳嗽や血痰の症状が出やすい。
e. CTで石灰化を示すことは稀である。

解説

a. 過誤腫ではCTで脂肪成分を含むことが診断の一助となり、造影効果を示すことが多い。
b. 50〜60歳代の男性に好発し、肺良性腫瘍の中で最多である。
c. 上皮性成分と間葉性成分の正常組織の異常増殖により形成される。
d. 肺の末梢に好発し、無症状のことが多い。
e. CTでポップコーン状の石灰化像を示すことがある。

POINT!

　肺過誤腫は良性腫瘍の中で最多であり、主に50〜60歳代の男性に好発する。軟骨、脂肪、血管、線維、平滑筋などの間葉性成分と肺胞上皮、気管支上皮などの上皮成分からなり、正常組織の異常増殖により形成された良性腫瘍である。しばしば緩徐に増大し稀に多発、極めて稀に悪性転化する。約90％が肺野、約10％は気管支内に発生する。CTでは肺野の末梢側に平均約1.5 cmの辺縁平滑な孤立結節を示し（図）、約30％の症例で内部にポップコーン状の石灰化像を示す[1]。

　病理組織では軟骨、骨、脂肪、結合織、平滑筋細胞などの間質成分と上皮成分を含み、気管支内病変では軟骨よりも脂肪成分を多く含む。

　検診で発見されることが多く、基本的には経過観察を行うが、増大傾向にある場合は悪性腫瘍との鑑別のために外科的切除を行う。

図　過誤腫の胸部CT

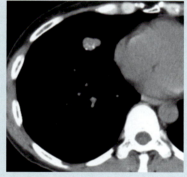
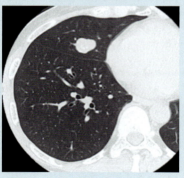

〈参考文献〉

1. 良性腫瘍. In: 吾嬬安良太, 他編. 新呼吸器専門医テキスト. 1版. 東京. 南江堂. 2015. P464-466.
2. Gleason BC, Hornick JL. Inflammatory myofibroblastic tumors: where are we now? J Clin Pathol 2008;61:428-437.

正解　c

関連問題 59

肺の良性腫瘍について正しいものを次のうちから 1 つ選びなさい。

a. 肺の良性腫瘍は径 3 cm を超えることが多い。
b. 炎症性偽腫瘍は隣接臓器への浸潤、転移、再発など悪性腫瘍のような経過をたどることがある。
c. 硬化性血管腫では ALK 遺伝子異常がみられることがある。
d. 画像的に肺の良性腫瘍が疑われる例でも手術による生検が必須である。
e. 硬化性血管腫は男性に好発する。

関連問題の解説

a. 肺の良性腫瘍は一般的に径 3 cm 以下の孤立性結節である。肺実質に認められる場合が多いが、約 5% は気管支内に発生する。
b. 炎症性偽腫瘍は炎症性（炎症細胞浸潤）または腫瘍性（筋線維芽や線維芽細胞増殖）であり、腫瘍性の場合は隣接臓器への浸潤、転移、再発など悪性腫瘍のような経過をたどることがある。
c. ALK 遺伝子異常が認められることがあるのは腫瘍性の炎症性偽腫瘍である。50% 以上で ALK 陽性となる。
d. 良性腫瘍の確定診断には気管支鏡検査による生検や外科的切除による組織診断が必要であるが、画像的に良性腫瘍が疑われる場合には胸部 CT 検査で経過観察されることが多い。
e. 硬化性血管腫は 40～50 歳代の女性に好発する。男女比は 1：4 である。

POINT!

　肺の良性腫瘍のうち最も頻度が高いのは過誤腫であるが、過誤腫でも有病率は 0.25% と低く、切除された肺腫瘍の約 1% 以下と頻度は低い[1]。良性腫瘍の病理学的分類を表に示す。病因としては不明なものが多いが、扁平上皮性乳頭腫のようにヒトパピローマウイルス感染に伴うものがあり、また過誤腫、硬化性血管腫、炎症性偽腫瘍ではときに染色体や遺伝子異常がみられる。
　硬化性血管腫は 40～50 歳代の女性に好発し、画像所見では肺野に孤立性の結節を示し、ごく稀に多発する。石灰化を含むことがあり、出血を反映して造影効果は高い。上皮成分と間葉成分が混在し、組織的には乳頭状、硬化型、充実型、出血型の 4 型に分けられる。
　炎症性偽腫瘍の好発年齢は 40 歳以下であり性差はない。約 25% は先行感染があるが、多くは無症状で発見される。炎症性と腫瘍性に分けられ、腫瘍性病変では免疫染色で約 50% が ALK 陽性、80～90% で SMA 陽性となる[2]。治療は外科的切除のみが有効であり、ALK 阻害薬による治療も考慮されている段階である。5% 未満には遠隔転移がみられ、脳転移、肺転移が多い。

表　良性腫瘍の病理学的分類

上皮性腫瘍
乳頭腫（扁平上皮性、腺上皮性、混合型）
腺腫（肺胞、乳頭、唾液腺型、粘液嚢胞等）
軟部組織腫瘍
孤立性線維性腫瘍（solitary fibrous tumor：SFT）
軟骨腫
その他
その他（上述 2 個が混在）
過誤腫
硬化性血管腫
淡明細胞腫
胚細胞性腫瘍（成熟奇形腫等）
腫瘍様病変
炎症性偽腫瘍
限局性器質化肺炎
気管支炎症性ポリープ
その他

正解　b

一般問題 | 各論
I. 気道・肺疾患　12. 呼吸調節障害
粟野暢康

実践問題 60

閉塞性睡眠時無呼吸症候群（OSAS）について、正しいものを1つ選びなさい。

a. 無呼吸低呼吸指数（AHI）5以上の場合、睡眠時無呼吸症候群（SAS）と診断される。
b. AHI 20以上の症例は20未満の症例よりも生命予後が悪い。
c. 本邦ではOSAS患者の90%以上が肥満である。
d. 本邦では簡易診断装置（SpO$_2$モニター）によるAHI 20以上でNCPAPの適応となる。
e. OSASはAHIの程度により5 ≦ AHI < 20は軽症、20 ≦ AHI < 30は中等症、30 ≦ AHIは重症と定義されている。

解説

a. 5 ≦ AHI（apnea hypopnea index）の場合、睡眠呼吸障害（sleep disordered breathing：SOB）と定義され、SOBに臨床症状が加わった場合にsleep apnea syndrome：SASと診断される。また、2005年に米国睡眠学会はこの診断基準に加え、AHI > 15では臨床症状がなくともSASと診断する、とした改訂を行った。これはAHI > 15では高血圧、心血管障害などの合併症をきたす可能性が高いことが報告されたためである。

b、e. 20 ≦ AHIのOSAS（obstructive sleep apnea syndrome）患者は、20未満の群よりも有意に死亡率が高いことが報告されている。その後の報告では、健常者、軽症（5 ≦ AHI < 15）、中等症（15 ≦ AHI < 30）、重症（30 ≦ AHI）で分類した結果、重症群では致死的心血管病変の発生率が高いことが示された。同報告ではNCPAP（nasal continuous positive airway pressure）の使用により、その発生率が健常者と同等まで引き下げられた。

c. 日本人ではOSAS患者の約4分の1が肥満を伴わないといわれている。顔面形態の異常（小顎症や下顎後退）などが原因でOSASを生じる。

d. 本邦におけるNCPAPの適応は、ポリソムノグラフィによるAHI 20以上か、簡易診断装置によるAHI 40以上である。簡易診断装置は簡便であるが、米国のガイドラインでは信頼性は低いものとされており、検査結果の限界を理解しておくことが重要である。

正解　b

関連問題 60

呼吸調節障害について、誤っているものを1つ選びなさい。

a. 末梢化学受容器である頸動脈小体はPaO_2の低下を感知して換気量を増やす。
b. 中枢化学受容器は延髄腹側に存在し、$PaCO_2$の上昇を感知して換気量を増やす。
c. 過換気症候群の一因として、網様体賦活系の活動亢進が考えられている。
d. 過換気症候群では脳血流の増加がみられる。
e. 肺胞低換気症候群では、覚醒中よりも睡眠中に低換気が悪化する。

関連問題の解説

a. 末梢化学受容器である頸動脈小体と大動脈小体はPaO_2の低下を感知して換気量を増やす。
b. 文章の通り。
c. 過換気症候群患者では自発呼吸努力により過換気発作が誘発され、網様体賦活系の活動亢進が考えられている。非発作時には比較的遅く、深い呼吸パターンを呈する。
d. 過換気により$PaCO_2$の低下と呼吸性アルカローシスが生じると、脳血管が収縮して脳血流が低下する。これにより頭痛、眩暈などの症状が引き起こされる。
e. 肺胞低換気症候群は日中に肺胞低換気（高度の高二酸化炭素血症と低酸素血症）を呈する病態で、難病に指定されている。明らかな睡眠時無呼吸症候群は除外され、日中の肺胞低換気を明確に説明可能な呼吸器、胸郭、神経、筋肉系の異常がなく、肺機能検査上も明らかな異常が認められない場合に診断される。肺胞低換気は覚醒中よりも睡眠中に悪化する。治療の主体は非侵襲的陽圧換気療法であり、その他に横隔神経刺激法、横隔膜ペーシング法も行われる。

POINT!

睡眠時無呼吸症候群（SAS）

SOBに臨床症状が加わった場合にSASと診断され、閉塞性、中枢性、混合性（型）に分類され、そのほとんどがOSASである。1時間あたりの無呼吸と低呼吸の和を用いて重症度分類（5≦AHI<15は軽症、15≦AHI<30は中等症、30≦AHIは重症）がなされるが、低呼吸には2つの定義があり、統一されていない。おおよそ、呼吸振幅がベースラインより30〜50%以上低下し、SpO_2が3〜4%以上低下した場合と定義されている。

SASの有病率について、本邦からの報告では男性の約3.3%、女性の0.5%、全体では1.7%とする報告がある。しかし実際はそれよりも多くの患者がいると推測されており、女性患者も少なくないと考えられている。

治療の中心はNCPAPであるが、本邦では健康保険の適応基準があるため注意が必要である。NCPAPの導入により、重症OSAS患者の予後が改善することが示されている。NCPAP以外の治療で有効性が期待できるのは口腔内装置があり、上気道の拡大が期待できる。肥満患者では減量が重要となるが、減量のみでの改善は困難である。側臥位での就眠、アルコールや睡眠薬を控えるなどの生活習慣の改善が重要である。その他、顔面の形態異常がOSASの原因である症例では、口蓋垂軟口蓋咽頭形成術や扁桃摘出術などが適応となる場合もある。

正解 d

一般問題　各論
I. 気道・肺疾患　　13. その他（比較的稀な肺疾患）
生島壮一郎

実践問題 61

多中心性キャッスルマン病でみられる検査所見として合致しないものを1つ選びなさい。

a. M蛋白血症
b. 貧血
c. 高IL-6血症
d. 低アルブミン血症
e. 低コレステロール血症

解説

a. キャッスルマン病では形質細胞の増加にともない高ガンマグロブリン血症を呈する。しかし、免疫グロブリンの増加はPolyclonalな増加であり、M蛋白はみられない。

b～e. 多中心キャッスルマン病においてはIL-6が鍵となるサイトカインとなり特徴的な病態が生じる。貧血、低アルブミン血症、低コレステロール血症などはいずれもIL-6高値によりもたらされる。

POINT!

多中心性キャッスルマン病は血清IL-6高値を背景として多クローン性高γグロブリン血症、CRP、赤沈、などの炎症反応の亢進、貧血などの検査所見を示し、リンパ節、肺、腎、皮膚に病変を生じうる全身性形質細胞増多疾患である。肺病変は肺門、縦隔リンパ節腫大、小葉中心性粒状影、多発性嚢胞形成が特徴である。確定診断には病理診断が必須だが、臨床所見や画像所見と合わせて総合的に診断する。治療は一般的には、ステロイドや免疫抑制剤が使用され、一定の効果がみられるが、漸減中もしくは中止による再増悪が多く、長期投与を余儀なくされる。トシリズマブ（抗IL-6受容体抗体）により難治例への治療の道が開けたが長期継続投与が必要となる。

正解　a

関連問題 61

多中心性キャッスルマン病について誤っているものを1つ選びなさい。

a. 病理学的には hyaline vascular type が多い。
b. 抗 IL-6 受容体抗体のトシリズマブが有効である。
c. 皮膚病変を呈することがある。
d. 肺病変では気管支血管周囲束の肥厚や小葉間隔壁の肥厚などのリンパ路に沿った病変分布を示す。
e. 肺病変では嚢胞形成をみることがある。

関連問題の解説

a. キャッスルマン病は病理学的には Plasma cell type と Hyaline vascular type に分けられるが、多中心キャッスルマン病は殆どが Plasma cell type である。
b. 文章の通り。
c. 皮膚病変は額部、体幹部や腋窩などの間擦部に好発し、茶褐色の皮疹を呈する。生検ではリンパ節病変と同様にリンパ濾胞の過形成と形質細胞浸潤を認める。
d. 肺病変の画像所見は縦隔・肺門リンパ節腫大、気管支血管周囲束の肥厚や小葉間隔壁の肥厚などのリンパ増殖性疾患に特徴的な病変分布を示す。
e. シェーグレン症候群、IgG4 関連肺疾患などのリンパ増殖性疾患でもみられる類円形の嚢胞形成をしばしば認める。

POINT!

キャッスルマン病は病理学的には Plasma cell type と Hyaline vascular type に分けられる。

そのうち多中心キャッスルマン病はほとんどが Plasma cell type である。

病理所見では、肺病変の主座は細気管支、肺動静脈周囲や小葉間間質、胸膜などを中心とした粗大間質である。病変を構成するのはリンパ濾胞の過形成と周囲の形質細胞、リンパ球浸潤である（図）。

図　肺病変（病理像）

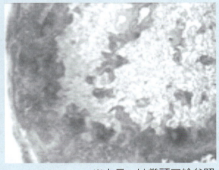

※カラーは巻頭口絵参照

正解　a

実践問題 62

肺胞微石症について誤っているものを1つ選びなさい。

a. 胸部X線写真で砂嵐様陰影を呈する。
b. 伴性劣性遺伝である。
c. 肺胞にリン酸カルシウムが主成分の結石の沈着がみられる。
d. 健診発見例が多い。
e. SLC34A2遺伝子異常が原因である。

解説

a. 胸部X線写真では砂嵐様陰影、CTではびまん性のすりガラス影・粒状影を呈するのが特徴である。
b. 常染色体劣性遺伝であり、家族内発生が多い。
c. 病理では肺胞内に無数の層状、年輪状のリン酸カルシウム主成分の微結石が認められる。
d. 初期に自覚症状はほとんどなく、本邦では健診で発見される症例が多い。
e. 長く原因不明であったが、近年リン運搬蛋白をコードしているSLC34A2遺伝子異常が原因と判明した。

POINT！

　肺胞微石症（pulmonary alveolar microlithiasis：PAM）は、肺胞への無数の微石の沈着を特徴とする稀な疾患である。世界では300例以上が報告され、本邦ではこれまでに100例以上が報告されている。常染色体劣性遺伝の疾患であり、家族内発生が多く、また近親婚の家族歴がみられることが多い。
　若年時は画像上異常陰影を呈するものの無症状である。しかし、中年期以降に微石による炎症・間質の線維化が進行すると呼吸障害が徐々に現れ、労作時呼吸困難・低酸素血症を呈する。
　診断は特徴的な画像所見と、病理所見でリン酸カルシウム主成分の微結石を証明することによる。
　肺胞微石症に効果的な治療法は確立されておらず、海外で肺移植の報告が散見される程度である。
　近年肺胞微石症の責任遺伝子としてSLC34A2遺伝子が同定された[1, 2]。これはⅡ型肺胞上皮特異的に発現するリン運搬蛋白をコードしている遺伝子であり、肺胞内のリンイオンの取り込みが阻害されることでカルシウムと結合し、微石として肺胞内に沈着するという機序が考えられている。

正解 b

関連問題 62

以下のなかから誤った組み合わせを選びなさい。

a. 囊胞性線維症 － CFTR 遺伝子異常
b. 特発性肺ヘモジデローシス － 成人に発症
c. Goodpasture 症候群 － 抗 GBM 抗体陽性
d. 線毛不動症候群 － 常染色体劣性遺伝
e. 肺胞蛋白症 － 抗 GM-CSF 抗体

関連問題の解説

肺の希少疾患に関する設問である（表）。

a. 囊胞性線維症（CF）は、上皮に発現する塩素イオンチャンネル CFTR タンパクの異常により全身の管腔臓器に閉塞を生じる常染色体劣性遺伝の疾患である。呼吸器では進行性の気管支拡張症を呈し、これが CF 患者の死因の大部分を占める。

b. 特発性肺ヘモジデローシス（idiopathic pulmonary hemosiderosis：IPH）は肺胞・肺間質への出血による血痰・呼吸困難、二次性の貧血を繰り返す原因不明の稀な疾患である。小児期に発症することが多く、ステロイド、免疫抑制剤による治療が行われるが再発することが多い予後不良な疾患である。

c. Goodpasture 症候群は、腎糸球体基底膜（GBM）に対して自己抗体が産生され、肺と腎臓に沈着することで肺胞出血と腎炎をきたす稀な疾患である。診断は血清または腎での抗 GBM 抗体の証明により行う。ときに MPO-ANCA 陽性例がみられることがあり、予後不良である。治療は血漿交換とステロイドパルス等の免疫抑制療法が行われる。

d. 線毛不動症候群（immotile cilia syndrome）は先天性の線毛機能異常によって全身の線毛を有する臓器の異常を呈する症候群である。気道では難治性の副鼻腔炎・下気道感染症を反復する。主に常染色体劣性遺伝と考えられている。このうち慢性副鼻腔炎、気管支拡張症、内臓逆位の三徴を持つものを Kartagener 症候群と呼ぶ。

e. 肺胞蛋白症（pulmonary alveolar proteinosis）は肺胞内にサーファクタント由来物質が集積する疾患群である。このうち 9 割を占める自己免疫性肺胞蛋白症では、抗顆粒球マクロファージコロニー刺激因子抗体（抗 GM-CSF 抗体）が病因である。

表 肺の稀少疾患とその病因

	主な病因	遺伝様式
先天性肺胞蛋白症	SP-B、SP-C、ABCA3 GM-CSF レセプター等の遺伝子変異	常染色体劣性遺伝
自己免疫性肺胞蛋白症	GM-CSF に対する自己抗体の産生	不明
リンパ脈管筋腫症	TSC1 または TSC2 の遺伝子異常	（結節性硬化症では）常染色体優性遺伝
特発性肺鉄血症	不明（何らかの免疫学的機序が想定されている）	不明
気管支結石症	結核感染によるリンパ節石灰化など	なし
肺胞微石症	SLC34A2 遺伝子変異	常染色体劣性遺伝
囊胞性線維症	CFTR 遺伝子変異	常染色体劣性遺伝
Goodpasture 症候群	何らかの原因による抗 GBM 抗体の産生	なし
線毛不動症候群	線毛構造に関連した遺伝子の異常	常染色体劣性遺伝

〈参考文献〉

1. Huqun, Izumi S, Miyazawa H, et al. Mutations in the SLC34A2 gene are associated with pulmonary alveolar microlithiasis. American journal of respiratory and critical care medicine. 2007;175（3）:263-8.
2. Corut A, Senyigit A, Ugur SA, et al. Mutations in SLC34A2 cause pulmonary alveolar microlithiasis and are possibly associated with testicular microlithiasis. American journal of human genetics. 2006;79（4）:650-6.

正解 b

I. 気道・肺疾患　13. その他（比較的稀な肺疾患）

実践問題 63

mTOR 阻害薬が有効な疾患はどれか。正しいものを 1 つ選びなさい。

a. アミロイドーシス
b. リンパ脈管筋腫症
c. 肺胞蛋白症
d. サルコイドーシス
e. ランゲルハンス細胞組織球症

解説

a〜e. ポイントの解説通り。mTOR（mammalian target of rapamycin）阻害薬が効果を示すのはリンパ脈管筋腫症である。選択肢のその他の疾患には効果が示されていない。

POINT!

リンパ脈管筋腫症（lymphangiomyomatosis：LAM）は癌抑制遺伝子である TSC 遺伝子の異常により、腫瘍化した平滑筋様細胞（LAM 細胞）が肺をはじめとする全身に増殖、進行する疾患である。結節性硬化症（tuberous sclerosis complex：TSC）に合併する TSC-LAM と、TSC に関連のない孤発性 LAM に分けられる。TSC 症例の 1/3 程度に LAM が合併するが、本邦と海外からの報告では TSC-LAM は LAM 全体の 3〜16% と少ない。

労作時呼吸困難や自然気胸を契機に診断されることが多い。その他の症状としては、血痰、リンパ浮腫、乳び胸水、乳び腹水、リンパ脈管筋腫、腎血管筋脂肪腫などが有名である。

LAM の診断基準は本邦と海外で若干異なるが、いずれも組織検体における LAM 細胞の証明が重要となる。組織診断が困難な症例では胸腹部の画像検査、呼吸機能検査、その他の囊胞性疾患の除外を基に診断される。また、最近では血清バイオマーカーとして VEGF-D の有用性が報告されており、一般臨床への応用が期待されている。

呼吸機能検査では閉塞性障害と拡散障害が特徴的である。本邦の調査では 1 秒量と拡散能（DL_{CO}）の 1 年あたりの平均低下量は 75.0 ± 9.0 mL および 0.69 ± 0.07 mL/min/mmHg であった。

病理学的な特徴は LAM 細胞の増殖とリンパ管新生である。LAM 細胞は免疫染色で抗 α-smooth muscle actin（α-SMA）抗体、抗 HMB45 抗体、抗 estrogen receptor 抗体、抗 progesterone receptor 抗体に陽性を示す。

内科的治療法としてはホルモン療法、気管支拡張薬、呼吸リハビリテーション、予防的なワクチン接種が主体であった。最新の治療として細胞内増殖シグナル伝達系の mTOR を抑制する薬剤、シロリムス（ラパマイシン）が注目されている。シロリムスは国際多施設共同試験（MILES 試験）において、プラセボと比較して有意に 1 秒量の低下量が少ないことが示された。

外科的治療法としては気胸に対するブラ切除、胸膜癒着を引き起こす目的での胸膜擦過術、壁側胸膜部分切除術をはじめ、乳び胸に対するドレナージ術、乳び腹水に対する腹腔-静脈シャント留置術、腎血管筋脂肪腫切除術などが行われる。また、末期呼吸不全に陥った症例には肺移植も適応と

正解　b

関連問題 63

LAM について正しいものを 2 つ選びなさい。

a. 男性には発症しない。
b. 病理組織では囊胞形成と異常な平滑筋細胞の増殖を認める。
c. 2 ～ 20 mm 大の囊胞が上葉を中心に広がる。
d. 結節性硬化症に合併することは少ない。
e. mTOR 阻害薬が効果を認める。

関連問題の解説

a. LAM はほとんど女性のみに発症する。特に孤発性 LAM についてはほぼ全例が女性である。TSC-LAM では男性例の報告も散見される。
b. LAM の病理学的特徴としては、LAM 細胞と呼ばれる異常な平滑筋細胞の増殖、囊胞形成、リンパ管新生が挙げられる。リンパ管内皮細胞マーカーである抗 VEGFR-3 抗体により、リンパ管が豊富であることを証明することも重要である。
c. 境界明瞭な薄壁を有する囊胞（数 mm ～ 2 cm 大が多い）が両側性、上‐下肺野にみられる。囊胞はびまん性または散在性に、比較的均等に認められるため、上葉中心とはいえない。LAM の鑑別診断に挙げられるランゲルハンス細胞組織球症やサルコイドーシスは上葉優位の肺病変を認める。
d. TSC-LAM は LAM 全体の 3 ～ 16％程度と報告されている。しかし、TSC 患者の 1/3 程度に LAM を合併すると報告され、TSC-LAM の有病率は孤発性 LAM の 5 ～ 10 倍と見積もられている。TSC に LAM が合併することは少なくない。
e. 文章の通り。

なり、本邦からの報告では移植例の 5 年生存率は 87.5％と良好な成績が報告されている。ただし、シロリムスは創傷治癒を遷延させるため、肺移植時は一時的なシロリムスの中止が望ましい。

本邦の全国調査の結果では、発症年齢 32.6 ± 9.4 歳、発症から診断までには平均 3 年を要した。予後は比較的良好であり、5 年生存率 95％、10 年生存率 85％、15 年生存率 76％と報告された。

正解　b、e

一般問題　各論
II. 呼吸不全　1. 急性呼吸不全

近藤圭介

実践問題 64

ネーザルハイフローに関し、従来の経鼻カニューレとの比較で誤っているものを1つ選びなさい。

a. 鼻咽頭の陽圧化で気道抵抗が軽減する。
b. 陽圧がかかるため呼吸停止例でも使用できる。
c. 気道の線毛運動の改善が示唆される。
d. 呼気の洗い出し効果が高い。
e. より高い酸素濃度の供給が期待できる。

解説

a、c〜e. 文章の通り。
b. 高流量をかけると流量に応じて2〜3 cmH$_2$O 程度の軽度のPEEPがかかるとされているが、あくまで陽圧の程度は低く二相性の陽圧換気ができるわけではないので呼吸停止例では用いない。

POINT!

　従来の経鼻カニューレでは6 L/分ほどまでの酸素投与が可能であったものの、流量の増加と共に鼻粘膜の乾燥・刺激も生じ苦痛をきたす。近年になり（機種によって差異はあるものの）最大60 L/分ほどまでの流量の加湿した酸素を投与可能なネーザル・ハイフロー（図）が登場し、臨床の現場で積極的に活用されている。従来の酸素投与デバイスと比べて

①鼻咽頭空間の呼気の洗い出し効果が高い。
②鼻咽頭内の陽圧化に伴って上気道抵抗が減少する。
③流量に応じて2〜3 cmH$_2$O 程度の軽度のPEEP効果がある。
④肺胞のリクルートメント改善
⑤気道粘膜の線毛機能改善

といった効果が期待されている。非侵襲的陽圧換気（noninvasive positive pressure ventilation：NPPV）と比しても装着の違和感が少なく、排痰や経口摂取が容易であることは大きな利点ではあるが、陽圧の程度に関してはNPPVに劣り、完全な優越性を証明するものではなく症例により使い分ける必要がある。

図　ネーザルハイフローの全体図

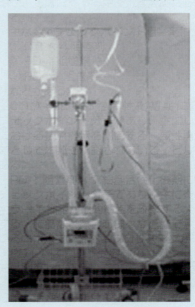

正解　b

関連問題 64

呼吸不全に関して誤っているものを1つ選びなさい。

a. 一般的呼称での急性呼吸不全とは急性の経過で PaO_2 60 Torr 以下を指す。
b. PaO_2 60 Torr を超えるものの、70 Torr 以下の状態を準呼吸不全と定義する。
c. 急性呼吸不全の状態において、$A-aDO_2$ が開大していなければ肺胞低換気が原因の可能性が高い。
d. PaO_2 60 Torr はおおよそ SpO_2 90%に相当する。
e. ARDS における急性発症とは、経過が1か月以内であることを指す。

関連問題の解説

a～d. 文章の通り。
e. ARDS の定義における急性発症とは1週間以内を指す。慢性呼吸不全に関しては症状の経過が1か月以上のものを指し、それ以外を一般的に急性呼吸不全と呼ぶので定義に注意したい。

正解 e

〈参考文献〉
1. 宮本顕二．進化した呼吸管理　高流量鼻カニュラ酸素療法．日呼吸会誌．2014; 3: 771-76.
2. The ARDS definition task force: Acute respiratory distress syndrome. The Berlin definition. JAMA. 2012; 307: 2526-33.
3. 厚生省特定疾患「呼吸不全」調査研究班：呼吸不全 - 診断と治療のためのガイドライン．メディカルレビュー社．1996．

一般問題　各論
II. 呼吸不全　2. 慢性呼吸不全　近藤圭介

実践問題 65

慢性呼吸不全に関して正しいものを1つ選びなさい。

a. 呼吸不全の経過期間が8週間以上のものを慢性呼吸不全と呼ぶ。
b. $PaCO_2$ が 50 Torr 以下を I 型、それを超えるものを II 型に分ける。
c. 本邦の在宅酸素の導入症例は COPD が最も多く、次いで慢性心不全が多い。
d. 社会保険上では PaO_2 が 55 Torr 以下の場合、基本的に在宅酸素の対象となる。
e. 慢性心不全においては NYHAII 度以上が在宅酸素の対象となる。

解説

a. 慢性呼吸不全は呼吸不全の経過が1か月以上のものをいう。
b. $PaCO_2$ が 45 Torr 以下を I 型、それを超えるものを II 型に分ける。
c. 2010 年時点での在宅呼吸ケア白書では COPD、間質性肺炎、肺結核後遺症が順に上位3つを占めている。
d. 慢性呼吸不全では PaO_2 が 55 Torr 以下の場合、基本的に在宅酸素の対象となり、PaO_2 が 60 Torr 以下で睡眠時や運動時に著しい低酸素血症を認める場合も対象となる。
e. 慢性心不全においては NYHAIII 以上で睡眠時のチェーンストークス呼吸を認め、無呼吸低呼吸指数が 20 以上であることが基準となる。

POINT!

慢性呼吸不全とは動脈血酸素分圧 (PaO_2) が 60 Torr 以下の呼吸不全の状態が1か月以上継続する状態を指している。さらに $PaCO_2$ が 45 Torr 以下を I 型、それを超えるものを II 型に分けている。原疾患としては本邦では COPD がおおよそ半数近くを占めるといわれている。社会保険上での適応に関しては表のように定義されている。在宅酸素導入の原疾患に関しては、在宅呼吸ケア白書 2010 においては COPD 45％、間質性肺炎 18％、肺結核後遺症 12％とこれらで多くを占める。

表　在宅酸素療法社会保険適用基準

1) 高度慢性呼吸不全	
	動脈血酸素分圧が 55 Torr 以下、および 60 Torr 以下で睡眠時や運動時に著しい低酸素血症を認め、医師が在宅酸素療法が必要と認めた者。SpO_2 の推測値を用いてもよい。
2) 肺高血圧症	
3) 慢性心不全	
	NYHAIII 度以上と認められ、睡眠時のチェーンストークス呼吸があり、無呼吸低呼吸指数が 20 以上と睡眠ポリソムノグラフィで確認されている症例
4) チアノーゼ性先天性心疾患	
	ファロー四徴症や大血管転位症などのうち、発作的に低酸素・無酸素となる症例

正解　d

関連問題 65

慢性呼吸不全、特に COPD に対する非侵襲的陽圧換気（NPPV）に関して誤っているものを1つ選びなさい。

a. 本邦における在宅の NPPV 導入例は COPD と肺結核後遺症が多くを占める。
b. 呼吸困難、頭重感、日中の眠気などは適応の根拠となる理学所見である。
c. $PaCO_2$ が 45 Torr 以上は適応の基準のひとつとなる。
d. 安定期に $PaCO_2$ の貯留がなくとも、夜間の低換気がある症例は適応となる。
e. 安定期に $PaCO_2$ の貯留がなくとも、Ⅱ型呼吸不全の増悪入院を繰り返す症例は適応となる。

関連問題の解説

慢性経過に対しての NPPV の適応に関しては COPD、拘束性胸郭疾患、神経筋疾患でそれぞれ基準が異なる。

a. 在宅呼吸ケア白書 2010 の時点では上記の2疾患に次いで神経筋疾患が多い。
b. 呼吸困難、頭重感、日中の眠気、あるいは体重増加や浮腫など肺性心の徴候のどちらかが前提となる。
c. $PaCO_2$ が 55 Torr 以上は適応基準のひとつである。
d、e. $PaCO_2$ が 55 Torr 未満であっても、夜間の低換気による低酸素血症やⅡ型呼吸不全の増悪で入院を繰り返す場合には適応となる。

〈参考文献〉
1. 日本呼吸器学会肺生理専門委員会・日本呼吸管理学会酸素療法ガイドライン作成委員会：酸素療法ガイドライン，メディカルレビュー社，2006.
2. 日本呼吸器学会肺生理専門委員会在宅呼吸ケア白書ワーキンググループ：在宅呼吸ケア白書 2010，メディカルレビュー社，2010.

正解 c

III. 胸膜疾患

生島壮一郎

実践問題 66

悪性胸膜中皮腫の治療について誤っているものを1つ選びなさい。

a. 悪性胸膜中皮腫の標準化学療法はシスプラチン＋ペメトレキセドである。
b. 手術療法の選択において胸膜肺全摘除術（EPP）は標準術式としての優位性のエビデンスは確立されており、積極的に施行するべきである。
c. 上皮型で全身状態のよい症例では、術前化学療法＋手術療法＋術後胸郭照射を組み合わせた集学的治療も検討される。
d. 胸膜切除／肺剥皮術（P/D）は macroscopic complete resection を目的として施行される。
e. 胸膜生検部、胸腔鏡ポート刺入部、胸腔ドレナージ挿入部位などへの局所射線照射は標準治療としてエビデンスは確立していない。

解説

a. シスプラチン単独に対するペメトレキセド併用の上乗せ効果を実証した第 III 相臨床試験[1]に基づいて現時点で悪性胸膜中皮腫の標準化学療法はシスプラチン＋ペメトレキセドとされている。シスプラチン＋ペメトレキセドにベバシズマブを上乗せして progression free survival（PFS）で 7.5 か月から 9.6 か月、overall survival（OS）が 16.1 か月から 18.8 か月に延長したとする報告（MAPS 試験）があったが[1]、現在、本邦では追試が行われている段階にある。
b. 全身状態が良く、組織型が予後の悪い肉腫型でなく、早期ならば、胸膜肺全摘除術（extrapleural pneumonectomy：EPP）が検討されるが、術後の QOL 低下が問題となる。現時点では、その有益性がランダム化比較試験などによって確固として証明されているとはいえない。
c. 術前化学療法＋手術療法＋術後胸郭照射を組み合わせた集学的治療（trimodality therapy）は、2009 年に米国の多施設共同試験で feasibility が証明され、すべての治療を完遂できた患者では長期生存が得られると報告されている[2]。
d. 手術治療を行う際には目に見える腫瘍は完全に切除される macroscopic complete resection（肉眼的完全切除）を目的とする。
e. 胸膜生検部、胸腔鏡ポート刺入部、胸腔ドレナージ挿入部位への腫瘍浸潤を抑制するため局所照射は実臨床で行われることもあるが、その臨床的意義に関しては複数の後方視的解析が行われているが、賛否両論で確固たるエビデンスを得るには至っていない[3]。

POINT!

　手術治療は、目に見える腫瘍は完全に切除される macroscopic complete resection（肉眼的完全切除）を目的とする。したがって、進行が速く予後の悪い肉腫型や、胸壁浸潤が複数箇所に存在する場合は適応とならない。
　手術方法には、胸膜肺全摘除術（EPP）と胸膜切除／肺剥皮術（pleurectomy/decortication：P/D）がある。
　EPP は、手術の負担が大きく QOL の低下が問題となる。PD は生命予後を延長するかどうかなどの結論は出ていない。英国で行われた EPP と non-EPP（主に PD）の比較試験（MARS 試験）では両者で生存率に有意差がなく（EPP で 14.4 か月、non-EPP で 19.5 か月）、EPP が術後の QOL を低下させると報告されている[1]。この臨床試験は周術期の合併症率の高さなど、試験自体の問題も指摘されているが、EPP を施行する症例は全身状態、併存症、術後の予測肺機能などを踏まえて慎重に検討する必要がある。

正解　b

関連問題 66

悪性胸膜中皮腫について正しいものを1つ選びなさい。

a. 本邦での悪性胸膜中皮腫による年間死亡数はアスベストの使用規制により減少傾向にある。
b. 肉腫型の方が上皮型に比して予後不良である。
c. 肉腫型ではPD-1の発現率が高く、免疫チェックポイント阻害剤の有効性のエビデンスが確立した。
d. 悪性胸膜中皮腫のなかで最も多いのは腹膜中皮腫で、ついで胸膜中皮腫、心膜中皮腫の順である。
e. 放射線治療は、早期の場合は単独で根治治療が望める。

関連問題の解説

a. 本邦での中皮腫による年間死亡数は使用規制後も増加傾向にある。これはアスベスト曝露から発症まで20～40年と潜伏期間が長いためで、2025年から2030年の間で4000人/年のピークに達すると推定されている。
b. 病理組織学的には上皮型、肉腫型、二相型に分類される。肉腫型は特に予後不良であり、治療への反応性も乏しい。無治療/有治療での生存期間 中央値は、上皮型で11/16.9か月、肉腫型で5.5/5.5か月、二相型で10/13.1か月程度である。
c. 手術検体ではPD-1は約20%に高発現しているとの報告がある。特に現時点で治療法の少ない非上皮型（肉腫型）での発現率が高いとされており、免疫チェックポイント阻害剤の効果が期待されるが、エビデンスは確立していない。
d. 最も多いのが胸膜中皮腫で全体の70～80%を占める。
e. 放射線治療は、単独で根治目的に行われることはなく、他のモダリティと組み合わせるか、疼痛緩和目的で行われる。

POINT!

悪性胸膜中皮腫の診断は胸水細胞診では困難なことが多く、可能な限り胸腔鏡下胸膜生検を施行する。

悪性胸膜中皮腫は病理組織学的に上皮型、肉腫型、二相型に分類される。上皮型が約60%、二相型が約25%、肉腫型が約15%である。

胸膜中皮腫様の進展を示す肺腺癌もあり、鑑別には、Calretinin、WT1、D2-40、CK5/6などの中皮腫のマーカーやTTF-1、CEAなどの腺癌の免疫組織化学的マーカーによる検索が必要となる。

〈参考文献〉

1. Treasure T, Lang-Lazdunski L, Waller D, et al. Extra pleural pneumonectomy versus no extra-Pleural pneumonectomy for patients with malignant pleural mesothelioma: clinical outcomes of the Mesothelioma and Radical Surgery (MARS) randomized feasibility study. Lancet Oncol. 2011;12:763-772.
2. Krug LM, Pass HI, Rusch VW, et al. Multicenter phase II trial of neoadjuvant pemetrexed plus cisplatin followed by extrapleural pneumonectomy and radiation for malignant pleural mesothelioma. Oncol.2009;27:3007-3013.
3. Lee C, Bayman N, Swindell R, et al. Prophylactic radiotherapy to intervention sites in mesothelioma : a systematic review and survey of UK practice. Lung Cancer 2009;66:150-156.
4. Henderson DW, Reid G, Kao SC, et al. Challenges and controversies in the diagnosis of mesothelioma : Part 1. Cytology only diagnosis, biopsies, immunohistochemistry, discrimination between mesothelioma and reactive mesothelial hyperplasia, and biomarkers. J Clin Pathol 2013;66:847-853.
5. Husain AN, Colby T, Ordonez N, et al. Guidelines for pathologic diagnosis of malignant mesothelioma: 2012 update of consensus statement from the International Mesothelioma Interest Group. Arch Pathol Lab Med 2013;137:647-667.

正解 b

III. 胸膜疾患

近藤圭介

実践問題 67

胸水の所見解釈に関して、誤っているものを1つ選びなさい。

a. 胸水／血清の総蛋白比が＞0.5は滲出性胸水を示唆する。
b. 胸水／血清のLDH比が＞0.5は滲出性胸水を示唆する。
c. 滲出性胸水の方がよりpHが低い傾向にある。
d. リウマチ性胸膜炎では糖が低下することが多い。
e. アミラーゼの上昇は血清値の2倍以上が有意とされる。

解説

a. Lightらの基準に照らせば正しい。
b. 胸水／血清のLDH比＞0.6は滲出性胸水を示唆する。
c. 漏出性はpH 7.40〜7.55、滲出性では7.30〜7.45といわれる。
d. 膿胸や関節リウマチに伴う胸膜炎の胸水では糖が低下する。
e. 胸水アミラーゼは血清値の2倍以上が有意とされ急性膵炎や食道破裂を疑う。

POINT!

胸水はその性状からまず大きく滲出性と漏出性の二つに分類される。この鑑別に関して最も古典的に使用されているのがLightの基準である。この基準は1972年に最初に提唱され、①胸水／血清総蛋白比＞0.5 ②胸水／血清LDH比＞0.6 ③胸水LDH＞200 IU/L（血清基準値上限の2/3）のうちいずれか1項目でも満たすものが滲出性胸水であり、いずれの3項目をも満たさないものが漏出性胸水とされた。それ以降修正が加わり③が胸水LDH＞血清基準値上限×0.45となった。また、1997年にHeffnerらはtwo rule test（胸水LDH＞血清基準値上限×0.45あるいは胸水コレステロール＞45 mg/dLのいずれかを満たせば滲出性）とthree test rule（胸水総蛋白＞2.9 g/dLあるいは胸水LDH＞血清基準値上限×0.45あるいは胸水コレステロール＞45 mg/dLのいずれかを満たせば滲出性）を提唱し、これらの基準とLightの基準では診断精度に差がないことがいくつかのメタ解析により証明されている。滲出性胸水が疑われる場合には、図に示すような胸水の性状や項目を駆使して原疾患を絞り込んでいく。

正解 b

関連問題 67

胸水の所見解釈に関して、誤っているものを2つ選びなさい。

a. 肺癌による胸膜炎ではCEA以外のマーカーは病的意義に乏しい。
b. 悪性胸膜中皮腫では胸水細胞診の有用性が高い。
c. 気胸に随伴した胸水では早期に好酸球が上昇することがある。
d. 結核性胸膜炎の診断において胸水中ADAの有用性は高い。
e. 結核菌PCRは結核性胸膜炎のほとんどで陽性になる。

関連問題の解説

a. 肺癌ではその他のマーカーは有用ではない。悪性胸膜中皮腫で胸水中のシフラが有用であることがある。
b. 肺癌の場合でも単回穿刺では診断率50〜60%であり、悪性胸膜中皮腫では25〜40%程度と診断率は低い。
c. 特に比較的早期では好酸球がみられても異常ではない。
d. 胸水ADAが40 U/L以上であれば結核性胸膜炎として感度は90〜100%、特異度は85〜95%に達するという報告もあり有用とされる。
e. 胸水中の結核菌PCRの感度は検体の質にも左右されるが50%を超えることはないとされており、一般的に有用とはされない。

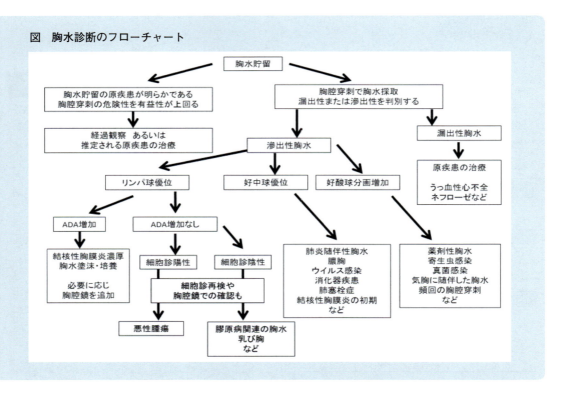

図 胸水診断のフローチャート

〈参考文献〉

1. Light RW, Macgregor MI, Luchsinger PC. The diagnostic separation of transudates and exudates, pleural effusions. Ann Intern Med. 1972;77:507-513.
2. 山内浩義, 杉山幸比古. 胸水診断へのアプローチ. 綜合臨牀. 2010;60:1105-09.
3. 近藤圭介, 生島壮一郎. 胸水の鑑別診断. 呼吸器内科. 2013; 24 (5):485-91.

正解 b、e

IV. 横隔膜疾患

猪俣 稔

実践問題 68

横隔神経麻痺で誤っているものを1つ選びなさい。

a. 片側性横隔神経麻痺は腫瘍などによる機械的圧迫が原因であることが多い。
b. 胸鎖乳突筋などの呼吸補助筋の活動が亢進している可能性がある。
c. 胸部X線写真は臥位での撮影の方が診断しやすい。
d. 肺機能検査では1秒量が著しく低下する。
e. 両側性の場合、最大吸気圧、最大呼気圧ともに低下する。

解説

a. 他に外傷、頸部〜腹部の手術の合併症、感染などが挙げられる。
b. 腹部の奇異性運動や呼吸補助筋の発達の有無を観察する。
c. 立位の撮影では、呼息時に腹部の呼息筋により横隔膜を挙上させることができるが、臥位では横隔膜に対する重力の影響がなくなり横隔神経麻痺を診断しやすくなる。
d. 横隔神経麻痺では、特に臥位において、肺活量が低下する。
e. 両側性の横隔神経麻痺では、最大吸気圧は正常値の65%、最大呼気圧は40%にまで低下する。

POINT!

　横隔神経は末梢神経に分類され、主に頸椎のC4、一部C3、C5より起こり、前斜角筋の前面を横切り、鎖骨下動静脈の間を下って胸腔内に入り、肺門部の前方で縦隔胸膜と心膜の間を通って横隔膜上面に到達する。右横隔神経は、上大静脈に沿い肺静脈の前方から横隔膜に達する。

　横隔膜は最も重要な吸息筋（吸気筋）であり、一般に安静時呼吸量の75%は横隔膜の収縮による換気に依存する。横隔膜麻痺が生じると吸息補助筋である胸鎖乳突筋の活動が亢進する。両側性横隔神経麻痺は全身性の筋力低下をきたす疾患の部分症としてみられることが多いが、全身性の筋力低下が目立たずに、横隔膜麻痺が全身性疾患の初発症状、あるいは唯一の症状の場合もある。片側性横隔神経麻痺の原因は、一般的に腫瘍などによる機械的圧迫が多く、他に外傷、頸部〜腹部の手術の合併症、感染などが挙げられる。他には横隔神経の損傷やウィルス感染などが原因となり、診断には横隔神経の走行を理解しておくことが重要である。片側性横隔神経麻痺も全身性疾患の部分症の場合がある。両側の横隔神経麻痺では臥位になると呼吸困難が増悪する。夜間、特にrapid eye movement（REM）睡眠時には呼吸運動は横隔膜優位になるので、両側性横隔神経麻痺では低喚起が強度となる。治療は換気不全の例では非侵襲的陽圧換気などの陽圧換気が用いられる。

　成人の横隔膜ヘルニアは外傷性と非外傷性に大別され、非外傷性ヘルニアにはさらに横隔膜の後外側をヘルニア門とする胸腹膜孔ヘルニア（Bochdalek孔ヘルニア）、横隔膜の胸骨部と肋骨間の胸肋三角部をヘルニア門とする胸骨後ヘルニア（Morgagni孔ヘルニア）および食道裂孔ヘルニアが含まれる。Bochdalek孔ヘルニアは非外傷性横隔膜ヘルニアの中では最も頻度が高く、ほとんど新生児期に発症する。重篤な呼吸、循環障害をきたす先天性疾患だが、約10%の症例で成人になるまで無症状または軽症である。ほとんどが左側にみられ、ヘルニア囊を欠く仮性ヘルニアが多い。Morgagni

正解 d

関連問題 68

次の中で正しいものを 2 つ選びなさい。

a. 大動脈裂孔は Th12 の高さで横隔膜を貫き、下行大動脈と胸管が通る。
b. 横隔膜弛緩症では、片側全体に及ぶ場合には右側全体の挙上が多い。
c. Morgagni 孔ヘルニアは先天奇形を伴うことが多い。
d. Bochdalek 孔ヘルニアは左側に多く、約 10% が成人例である。
e. 食道裂孔ヘルニアは診断された時点で手術適応である。

関連問題の解説

a. 横隔膜には 3 つの裂孔がある。大静脈孔は Th8 の高さで横隔膜を貫き下大静脈が通る。食道裂孔は Th10 の高さで横隔膜を貫き、左迷走神経が食道の前を、右迷走神経が食道の後ろを通る。
b. 片側全体に及ぶ場合には左側全体の挙上が多く、部分性では右の一部が挙上することが多い。先天性横隔膜弛緩症は胎生期の横隔膜形成不全により生じ、後天性横隔膜弛緩症は、横隔神経障害や横隔膜の鈍的外傷などで生じる。
c. 先天奇形を伴うことが多いのは Bochdalek 孔ヘルニアである。
d. 一方で、Morgagni 孔ヘルニアは右側に多い。
e. 食道裂孔ヘルニアでは症状がなければ手術適応ではない。傍食道型裂孔ヘルニアのうち、薬剤抵抗性で嵌頓をきたした場合には外科的治療の適応となる。食道裂孔を縫縮し逆流を防止する噴門形成手術（Nissen 法、Toupet 法など）が主に行われている。

孔ヘルニアは横隔膜ヘルニアの 1～3% の頻度と報告されている。成人例では女性に発生が多く、右側の発症が 90% と圧倒的に多い。ヘルニア嚢を有する真性ヘルニアが多い。Bochdalek 孔ヘルニア、Morgagni 孔ヘルニアともに診断された時点で手術適応である。食道裂孔ヘルニアは食道裂孔（食道が横隔膜を通過する孔）で食道と横隔膜の間の筋膜付着部が伸張することによって発生すると考えられる。最も頻度が高い滑脱型食道裂孔ヘルニアでは、胃食道接合部とともに胃の一部が横隔膜上に脱出している。傍食道型食道裂孔ヘルニアでは、胃食道接合部は正常な位置にあるが、横隔膜裂孔内で胃の一部が食道に隣接している。食道裂孔ヘルニアは逆流性食道炎を合併しやすい。

正解 a、d

V. 縦隔疾患

実践問題 69

胸腺腫について正しいものを1つ選びなさい。

a. 胸腺腫は後縦隔に後発する。
b. 胸腺腫は臨床的に良性のものが多い。
c. 胸腺腫の臨床病期はTNMから分類される。
d. 胸腺腫では、被膜と周囲縦隔への浸潤の程度によって臨床病期を判定する。
e. WHO分類Type A胸腺腫ではリンパ球が多い。

解説

a. 前縦隔に後発する。
b. 現在はすべての胸腺腫は悪性の素因があるとされ、悪性度は胸腺組織をどの程度とどめているかによって分類されている。
c. 確立されたTNM分類はない。
d. 臨床病期分類には正岡分類が用いられる。
e. Type Aではリンパ球は少ない。

POINT!

胸腺腫は、胸腺固有の上皮細胞から発生した腫瘍で浸潤性に発育するものもあるが、遠隔転移をきたすものは極めて稀である。2010年度の日本胸部外科学会学術調査報告によると、胸腺腫は全縦隔腫瘍手術例中41.9%にみられた。40〜60歳代の中高年層に多く、男性と女性でほぼ同様の頻度でみられる。

胸腺腫の病期分類には確立されたTNM分類はない。1981年、正岡らによって提唱されたI〜IV期の臨床病期分類は、予後とよく相関し汎用されている（表1）。組織学的には、胸腺上皮由来の腫瘍細胞と種々の割合で混在する小型のリンパ球とからなるtwo cell patternの像を呈し、リンパ球に異型性を認めない。胸腺腫の組織分類としては、WHO分類が現在最もよく用いられている（表2）。これは、腫瘍細胞の形態とリンパ球の多寡により胸腺腫を6つに分類したものである。Type C thymoma（胸腺癌）は、遠隔転移の頻度が高い予後不良の疾患で、臨床的には胸腺腫とは別の疾患として扱われる。

無症状で定期健診時の胸部X線写真などで発見されるほか、腫瘍による局所症状として、胸部圧迫感、咳などがみられることがある。浸潤型胸腺腫の症例では、上大静脈症候群、嗄声などの症状を、胸腔内に播種巣を伴う症例では胸水や心嚢液貯留による症状を伴う場合がある。

胸部X線写真、CT、MRIにて胸骨後方に辺縁明瞭な分葉傾向を有する腫瘤として認められる。無症状でも抗アセチルコリンレセプター抗体が陽性の場合があり、この場合は胸腺腫と考えてよい。

縦隔腫瘍のCT検査において、最初に単純CTを行い、引き続いて造影CTを行うことが重要である。単純CTでは腫瘍内部の微細な石灰化や出血による高濃度域の評価が可能であり、その後に行われる造影CTとの腫瘍の造影効果の比較の点からも単純CTを省略することは望ましくない。縦隔腫瘍の内部性状の評価には組織間コントラストが高いMRIも有用である。CTでは描出が困難な腫瘍内部の隔壁構

表1 胸腺腫の臨床病期分類（正岡分類）

I期	肉眼的に被膜に被包され、組織学的に被膜浸潤がない。
II期	1. 肉眼的な周囲脂肪組織または縦隔胸膜への浸潤、または 2. 組織学的な被膜浸潤
III期	肉眼的な周囲臓器（心膜、大血管、または肺）浸潤
IVa期	胸膜または心嚢播種
IVb期	リンパ行性または血行性転移

表2 胸腺腫の病理組織分類（WHO分類）

Type	上皮細胞	上皮細胞の異型性	リンパ球
A	紡錘型	小	少ない
AB	紡錘型、多角型	小	比較的多い
B1	多角型	小	多い
B2	多角型	軽度	比較的多い
B3	多角型	中等度	少ない

正解 d

関連問題 69

胸腺腫について誤っているものを1つ選びなさい。

a. 造影CTだけでなく造影MRIも診断には有用である。
b. 孤状、卵殻状の石灰化、造影CT/MRIでの不均一な造影所見は高悪性度を示唆する所見である。
c. 胸腺腫が疑われる症例では、胸膜播種を防ぐため経胸膜アプローチは避けるべきである。
d. 胸腺腫でみられるリンパ球は異型性がみられる。
e. 胸腺の扁平上皮癌とWHO分類Type B3胸腺腫との鑑別にはCD5およびc-kitの免疫染色が有用である。

関連問題の解説

a. 脂肪抑制画像も含めて評価すべきである。
b. 他には周囲臓器浸潤などが悪性を疑う所見である。
c. 臨床所見と画像所見から切除可能な胸腺腫であることが強く疑われる場合は外科的生検は不要である。
d. リンパ球に異型性はない。
e. 文章の通り。

POINT!

胸腺腫は胸腺上皮が腫瘍性に増殖した腫瘍であり、出現しているリンパ球は腫瘍性ではないため異型性はみられない。胸腺腫の多くは線維性被膜を有する境界明瞭な腫瘍であるが、その被膜の外側の脂肪組織、胸膜、心膜などの他臓器に腫瘍細胞が拡がっている場合を浸潤性胸腺腫という。

B3型胸腺腫は扁平上皮様の分化を示す上皮成分が主体の胸腺腫で、しばしば扁平上皮癌との鑑別が難しい。胸腺の扁平上皮癌ではCD5およびc-kitの免疫染色が陽性であり、B3型胸腺腫は陰性である。胸腺以外の他臓器原発扁平上皮癌の胸腺への浸潤・転移との鑑別についても、CD5、c-kitは胸腺以外の臓器の扁平上皮癌には陰性であり鑑別に有用である。

胸腺カルチノイドは胸腺腫や胸腺癌とは増殖細胞の形態が異なり、またChromogranin A、Synaptophysin、CD56といった神経内分泌マーカーの免疫染色が陽性となり、鑑別に有用である。

造や変性、胸壁や骨構造への浸潤などが捉えられる場合があり、縦隔腫瘍の診断に対して有用性が高い。基本的には通常のT1強調像、T2強調像に加え、脂肪抑制画像を撮像することが重要である。T1強調像ではin-phaseとopposed-phaseを撮像することで、胸腺過形成などの疾患を鑑別することができる。低悪性胸腺腫と比較して高悪性胸腺腫や胸腺癌でみられやすい画像所見としては、①孤状、卵殻状の石灰化や比較的はっきりとした石灰化、②造影CTもしくは造影MRIで不均一に造影される、③内部に嚢胞変性や腫瘍壊死、出血などが混在する、④周囲臓器(特に大血管)浸潤などがある。

正解 d

一般問題 各論
V. 縦隔疾患

猪俣 稔

実践問題 70

前縦隔に好発するものをすべて選びなさい。

a. 神経原性腫瘍
b. 胸腺腫
c. 胚細胞性腫瘍
d. 悪性リンパ腫
e. 甲状腺腫

解 説

a. 神経原性腫瘍の好発部位は後縦隔である。
b〜e. 前縦隔に好発する。

POINT!

縦隔腫瘍には好発部位があり、発生場所により鑑別診断を絞り込むことができる。各縦隔区分に好発する縦隔腫瘤性病変を表に示した。縦隔上部は前・中・後縦隔の高い部分をまとめて分離させただけともいえるため、前・中・後縦隔としての性質もそのままもっている。そのため、前縦隔の胸腺病変、中縦隔のリンパ節病変、後縦隔の神経原性腫瘍のような縦隔区分に好発する病変も縦隔上部に発生することがある。また、神経原性腫瘍は通常は後縦隔に好発するが、横隔神経由来は前縦隔、迷走神経由来は中縦隔に発生する。縦隔腫瘍の頻度は胸腺腫瘍が最も多い。胸腺腫の好発年齢は60歳代であり若年者には少ない。

悪性リンパ腫はホジキンリンパ腫と非ホジキンリンパ腫に大別されるが、縦隔病変のほとんどは前縦隔の胸腺・リンパ節から発生し、次いで中縦隔リンパ節での発生が多い。縦隔に発生するリンパ腫はすべての組織型を取り得るが、臨床的に重要なのは古典的ホジキンリンパ腫と縦隔大細胞型B細胞性リンパ腫である。血清中の可溶性IL-2受容体やLDHなどが高値を示すが、上皮系腫瘍マーカーが上昇することはない。治療は組織型と病期に沿って化学療法、放射線療法が行われる。

胚細胞腫瘍には良性胚細胞性腫瘍（成熟奇形腫、未熟奇形腫）と、悪性胚細胞性腫瘍（精上皮腫と非精上皮腫性悪性胚細胞腫瘍：胎児性癌、卵黄嚢腫瘍、絨毛癌やこれらが混在する混合型胚細胞腫瘍）に分類される。縦隔では成熟奇形腫が最も多く胚細胞腫瘍全体の75％を占め、悪性では精上皮腫が最も多い。胚細胞腫瘍は、成人縦隔腫瘍の約15〜16％、小児縦隔腫瘍の19〜25％を占め、すべての年齢で発症する。思春期以降では、縦隔は性腺外の発生部位として最も多く、そのほとんどが男性例でありすべての組織型が発生し得る。縦隔胚細胞腫瘍のほとんどは胸腺およびその周囲の前縦隔に発生し、3％は後縦隔に発生する。縦隔原発の胚細胞腫瘍の診断を確定するには、性腺由来の腫

表 好発部位

	縦隔上部	前縦隔	中縦隔	後縦隔
嚢胞性	甲状腺嚢胞 リンパ管腫 心膜嚢胞	胸腺嚢胞 心膜嚢胞 リンパ管腫 嚢胞性奇形腫	気管支原性嚢胞 心膜嚢胞 食道重複嚢胞	神経腸管嚢胞 髄膜瘤 神経鞘腫（嚢胞変性）
充実性	甲状腺腫 副甲状腺腫 神経原性腫瘍 胸腺病変 リンパ節病変	胸腺病変 胚細胞性腫瘍 リンパ節病変 甲状腺腫 神経原性腫瘍	リンパ節病変 食道腫瘍 甲状腺腫 神経原性腫瘍	神経原性腫瘍 髄外造血巣

正解 b〜e

関連問題 70

縦隔腫瘍で誤っているものを1つ選びなさい。

a. 神経性腫瘍切除後にHorner症候群をきたすことがある。
b. ホジキンリンパ腫ではリツキシマブを加えた化学療法が有効である。
c. 悪性胚細胞腫瘍においてAFPのみが著明に上昇するのは卵黄嚢腫瘍である。
d. 精上皮腫には化学放射線療法を行う。
e. 非精上皮腫性悪性胚細胞腫瘍では化学療法後に遺残腫瘍を摘出する。

関連問題の解説

a. 神経性腫瘍は外科切除後の再発は稀で予後良好だが、術後合併症にHorner症候群、反回神経麻痺、横隔神経麻痺などがある。
b. リツキシマブが有効なのは非ホジキンリンパ腫である。
c. 一方で、β-HCGが著明に上昇するのは絨毛癌である。
d. 精上皮腫は化学放射線療法に対する感受性が高い。
e. 化学療法後に完全切除できれば予後は良好だが、腫瘍が残存すると約70%が再発死するとされている。

瘍を否定する必要がある。性腺原発胚細胞腫瘍の縦隔転移の場合には、通常後腹膜リンパ節にも転移を認めることが多く、縦隔胚細胞腫瘍との鑑別点となる。

非精上皮腫性悪性胚細胞腫瘍では、β-human chorionic gonadotropin：β-HCG（ヒト絨毛性性腺刺激ホルモン）やα-fetoprotein（AFP）などの腫瘍マーカーの上昇を高頻度に認める。β-HCGは絨毛癌の成分がある場合に、AFPは卵黄嚢腫瘍や胎児性癌で上昇する。治療方針決定のために、経皮生検による組織診断が行われる。

良性胚細胞腫瘍では手術が第一選択である。

精上皮腫は化学放射線療法の感受性が高いため第一選択は化学療法であり、残存病変に手術または放射線治療を行う。5年生存率は90%以上である。非精上皮腫性腫瘍に対しても化学療法が第一選択であり、腫瘍マーカーが陰性化した後に完全切除できれば予後良好であるが、腫瘍マーカーが陰性化しない、非完全切除例の予後は不良である。

神経原性腫瘍は後縦隔に後発し、神経節から発生する神経鞘腫、神経線維腫、悪性末梢神経鞘腫瘍、神経細胞から発生する神経節神経腫、神経芽腫、傍神経節腫がある。治療の第一選択は外科的切除である。

正解 b

必携！ 呼吸器専門医試験のための実践問題と解説

実地問題

I. 気道・肺疾患

II. 呼吸不全

III. 胸膜疾患

IV. 横隔膜疾患

V. 縦隔疾患

VI. 胸郭、胸壁の疾患

実地問題

I. 気道・肺疾患　　1. 感染症および炎症性疾患

症例は生来健康な40歳女性。2日前から発熱、全身倦怠感がみられ、呼吸困難も出現し2月某日に来院された。インフルエンザ迅速抗原検査でA型陽性、胸部X線写真で右下肺野に浸潤影を認め、A型インフルエンザおよび肺炎の診断で入院した。喀痰のグラム染色でブドウ状のグラム陽性球菌の貪食像を認め、血液培養・喀痰培養からMRSAが検出された。

本例について、以下の問いに答えなさい。

実践問題1　この症例で用いる抗微生物薬として適切でないものを1つ選びなさい。

a. ペラミビル
b. オセルタミビル
c. リネゾリド
d. バンコマイシン
e. ダプトマイシン

解説

A型インフルエンザに続発した肺炎で、インフルエンザウイルス自体による肺炎もしくは二次性細菌性肺炎が考えられる。血液培養・喀痰培養の結果から、methicillin-resistant *Staphylococcus aureus*（MRSA）による細菌性肺炎と診断される。

a、b. 季節性インフルエンザに用いられる抗ウイルス薬はオセルタミビル・ザナミビル・ラニナミビル・ペラミビルの4種類だが、入院管理が必要または肺炎を合併した患者では、重症患者での治療経験が最も多いオセルタミビルが推奨される。経口投与困難または静注治療が適当と判断された場合はペラミビルを使用する。ザナミビルとラニナミビルは、肺炎病巣に確実に到達するかの知見に乏しい。

c、e. 本邦で使用可能な抗MRSA薬はバンコマイシン、テイコプラニン、リネゾリド、ダプトマイシン、アルベカシンの5種類である。MRSA肺炎に対してはバンコマイシンやリネゾリド、テイコプラニンが第一選択である。ダプトマイシンはMRSA菌血症にはバンコマイシンとならぶ第一選択薬だが、肺胞ではサーファクタントに包含され不活化されるため、肺炎には適応がない。

POINT!

MRSAはPBP2'（Penicillin Binding Protein 2prime）という酵素を産生し、βラクタム薬に耐性を示す。院内感染の原因菌として代表的であるが、気道への定着もあるため、患者呼吸器検体から分離された際にはグラム染色所見やリスク（インフルエンザ罹患後や人工呼吸器装着など）、治療経過をふまえて起因菌か保菌かを判断する。

近年、市中感染型MRSA（community-acquired MRSA：CA-MRSA）が増加しており注意が必要である。白血球破壊毒素であるPanton-Valentine Leukocidine（PVL）を産生し、これによる肺炎は重症化することが多い。

その他の耐性菌についても簡潔にまとめる。

ESBL（Extended Spectrum beta Lactamase）産生菌

E. coli、*K. pneumoniae*、*P. mirabilis*で多くみられ、ペニシリン系・セファロスポリン系・モノバクタム系抗菌薬を広範に分解する。カルバペネム系抗菌薬が第一選択である。

セファマイシン・オキサセフェム系抗菌薬やβラクタマーゼ阻害薬配合ペニシリン（主にピペラシリン・タゾバクタム）でも治療可能なことが多いが、稀に治療失敗の報告があり、特に重症例では推奨されない。

正解　e

関連問題 1

多剤耐性菌とその治療薬について、正しいものを2つ選びなさい。

a. ESBL産生菌はニューキノロンやアミノグリコシド系抗菌薬にも耐性を示す。
b. 感染対策は一般的には飛沫感染対策である。
c. コリスチンの副作用には急性腎障害や神経系障害がある。
d. CREやMDRAが喀痰培養から検出された場合、5類感染症として7日以内に届出を行う。
e. 海外では新薬がMDRPやCREの治療薬として承認されている。

関連問題の解説

a. βラクタム薬以外は感受性結果に応じて使用可能である。しかし他の耐性機構を併せ持つことが多く、感受性結果を確認してからの使用が無難である。
b. 接触感染対策を行う。
c. 文章の通りで、特に腎障害に注意する。
d. CREやMDRAによる感染症を起こしていると判断された場合に届出の対象となり、保菌のみであれば届出の必要はない。なお、MDRPは5類感染症ではあるが、基幹定点医療機関のみの届出である。
e. ceftolozane/tazobactam や ceftazidime/avibactam といった、新しいβラクタム・βラクタマーゼ阻害剤配合薬が用いられており、日本でも承認が期待される。

〈参考文献〉

1. 日本感染症学会. 感染症専門医テキスト. 改訂第2版. 東京. 南江堂; 2017.
2. 日本化学療法学会・日本感染症学会 MRSA感染症の治療ガイドライン作成委員会作成. MRSA感染症の治療ガイドライン2017年改訂版. 日本化学療法学会雑誌. 2017;65:323-425.
3. Liscio JL, Mahoney MV, Hirsch EB. Ceftolozane/tazobactam and ceftazidime/avibactam: two novel β-lactam/β-lactamase inhibitor combination agents for the treatment of resistant Gram-negative bacterial infections. Int J Antimicrob Agents. 2015;46:266-71.

多剤耐性緑膿菌(multidrug-resistant *Pseudomonas aeruginosa*：MDRP)／アシネトバクター(MDRA)

カルバペネム系・アミノグリコシド系・キノロン系の抗菌薬すべてに耐性を持つ。チェッカーボード法に基づいた抗菌薬の併用療法が行われていたが、コリスチンが2015年に使用可能となり、選択肢が広がった。MDRAに対してはチゲサイクリンや高用量のスルバクタムも選択肢になる。

カルバペネム耐性腸内細菌科細菌(carbapenem-resistant *Enterobacteriaceae*：CRE)

βラクタマーゼの産生量増加と外膜タンパクの変化やカルバペネム分解酵素(カルバペネマーゼ)産生の結果、カルバペネム系抗菌薬・広域βラクタム系抗菌薬に耐性を示す。コリスチン・チゲサイクリンが治療薬として期待されている。

正解 c、e

実地問題

I. 気道・肺疾患　　1. 感染症および炎症性疾患

橋本英樹

症例は26歳女性。特記すべき既往はない。7日前から咽頭痛があり、3日前から発熱、喀痰、呼吸困難も出現したため来院した。胸部X線写真で右下肺野に浸潤影を認め、低酸素血症と脱水所見があり、肺炎の診断で入院した。

本例について、以下の問いに答えなさい。

解説

a、b. 起因菌同定のために喀痰グラム染色・培養検査が必須である。補助診断として、肺炎球菌とレジオネラの尿中抗原検査が用いられる。

c～e. 喀痰グロコット染色や血清β-Dグルカンはアスペルギルス属や *Pneumocystis jirovechii* などの真菌を疑った時に行われる検査である。また、喀痰キニヨン染色はノカルジアの検出に用いられる染色法である。本症例では免疫不全はなく、これらの検査前確率に極めて低いため、有用とはいえない。

実践問題 2　この症例で診断に有用な検査を2つ選びなさい。

a. 喀痰グラム染色
b. 尿中肺炎球菌・レジオネラ抗原検査
c. 喀痰グロコット染色
d. 血清β-Dグルカン
e. 喀痰キニヨン染色

POINT!

肺炎の治療にあたっては、まず肺炎を以下の3つに分類（表1）し、それぞれに応じた重症度評価・治療方針の選択を行う。

CAPでは、quick SOFA・SOFA（sequential organ failure assessment）スコアによる敗血症の有無の判定（関連問題3参照）およびA-DROPによる重症度判定を行い、それらの結果に基づいて治療の場と抗菌薬を決定する。

一方、NHCAPおよびHAPではまず誤嚥性肺炎のリスクや老衰状態の判断を行い、老衰の一環として肺炎を発症したと判断された場合は、本人や家族の意向を踏まえて治療の大方針を決定する。抗菌薬治療を行う場合には敗血症の有無・重症度（NHCAPではA-DROP、HAPではI-ROADで判定）に加え、耐性菌リスクも考慮して抗菌薬を選択する。

肺炎の重症度スコアについては上記以外にPSI（pneumonia severity index）やCURB-65といったスコアリングもあるが、本解説では日本呼吸器学会の推奨に準じて記載している。重症度スコアや抗菌薬選択の具体的な

表1　肺炎の分類

市中肺炎（community-acquired pneumonia：CAP）：病院外で日常生活をしている人に発症する肺炎
医療・介護関連肺炎（nursing and healthcare-associated pneumonia：NHCAP）：医療ケアや介護を受けている人に発症する肺炎（表2の定義項目を1つ以上満たす）
院内肺炎（hospital-accuired pneumonia：HAP）：入院後48時間以上経過した患者に新たに出現した肺炎

表2　NHCAPの定義（以下を1項目以上満たす）

・療養病床に入院、または介護施設に入所中
・90日以内の入院歴あり
・介護を必要とする高齢者、身体障害者
・継続的に通院して血管内治療（透析、抗菌薬、化学療法、免疫抑制薬など）を受けている

内容については、日本呼吸器学会や米国感染症学会のガイドラインを参照されたい。

正解　a、b

関連問題 2

NHCAPについて正しいものを2つ選びなさい。

a. 意識障害や全身衰弱は、誤嚥性肺炎のリスク因子である。
b. 重症度が低く、耐性菌リスクが低い場合、escalation治療を検討する。
c. 重症度評価にはI-ROADを用いる。
d. 過去180日以内の入院歴や抗菌薬投与歴は、耐性菌のリスク因子である。
e. 耐性菌による肺炎が多いため、抗菌薬の投与期間は2〜3週間を目安とする。

関連問題の解説

a. 誤嚥性肺炎のリスクは、誤嚥のリスク因子（嚥下機能低下・胃食道機能不全）と誤嚥による肺炎のリスク因子（痰の喀出力低下・気道クリアランス低下・免疫力低下）を合わせて判断される。意識障害や全身衰弱は嚥下機能低下や痰の喀出力低下に関連する。
b. 耐性菌リスクが低く、重症度が高くない（A-DROPで2項目以下かつ敗血症でない）NHCAPでは、escalation治療（まず緑膿菌などをカバーしない狭域抗菌薬を投与し、経過次第で広域に変更する）が推奨される。
c. I-ROADおよび重症度規定因子（CRPおよび胸部X線写真）は、HAPの重症度評価に用いられる。
d. 過去90日以内の経静脈的抗菌薬使用歴や入院歴（2日以上）が耐性菌リスクとされる。それ以外には免疫抑制状態や活動性の低下がリスク因子である。
e. 一般的には1週間以内が推奨される。ただし、ブドウ糖非発酵グラム陰性桿菌が起因菌の場合、短期間の治療では再燃が多かったという報告がある。

〈参考文献〉
1. 日本呼吸器学会成人肺炎診療ガイドライン2017作成委員会 編. 成人肺炎診療ガイドライン2017. 日本呼吸器学会. 2017.
2. Mandell LA, Wunderink RG, Anzueto A, et al. Infectious Diseases Society of America/American Thoracic Society consensus guidelines on the management of community-acquired pneumonia in adults. Clin Infect Dis 2007;44:S27-72.
3. Kalil AC, Metersky ML, Klompas M, et al. Management of Adults With Hospital-acquired and Ventilator-associated Pneumonia: 2016 Clinical Practice Guidelines by the Infectious Diseases Society of America and the American Thoracic Society. Clin Infect Dis 2016;63:e61-111.

正解 a、b

実地問題

I. 気道・肺疾患　　1. 感染症および炎症性疾患　　　　　　　　　　　　　橋本英樹

症例は生来健康な38歳男性。7日前から発熱、倦怠感を認め、発熱が持続し悪寒戦慄を伴うようになったため来院した。JCS I-1、38.2℃、BP 130/80 mmHg、HR 102回/分、RR 24回/分、SpO_2 97%（室内気）。咳嗽や体重減少はない。胸部CTを以下に示す。

本例について、以下の問いに答えなさい。

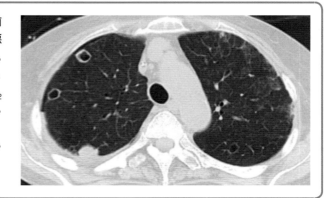

実践問題 3

この症例の診断に必要な検査として、適切なものを2つ選びなさい。

a. 血液培養
b. 心臓超音波検査
c. 血清β-Dグルカン
d. ツベルクリン反応
e. 喀痰細胞診

解説

両肺にランダムパターンに散在する結節を認め、一部には空洞形成を伴っている。敗血症性肺塞栓症や粟粒結核、転移性肺腫瘍が鑑別になる。急性発症であることや若年で基礎疾患がないことを考慮すると、敗血症性肺塞栓症が考えられる。

a～b. 感染性心内膜炎（特に右心系）の評価のため、血液培養と心臓超音波検査は必須である。

c～e. 敗血症性肺塞栓症の原因としてカテーテル関連血流感染症を疑った場合、カンジダの評価のためにβ-Dグルカンを提出することがある。また、粟粒結核や転移性肺腫瘍の評価としてツベルクリン反応や喀痰細胞診が検討される。いずれも本症例での優先順位は低い。

〈参考文献〉

1. Ye R, Zhao L, Wang C, et al. Clinical characteristics of septic pulmonary embolism in adults: a systematic review. Respir Med 2014;108:1-8.
2. 日本集中治療医学会・日本救急医学会 日本版敗血症診療ガイドライン2016作成特別委員会作成．日本版敗血症診療ガイドライン2016．東京．真興交易．2016．
3. Weinstein MP, Reller LB, Murphy JR, et al. The clinical significance of positive blood cultures: a comprehensive analysis of 500 episodes of bacteremia and fungemia in adults. I. Laboratory and epidemiologic observations. Rev Infect Dis 1983;5:35-53.

正解　a、b

関連問題 3

敗血症について、正しいものを2つ選びなさい。

a. 敗血症患者は血液培養が陽性である。
b. quick SOFA スコアが1点以下であれば敗血症は否定される。
c. 敗血症と判断した場合、「血清乳酸値の測定」「1時間以内の抗菌薬投与」「ショック患者での最初の3時間での急速輸液」を行う。
d. 敗血症における十分な輸液とは、晶質液 30 mL/kg 以上を指す。
e. 敗血症性ショックでの昇圧剤は、ノルアドレナリンかドパミンのいずれかを第一選択とする。

関連問題の解説

a. 旧基準ではあるが、血液培養陽性率は、敗血症では 20％前後、敗血症性ショックで 70％であった。菌血症と敗血症は別の概念である。
b. qSOFA スコアはあくまでスクリーニングツールである。qSOFA スコアが0点でも、SOFA スコアで2点以上の急上昇があれば、敗血症の診断となる。
c. 日本および海外のガイドラインのいずれにおいてもこの3項目が推奨されている。
d. 30 mL/kg 以上の晶質液を投与し、かつ動的指標を輸液反応性の評価として用いることが推奨されている。
e. 敗血症性ショックの昇圧剤は、ノルアドレナリンが第一選択とされている。ドパミンは不整脈を惹起するリスクがあり、徐脈を合併しているなどの特殊な状況でのみ用いられる。

POINT!

敗血症性肺塞栓症は細菌塊が肺動脈に塞栓を起こし、肺梗塞や局所的な膿瘍を生じる病態である。血行性に病巣を形成し、典型的にはCTでランダムパターンの多発結節を呈する。90％で血液培養陽性となり、また心エコーでは50％に疣贅を認めたと報告されている（三尖弁が多い）。感染性心内膜炎やIV Drug Use、カテーテル関連血流感染症、Lemierre 症候群などが原因となる。

敗血症性肺塞栓症の患者はほとんどが菌血症であるため、敗血症として intensive care が必要かどうかの判断を要することが多い。敗血症の診断基準が 2016 年に改定されたため（Sepsis-3）、参考に提示する。

Sepsis-3 では、敗血症は「感染症で SOFA スコアがベースラインより2点以上、急性に上昇したもの」という診断基準となった。また、敗血症性ショックは「十分な輸液負荷を行っても、平均血圧 65 mmHg を達成するためにカテコラミンが必要で、かつ血清乳酸値が 2 mmol/L より大きい敗血症」となった。SIRS 基準および重症敗血症という用語は削除された。

また、スクリーニングツールとして、quick SOFA（qSOFA）スコアが導入された。これは、「①意識変容（GCSで14点以下） ②呼吸数が22回/分以上 ③収縮期血圧が100 mmHg 以下」の3項目からなり、感染症患者で2項目以上を満たす場合に敗血症を疑うとするもので、ICU 以外の臨床現場での活用が推奨されている。

正解 c、d

実地問題

I. 気道・肺疾患　1. 感染症および炎症性疾患

粟野暢康

症例は63歳男性。2年前に胃癌と診断され、胃全摘と脾臓合併切除術を施行された。3日前から発熱、咳嗽、喀痰が出現し肺炎と診断された。

本例について、以下の問いに答えなさい。

実践問題 4

この症例の病態、治療について、正しいものを1つ選びなさい。

a. 脾臓摘出後であるが、非高齢者であるため免疫機能は維持されている。
b. ワクチン接種歴がなければ、肺炎からの回復後に肺炎球菌ワクチンの接種が推奨される。
c. 肺炎の原因菌としては黄色ブドウ球菌の頻度が高い。
d. 耐性菌の発生が懸念されるため、起炎菌が判明してからの抗生剤治療が望ましい。
e. 肺炎からの回復後であっても、副反応の問題があるためインフルエンザワクチンは推奨されない。

解 説

a. 脾臓摘出により、オプソニン化に必要な免疫グロブリンの産生量が減少する。また、脾臓の辺縁帯に存在するB細胞がなくなるため、莢膜を有する細菌に対する免疫力が減弱する。
b. ワクチン接種歴がなければ、肺炎からの回復後に肺炎球菌ワクチンの接種が推奨される。待機手術を行う場合、手術前の接種が望ましいとされている。
c. 脾臓摘出後の感染症の起炎菌として最も多いのは肺炎球菌である。その他にインフルエンザ菌や髄膜炎菌の頻度が高い。
d. 脾摘後敗血症や脾摘後重症感染症へ進行していく可能性があるため、迅速な検査、加療が必要である。成人では予防的抗生物質投与は推奨されていないが、患者に抗生物質を常備させ、発熱や感染徴候出現時に内服のうえ医療機関を受診することは容認されている。
e. 脾臓摘出後の患者にはワクチン接種が重要と考えられており、インフルエンザワクチンも通常通り接種可能である。インフルエンザ菌b型や髄膜炎菌に対するワクチンも考慮されるが、本邦ではガイドラインが確立していない。

POINT!

脾臓摘出により免疫機能が低下することは重要であり、脾摘後敗血症（postsplenectomy sepsis）や脾摘後重症感染症（overwhelming postsplenectomy infection）として知られている。特に摘出後2〜3年が感染症のリスクが高く、摘出年齢が低いほど敗血症のリスクが高いといわれている。起炎菌として最も多いのは肺炎球菌であり、ついでインフルエンザ菌、髄膜炎菌が重要である。高度の菌血症をきたし、適切な治療を行っても死亡率は高い。

感染症予防のため、ワクチン接種は積極的に推奨されている。しかし、生ワクチンについては背景に悪性リンパ腫や化学療法中であるなどの免疫抑制状態がある場合は禁忌となる。肺炎球菌ワクチンは待機手術2週間前には接種することが推奨されている。緊急手術の場合は退院時や術後2週間での接種が望ましい。海外ではインフルエンザ菌b型や髄膜炎菌に対するワクチンも推奨されている。本邦では脾摘後患者への肺炎球菌ワクチンは保険適応となる。

正解　b

関連問題 4

本邦におけるワクチン接種について、正しいものを2つ選びなさい。

a. 肺炎球菌ワクチンの予防効果は、市中肺炎に対して期待されるが医療・介護関連肺炎では期待できない。
b. インフルエンザワクチンと肺炎球菌ワクチンは同日接種可能である。
c. 肺炎球菌莢膜多糖体ワクチンはT細胞依存性抗原であり、追加接種によるブースター効果がある。
d. 肺炎球菌ワクチンによる副反応の頻度は低いため、報告の義務はない。
e. インフルエンザワクチンと肺炎球菌ワクチンの併用により、それぞれを単独接種した場合よりも肺炎による入院や死亡率の減少が期待できる。

関連問題の解説

a. 医療・介護関連肺炎の原因微生物として最も頻度が高いのは肺炎球菌であるという報告が多く、市中肺炎と同様にワクチンによる予防効果が期待できる。高齢者施設におけるランダム化比較試験で肺炎球菌ワクチンの予防効果が報告されている。
b. インフルエンザワクチンと肺炎球菌ワクチンの同日接種による重篤な副反応は認められず、日本呼吸器学会では同日接種を推奨している。
c. 肺炎球菌結合型ワクチンについての説明である。肺炎球菌莢膜多糖体ワクチンはT細胞非依存性抗原である。
d. 予防接種後副反応報告制度が整理され、重篤な副反応については症状と発生までの時間が類型化され、報告基準が定められた。なお、接種部位の局所反応は重篤ではないと考えられており、報告の義務はない。
e. 肺炎球菌結合型ワクチン（PPSV23）とインフルエンザワクチンを併用することにより、それぞれの単独接種よりも肺炎による入院、死亡率の減少が期待できる。

正解　b、e

実地問題

I. 気道・肺疾患　1. 感染症および炎症性疾患

守屋敦子

症例は68歳女性。喫煙歴なし。30歳時に肺結核に罹患し、両側肺に嚢胞が残存していた。3か月前から徐々に咳嗽、喀痰、微熱を認め、症状が持続するため来院した。

体温37.3℃、SpO_2（室内気）97%、胸部聴診所見異常なし。血液検査所見：白血球5900 /μL、CRP 1.5 mg/dL、ESR 40 mm/1 hr、β-Dグルカン 16 pg/mL（基準値11以下）。喀痰抗酸菌塗抹、培養、PCRはいずれも陰性であった。1年前と来院時の胸部CTを以下に示す（図1、図2）。

本例について、以下の問いに答えなさい。

図1　来院1年前胸部CT

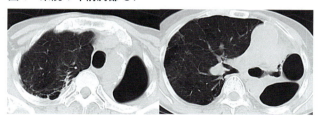

図2　来院時胸部CT

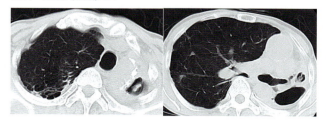

実践問題 5

治療に適していないものを1つ選びなさい。

a. ミカファンギン
b. カスポファンギン
c. フルコナゾール
d. ボリコナゾール
e. リポゾーマルアンホテリシンB

解説

a. 第一選択薬として推奨されている。
b. 第二選択薬として用いられる。
c. アスペルギルスには無効である。
d. 第一選択薬として推奨されている。
e. 第二選択薬として用いられる。

POINT!

慢性肺アスペルギルス症（chronic pulmonary aspergillosis：CPA）には単純性肺アスペルギローマ（simple pulmonary aspergilloma：SPA）と慢性壊死性肺アスペルギルス症（chronic necrotizing pulmonary aspergillosis：CNPA）および慢性空洞性肺アスペルギルス症（chronic cavitary pulmonary aspergillosis：CCPA）、慢性線維化肺アスペルギルス症（chronic fibrosing pulmonary aspergillosis：CFPA）がある。

CNPAとCCPAの違いは組織侵襲の有無であり、CFPAはCCPAあるいはCNPAが進展し、肺の線維化と破壊が2葉以上に及んだ病態である。しかしこれらの鑑別は臨床的には困難かつ、治療の面においても差は乏しい。このため「深在性真菌症の診断・治療ガイドライン2014」において、CNPA、CCPA、CFPAを統合した疾患群として慢性進行性肺アスペルギルス症（chronic progressive pulmonary aspergillosis：CPPA）が提唱された。

CPPAは陳旧性肺結核など肺の基礎疾患を有する患者において緩徐に進行する。1か月以上続く咳、痰などの呼吸器症状や発熱などの全身症状、胸膜肥厚や鏡面形成など画像所見の悪化、広域抗菌薬や抗抗酸菌薬が無効、炎症性マーカー上昇などの場合に本疾患を疑う。血清診断では、保険適用はないが抗アスペルギルス沈降抗体の有用性が高く、CPPAに矛盾しない所見で沈降抗体陽性であれば臨床診断できる。侵襲性肺アスペルギルス症とは異なり、β-Dグルカン、アスペルギルスガラクトマンナン抗原の陽性率は30%以下と高くない。呼吸器検体から

正解　c

関連問題 5

慢性肺アスペルギルス症について誤っているものを2つ選びなさい。

a. 日本においては、単純性肺アスペルギローマと慢性進行性肺アスペルギルス症に大別される。
b. 原因として最も多いのは *Aspergillus flavus* である。
c. 診断において β-D グルカンとアスペルギルスガラクトマンナン抗原は陽性率が高く、有用である。
d. アレルギー性気管支肺アスペルギルス症と合併することがある。
e. 第一選択薬はミカファンギンまたはボリコナゾールである。

関連問題の解説

a. ポイント参照
b. 最も多いのは *Aspergillus fumigatus* である。
c. ポイント参照
d. 両者の合併例がある。
e. ポイント参照

〈参考文献〉

1. 深在性真菌症のガイドライン作成委員会 編. 深在性真菌症の診断・治療ガイドライン 2014. 東京. 協和企画. 2014.
2. Kohno S, Izumikawa K, Ogawa K, et al. Intravenous micafungin versus voriconazole for chronic pulmonary aspergillosis: a multicenter trial in Japan. J Infect. 2010;61:410-8.

アスペルギルス培養陽性となれば確定診断となる。
　第一選択薬はミカファンギンまたはボリコナゾールで、第二選択薬としてカスポファンギン、イトラコナゾール、リポゾーマルアンホテリシンBも選択される。外来で長期にわたる治療継続が必要なことが多く、その際にはボリコナゾール、イトラコナゾールの内服が選択される（図3）。

図3 CPPA 診断フローチャート（文献1より引用）

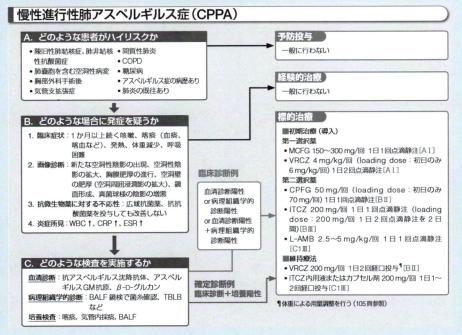

正解 b、c

実地問題

I. 気道・肺疾患　1. 感染症および炎症性疾患

守屋敦子

症例は 58 歳男性。15 本 × 30 年の喫煙歴あり。28 歳時に肺結核の既往がある。数年前から健康診断で右上肺野の異常陰影を指摘されていたが、無症状のため受診していなかった。昨日初めて少量の血痰を認めたため来院した。
体温 36.5℃、SpO_2（室内気）98%、胸部聴診所見異常なし。血液検査所見異常なし。喀痰細胞診 class I。喀痰抗酸菌塗抹、培養、PCR はいずれも陰性であった。心肺機能に問題はない。来院時の胸部 X 線写真と胸部 CT を以下に示す（図 1、図 2）。
本例について、以下の問いに答えなさい。

図 1　来院時胸部 X 線写真

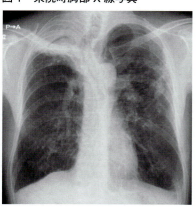

図 2　来院時胸部 CT

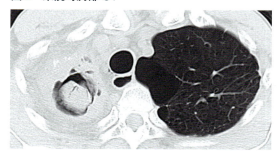

実践問題 6

治療として適切でないものを 1 つ選びなさい。

a. 外科手術
b. ミカファンギン
c. カスポファンギン
d. ボリコナゾール
e. フルシトシン

解説

a. 治療の最大の目的は喀血の予防あるいは治療であり、根治のためには外科切除が必要である。
b. 薬物治療で確立したものはないが、慢性進行性肺アスペルギルス症（chronic progressive pulmonary aspergillosis：CPPA）でのエビデンスに基づいてキャンディン系やボリコナゾールが選択される。
c. 同上
d. 同上
e. アスペルギルス症に適応は有するが、実地医療では用いられない。

POINT!

単純性肺アスペルギローマ（simple pulmonary aspergilloma：SPA）は慢性肺アスペルギルス症に分類され、結核性遺残空洞や肺嚢胞などの器質的病変に発症し、原則として 1 つの空洞に真菌球を呈するものを指す。
長期にわたり無症状で経過し、画像所見も変化に乏しいことが多いが、ときに血痰を呈することがある。

血清診断では、保険適用外ではあるが、抗アスペルギルス沈降抗体の陽性率が高く有用である。一方で β-D グルカン、アスペルギルスガラクトマンナン抗原の陽性率は低い。喀痰、BALF、肺組織からアスペルギルス培養陽性となれば確定診断となる。
治療は外科的切除が原則だが、低肺機能や高齢の場合には慎重な判断が必要である。薬物治

正解　e

関連問題 6

この疾患について誤っているものを1つ選びなさい。

a. 原則1つの空洞に真菌球を有するものである。
b. 非活動性で長期に症状、画像の変化が乏しい。
c. 陳旧性肺結核、間質性肺炎（蜂巣肺）、胸部外科手術後などの基礎疾患をもつことが多い。
d. 抗アスペルギルス沈降抗体が陽性化しやすい。
e. β-D グルカンが上昇しやすい。

関連問題の解説

a. 複数の空洞内に真菌球が認められる場合は CPPA に分類される。
b. 通常非活動性だが、稀に血痰などを認める。
c. 空洞など肺構造の器質的な破壊が基礎にあり、生じてくることが多い。
d. 抗アスペルギルス沈降抗体陽性でその他の所見に矛盾がなければ、臨床診断となる。
e. β-D グルカンは上昇しにくい。

〈参考文献〉
1. 深在性真菌症のガイドライン作成委員会 編．深在性真菌症の診断・治療ガイドライン 2014. 東京. 協和企画 .2014.

療において SPA のみを対象とした RCT は行われておらず、治療法は確立されていないため、慢性進行性肺アスペルギルス症（chronic progressive pulmonary aspergillosis：CPPA）におけるエビデンスを基にミカファンギン、カスポファンギン、ボリコナゾールのいずれかが選択される。軽症例や外来での維持療法においては、ボリコナゾールまたはイトラコナゾールの内服が選択される。

図3 SPA 診断フローチャート（文献1より引用）

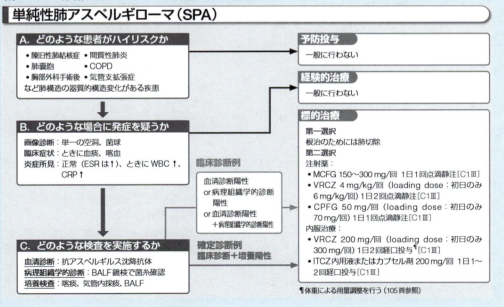

正解 e

実地問題

I. 気道・肺疾患　　1. 感染症および炎症性疾患

守屋敦子

症例は 52 歳女性。健康診断で胸部 CT を施行したところ、異常陰影を指摘されて来院した。

既往歴なし。喫煙歴なし。築 20 年の鉄筋マンションに在住しており、自宅のベランダにハトが多数飛来する。同日の健康診断では他に異常は指摘されていない。

体温 36.5℃、SpO_2（室内気）98％、胸部聴診所見異常なし。血液所見：白血球 6900 /μL、CRP 0.6 mg/dL、ESR 24 mm/1 hr、β-D グルカン 6.0 pg/mL（基準値 11 以下）。

確定診断のため、経気管支肺生検を行った。

以下に来院時の胸部 CT、および肺組織の病理像を示す（図 1、図 2）。

本例について、以下の問いに答えなさい。

図 1　来院時胸部 CT

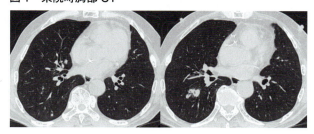

図 2　経気管支肺生検による肺組織

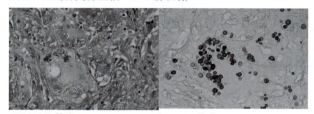

HE-PAS 染色　　　　　Grocott 染色

※カラーは巻頭口絵参照

実践問題 7

想定される原因微生物を 1 つ選びなさい。

a. クリプトコッカス
b. アスペルギルス
c. ムーコル
d. カンジダ
e. アクチノマイセス

解説

a. 酵母真菌で細胞壁外の厚い莢膜が特徴である。
b. 糸状菌であり、菌糸中隔を伴い 45 度に分岐する菌糸を認める。
c. 糸状菌であり、菌糸中隔は稀で菌糸の分岐に一定の傾向がない。アスペルギルスとの鑑別が難しい場合もある。
d. 酵母真菌だが、厚い莢膜は伴わない。また侵襲性感染時は組織内では酵母型発育より菌糸発育が優勢である。
e. 口腔内の嫌気性菌であり、組織内で糸状菌類似の細菌集塊を形成し、Grocott 染色陽性になるので真菌との鑑別を要する。

POINT!

肺クリプトコッカス症は HIV や糖尿病など様々な基礎疾患やステロイド投与などがリスク因子となるが、日本では半数弱が基礎疾患のない健常者に発症している。

土壌や堆積したトリの糞などで増殖した *Cryptococcus neoformans* を吸入し、経気道的に感染を起こす。基礎疾患のある患者では咳嗽、喀痰、発熱などの症状をきたすが、健常者の場合は無症状で、健診などで胸部異常陰影として発見されることが多い。単発または多発結節影が多いが、基礎疾患を有する場合は浸潤影を呈する例が増える。

診断にはクリプトコッカスグルクロノキシロマンナン（GXM）抗原の検出が有用であり、陽性の場合は合致する臨床像があれば臨床診断できる。確定診断には喀痰や気道分泌物からの

正解　a

関連問題 7

肺クリプトコッカス症について誤っているものを1つ選びなさい。

a. CT所見は単発または、同一肺葉内の多発結節影が多い。
b. 血清診断としてクリプトコッカス抗原が有用である。
c. 病理像では組織内の菌形態は酵母型である。
d. 診断時に神経症状を伴わなければ、髄液検査は不要である。
e. 治療は、脳髄膜炎の合併がなければ、フルコナゾール（またはホスフルコナゾール）、イトラコナゾールを用いる。

関連問題の解説

a. 肺野末梢の単発または多発結節影が多いが、浸潤影をきたすこともある。多発結節影の場合は同一肺葉内が多い。約40％に空洞を伴い、halo signを伴うこともある。石灰化、胸水、肺門リンパ節腫大は稀である。
b. クリプトコッカスの莢膜抗原であるグルクロノキシロマンナン（GXM）抗原が感度、特異度ともに高く有用だが、15 mm未満の病変では偽陰性を示しやすいこと、トリコスポロンとの交差反応があることに注意する。また持続陽性を治療継続の目安としない。
c. 組織内菌形態はほぼ例外なく酵母型である。
d. 血清抗原価が低い臨床診断例では髄液検査省略を可能とする意見もあるが、免疫不全のない場合は脳髄膜炎を併発していても初期症状は軽微で穏やかなため気づかれにくい。このため明らかな髄膜刺激兆候を認めなくても、原則髄液を採取し、墨汁法での顕鏡、クリプトコッカス抗原の検出を試みる。
e. フルコナゾール（またはホスフルコナゾール）、イトラコナゾールを3～6か月間投与する。治療抵抗性の場合はフルシトシン、ボリコナゾール、リポゾーマルアンホテリシンBが用いられる。

分離・同定や経気管支肺生検での病理組織学的検査も有用である。
近年、オーストラリアや中南米の熱帯、亜熱帯地域に偏在していた*C. gatti*による感染例がカナダのバンクーバー島や北米太平洋岸で相次いで報告されている。日本でも海外渡航歴のない*C. gatti*感染例が報告されており、注目されている。

〈参考文献〉

1. 深在性真菌症のガイドライン作成委員会 編. 深在性真菌症の診断・治療ガイドライン2014. 東京. 協和企画. 2014.
2. Khono S, et al. Clinical features of pulmonary cryptococcosis in non-HV patients in japan. J Infect Cemother. 2015;21:23-30.

正解 d

実地問題

I. 気道・肺疾患　　1. 感染症および炎症性疾患

守屋敦子

症例は 25 歳女性。2 か月前からの咳嗽と食欲低下を主訴に来院した。東南アジア出身で 1 年前に留学のため来日した。既往歴なし。喫煙歴なし。3 日前に近医を受診し、胸部異常陰影を指摘され来院した。

身長 155 cm、体重 42 kg。体温 38.2℃、SpO_2（室内気）95%。胸部聴診所見異常なし。血液検査所見：赤血球 315 万 /μL、Hb 10.8 g/dL、Ht 32.1%、白血球 6,000 /μL（好中球 72.1%、好酸球 3.2%、リンパ球 21.1%）、血小板 32.8 万 /μL、血糖 108 mg/dL、総蛋白 8.2 g/dL、アルブミン 4.6 g/dL、尿素窒素 12 mg/dL、クレアチニン 0.64 mg/dL、AST 28 IU/L、ALT 24 IU/L、LDH 319 IU/L、ALP 420 U/L、CRP 1.64 mg/dL、血沈 52 mm/1hr。

来院時の胸部 X 線写真と胸部 CT を図に示す（図 1、図 2）。

本例について、以下の問いに答えなさい。

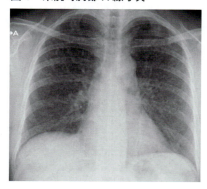

図 1　来院時胸部 X 線写真

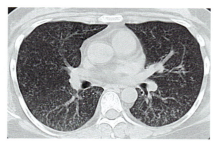

図 2　来院時胸部 CT

実践問題 8

この疾患において正しいものを 2 つ選びなさい。

a. 基礎疾患のない患者には発症しない。
b. ツベルクリン反応が診断に有用である。
c. 喀痰検査では診断不可能である。
d. 骨髄生検が診断に有用である。
e. HIV 感染症の検索が必要である。

解説

a. 粟粒結核は基礎疾患のない若年者でも発症する。
b. ツベルクリン反応は一般的には陰性例が多いとされるが、陽性例が多いとの報告もあり、診断には有用でない。
c. 粟粒結核は血行性播種によるものではあるが、喀痰検査はその他の検体よりも塗抹、培養、PCR などの陽性率は高く、必ず行うべきである。
d. 骨髄穿刺液の塗抹、培養の陽性率は低いが、病理組織での診断率は高い。肺や肝臓に比べて生検しやすいため、診断に有用である。
e. HIV 感染症の合併例があるため、結核患者では HIV の評価を行うべきである。

POINT!

粟粒結核は血行性播種性結核で、両肺野びまん性に直径 1～3 mm 大の多発粒状影をきたす。日本における結核患者数は減少傾向だが、粟粒結核の占める割合は増加傾向とされており、基礎疾患を持つ高齢患者の増加が一因と考えられている。

発症には初感染に引き続いて起こる場合と、感染後長期に経過した潜在的な結核病巣から起

正解　d、e

関連問題 8

標準治療を開始後1か月目に結核菌の薬剤感受性が判明し、イソニアジド、リファンピシンに耐性であった。他剤への感受性は保たれている。
下記から誤っているものを2つ選びなさい。

a. 多剤耐性結核である。
b. 超多剤耐性結核である。
c. レボフロキサシンを長期間使用すべきである。
d. ストレプトマイシンとカナマイシンを併用すべきである。
e. デラマニドの使用には事前の審査を受ける必要がある。

〈参考文献〉
1. 日本結核病学会治療委員会.「結核医療の基準」の見直し − 2014年. 結核. 2014;89:683-690.
2. 日本結核病学会治療委員会. デラマニドの使用について（改訂）. 結核. 2017;92:47-50.

関連問題の解説

a. イソニアジド、リファンピシンの両剤に耐性の場合、多剤耐性結核と定義される。
b. 多剤耐性に加えていずれかのフルオロキノロンと、注射二次薬（アミカシン、カナマイシン、カプレオマイシン）の少なくともひとつに耐性を持つ場合、超多剤耐性結核と定義される。
c. イソニアジド、リファンピシンがいずれも使用不可能な場合は、ピラジナミド、ストレプトマイシン、エタンブトール、レボフロキサシン、カナマイシン、エチオナミド、エンビオマイシン、パラアミノサリチル酸、サイクロセリンのうちから耐性がないと判断された4〜5剤を順に選択し、菌陰性化後6か月間投与する。その後はアミノグリコシド系薬など長期投与が困難な薬剤を除いて治療を継続する。
d. アミノグリコシド系薬の併用は行わない。ストレプトマイシンが使用できない場合には、カナマイシン、エンビオマイシンの順に変更する。
e. デラマニドは新たな抗結核薬であるが、適応は多剤耐性結核に限られる。原則として既存の抗結核薬が4〜5剤目使用できない場合に使用されるべきとされている。既存薬で5剤が使用できる場合にもデラマニドを使用すべきかについては結論が出ていない。また使用に際してウェブからの登録による適格性確認システムにおいて審査を受ける必要がある。

こる場合があり、ステロイドや免疫抑制剤の使用、HIV感染症、腎不全、糖尿病などがリスク因子となる。

症状は発熱が高率に生じる。その他、咳嗽、食思不振、倦怠感、体重減少などがみられる。採血では貧血や肝機能障害が多くみられ、ALPの上昇は肝臓の病変を示唆するとされている。

診断には喀痰、胃液などに加えて尿やリンパ節の穿刺液などでも塗抹、培養、PCRの検出を試みる必要がある。組織診断では骨髄生検が侵襲が少なく比較的診断率が高いため多く行われるが、診断困難な場合には肝生検、肺生検も考慮する。

粟粒結核は重症例が多いが、感受性菌であれば標準治療に準ずる。

日本における結核菌の薬剤感受性は、主要なイソニアジド、リファンピシン、エタンブトール、ストレプトマイシンのすべてに感受性を示すものは約90%であり、イソニアジド、リファンピシンの両剤に耐性の多剤耐性結核は0.5%である。2014年に多剤耐性結核に対して新たにデラマニドが使用可能となったが、新たな耐性を生じないためにもその投与には慎重な判断を要する。

正解　b、d

実地問題

I. 気道・肺疾患　　1. 感染症および炎症性疾患

守屋敦子

症例は 62 歳女性。3 年前に肺 MAC 症の診断を受け、リファンピシン、エタンブトール、クラリスロマイシンによる治療を 1 年間行い、中止後は経過観察されていた。3 か月前から徐々に咳、痰の増加を認めたため、来院した。既往歴なし。喫煙歴なし。

体温 37.1℃、SpO_2（室内気）96％、胸部聴診所見異常なし。血液検査所見異常なし。

1 年前の治療終了時と、来院時の胸部 CT を図に示す（図 1、図 2）。

本例について、以下の問いに答えなさい。

図 1　治療終了時胸部 CT

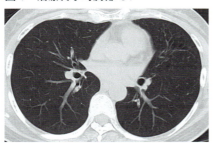

図 2　来院時胸部 CT

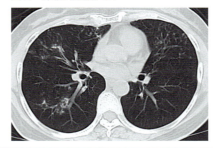

実践問題 9

この症例に関して誤っているものを 2 つ選びなさい。

a. 結節・気管支拡張型である。
b. 喀痰抗酸菌塗抹陽性であれば直ちに隔離する。
c. 中葉切除が望ましい。
d. 前回治療の再開が望ましい。
e. 治療の期間に明確な規定はない。

解説

a. 肺 MAC 症の画像病型は、結節・気管支拡張型、線維空洞型、孤立結節型、過敏性肺炎型、全身播種型に分類され、この症例は最も多い結節・気管支拡張型である。

b. 肺 MAC 症の再燃が疑われるため、抗酸菌塗抹陽性でも PCR や培養の結果を確認すべきであり、隔離は不要である。

c. 空洞や高度の気管支拡張、喀血などを伴わない結節・気管支拡張型では通常、化学療法が優先される。

d. 症状、画像の明らかな悪化を認めており、速やかな治療再開が望ましい。

e. 治療期間は従来、菌陰性化後 1 年とされてきたが、菌陰性化後 2 年弱の治療で再排菌がなくなるとの報告もある。近年は少なくとも菌陰性化後 1 年は継続し、特に切除不能な空洞や気管支拡張が多発する症例では治療期間の延長が望ましいとされている。

POINT!

肺 MAC 症は近年増加傾向であり、特に中高年女性に好発する結節・気管支拡張型が圧倒的に多い。咳、痰、血痰、発熱などの症状を呈するが、健康診断などで発見される無症状の例も多い。

診断は表 1 に示す診断基準に則り行われるが、近年補助診断として MAC の細胞壁の構成成分である glycopeptidolipid（GPL）に対する抗 GPL core IgA 抗体（キャピリア® MAC 抗体）が使用されるようになってきた。肺 MAC 症において感度、特異度がともに高く有用だが、軽症例では偽陰性になる可能性がある。また *M. abscessus*、*M. chelonae*、*M. fortuitum* といった迅速発育菌群では細胞壁に

正解　b、c

関連問題 9

肺MAC症に関して誤っているものを2つ選びなさい。

a. 中高年女性の線維空洞型が増加している。
b. 合致する胸部画像所見があり、2回以上の異なった喀痰検体で培養陽性となった場合、肺MAC症と診断できる。
c. 補助診断として抗GPL-core IgA抗体（キャピリア®MAC抗体）の測定が行われる。
d. 軽症例ではクラリスロマイシン単剤による治療が行われる。
e. 排菌源となる空洞、気管支拡張があり、薬物治療でコントロール不良の場合や再発が危惧される場合は外科治療を考慮する。

関連問題の解説

a. 1990年代以降、中高年女性に好発する結節・気管支拡張型が増加し続けている。
b. ポイント参照
c. ポイント参照
d. クラリスロマイシン高度耐性菌感染の場合は予後不良とされており、クラリスロマイシン単剤による治療では数か月以内に耐性誘導が起こるため、行わない。
e. ポイント参照

〈参考文献〉

1. 日本結核病学会非結核性抗酸菌症対策委員会, 日本呼吸器学会感染症・結核学術部会. 肺非結核性抗酸菌症診断に関する指針－2008年. 結核. 2008;83:525-526.
2. 日本結核病学会非結核性抗酸菌症対策委員会. 肺非結核性抗酸菌症化学療法に関する見解－2012年改訂. 結核. 2012;87:83-86.
3. 日本結核病学会 編. 非結核性抗酸菌症診療マニュアル第1版. 東京:医学書院;2015.

表1 肺非結核性抗酸菌症の診断基準（文献1より引用）

A 臨床的基準（以下の2項目を満たす）
 1. 胸部画像所見（HRCTを含む）で、結節性陰影、小結節性陰影や分枝状陰影の散布、均等性陰影、空洞性陰影、気管支または細気管支拡張所見のいずれか（複数可）を示す。ただし先行肺疾患による陰影が既にある場合は、この限りではない。
 2. 他の疾患を除外できる。
B 細菌学的基準（菌種の区別なく、以下のいずれか1項目を満たす）
 1. 2回以上の異なった喀痰検体での培養陽性
 2. 1回以上の気管支洗浄液での培養陽性
 3. 経気管支肺生検または肺生検組織の場合は、抗酸菌症に合致する組織学的所見と同時に組織、または気管支洗浄液、または喀痰での1回以上の培養陽性
 4. 稀な菌種や環境から高頻度に分離される菌種の場合は、検体種類を問わず2回以上の培養陽性と菌種同定検査を原則とし、専門家の見解を必要とする。
以上のA、Bを満たす。

GPLを有し偽陽性を生じるため注意する。
　標準治療は表2に示す通りだが、治療期間に関しては少なくとも菌陰性化後1年とされ、より長期の治療が望ましいともされている。空洞や気管支拡張を伴い排菌が持続する場合や再発が危惧される場合、喀血をきたす場合などには病勢コントロールを目的に外科治療も考慮される。

表2 肺MAC症の化学療法（文献2より引用）

- リファンピシン 10 mg/kg（600 mgまで）/日 分1
- エタンブトール 15 mg/kg（750 mgまで）/日 分1
- クラリスロマイシン 600～800 mg/日（15～20 mg/kg）分1または分2（800 mgは分2）
- ストレプトマイシンまたはカナマイシン併用時は各々15 mg/kg以下（1000 mgまで）を週2回または3回筋注

正解　a、d

I. 気道・肺疾患　1. 感染症および炎症性疾患

守屋敦子

症例は 56 歳男性。2 週間前の健康診断で胸部異常陰影を指摘され来院した。15 本／日、20 年間の喫煙歴がある。既往歴なし。半年前から喀痰量の増加を自覚していた。

体温 36.8℃、SpO_2（室内気）96%、胸部聴診所見異常なし。血液検査所見異常なし。喀痰検査で *M. kansasii* が 2 回培養陽性となった。

来院時の胸部 X 線写真と胸部 CT を以下に示す（図 1、図 2）。

本例について、以下の問いに答えなさい。

図 1　来院時胸部 X 線写真

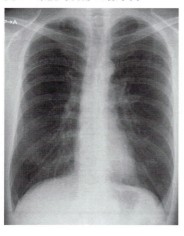

図 2　来院時胸部 CT

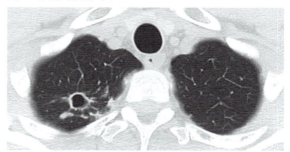

実践問題 10

この症例について正しいものを 1 つ選びなさい。

a. 気管支鏡検査を施行しないと確定診断できない。
b. インターフェロンγ遊離試験（IGRA）は陽性にならない。
c. イソニアジド、リファンピシン、エタンブトールの併用療法が適している。
d. アミカシン、イミペネム、クラリスロマイシンの併用療法が適している。
e. 外科治療が適している。

解説

a. 肺非結核性抗酸菌症は、合致する胸部画像所見があり、2 回以上の異なった喀痰検体で培養陽性となった場合には診断基準を満たす。また *M. kansasii* は環境からの contamination の可能性が低いため喀痰培養陽性は信頼性が高い。
b. *M. kansasii* は結核菌と同じ特異抗原（ESAT-6、CFP-10）を有することからIGRA（interferon-gamma release assay）陽性となる場合がある。
c. 肺カンサシ症の標準治療である。
d. *M. absscessus* 症で用いられる。
e. 肺カンサシ症は化学療法に対する反応が良好のため、通常、第一選択で外科治療は行われない。

正解　c

関連問題 10

M. kansasii について誤っているものを 2 つ選びなさい。

a. 土壌などの環境から検出されることが多い。
b. 化学療法の有効性が高い。
c. リファンピシン耐性株の増加が問題となっている。
d. ピラジナミドは治療効果がない。
e. 画像所見は肺尖部に空洞を呈することが多い。

関連問題の解説

a. 他の非結核性抗酸菌症と比べて環境からの分離頻度が低く、MAC と異なり土壌からもほとんど検出されない。
b. 非結核性抗酸菌症のうちで最も化学療法に対する反応が良好な菌種である。
c. リファンピシンに対する薬剤感受性が重要視されるが、初回治療例でリファンピシン耐性であることはほぼない。
d. 多くの抗結核薬が有効であるが、ピラジナミドとパラアミノサリチル酸は無効である。
e. 肺尖部に薄壁空洞病変を呈することが多く、結核との鑑別が困難だが、結核と比べて片側性（右側＞左側）の傾向、複数の肺区域に及ばない、胸水貯留を呈することが少ない、空洞が小さいなどの特徴がある。

POINT!

肺カンサシ症は肺 MAC 症と比較して、近年症例数の増加はみられていない。結核と比較して患者年齢中央値が 50 歳代と若く、男性が 70%とより高い比率であり、喫煙率が高い。

画像所見は肺尖の薄壁空洞が多く、結核との鑑別が重要である。インターフェロン γ 遊離試験（IGRA）は活動性結核の診断に有用であるが、M. kansasii は結核菌と共通する特異抗原を有するため IGRA 陽性となることがあり、結核と誤診しないよう注意が必要である。

標準治療はイソニアジド、リファンピシン、エタンブトールの併用で菌陰性化後 1 年間継続する。これによりほとんどの症例で治癒が期待できる。

非結核性抗酸菌において、結核菌用の薬剤感受性試験の結果は、臨床効果を反映せず意味をなさないが、M. kansasii におけるリファンピシンの感受性は例外的に有用である。ただし、耐性頻度は少なく初回治療で問題になることはほとんどない。

〈参考文献〉
1. 日本結核病学会編．非結核性抗酸菌症診療マニュアル第 1 版．東京．医学書院．2015．
2. 日本結核病学会非結核性抗酸菌症対策委員会，日本呼吸器学会感染症・結核学術部会．肺非結核性抗酸菌症診断に関する指針－2008 年．結核．2008;83:525-526．

正解　a、c

実地問題
I. 気道・肺疾患　2. 慢性閉塞性肺疾患（COPD）

粟野暢康

症例は78歳男性。BMI 18 kg/m²。1日40本、45年間の喫煙者であり、65歳時にCOPDと診断された。診断時から禁煙するも徐々に呼吸困難が悪化し、現在は数分歩くと息切れのため立ち止まるようになった。過去1年以内に、COPDの急性増悪のため2回の入院を要した。最近の呼吸機能検査結果は1秒率53％、％FEV$_{1.0}$ 47％であった。

本例について、以下の問いに答えなさい。

実践問題 11

この症例はGOLDによるcombined assessment（2017年度版）においてどの分類に当てはまるか、正しいものを1つ選びなさい。

a. A
b. B
c. C
d. D
e. 問題の条件からは判定できない。

解説

a～e. GOLDのcombined assessmentでは増悪のリスクとして気流閉塞の程度と過去1年間の入院の有無を、症状の評価としてmMRCとCAT（COPD assessment test）（図1）を使用している[1]。2017年の改訂版から気流閉塞の程度はcombined assessmentから外された（一般問題32参照）。本例における気流閉塞の程度はGOLDのⅢ期（日本呼吸器学会COPDガイドラインにおいても同様にⅢ期）に該当し、過去1年以内に2回の入院を要しているため、増悪リスクは高い分類に入る（CおよびD）。CAT評価の記載はないが、呼吸困難の程度を評価するmodified Medical Research Council（mMRC）はgrade3に該当する（表1）。以上より本例は分類Dに該当する。

なお、mMRCは学会や報告により若干異なるため注意が必要である。GOLD、日本呼吸器学会作成のCOPDガイドラインはともに表1の分類を採用している。また、COPDにおける症状全般を評価するにはCAT質問票（図1）が有用である。10～40点で症状を患者が自己評価する。

図1　CAT質問票

まったく咳が出ない	⓪①②③④⑤	いつも咳が出ている
まったく痰がつまった感じがない	⓪①②③④⑤	いつも痰がつまっている感じがする
まったく息苦しくない	⓪①②③④⑤	非常に息苦しい
坂や階段を上っても、息切れがしない	⓪①②③④⑤	坂や階段を上ると、非常に息切れがする
家での普段の生活が制限されることはない	⓪①②③④⑤	家での普段の生活が非常に制限される
肺の状態を気にせずに、外出できる	⓪①②③④⑤	肺の状態が気になって、外出できない
よく眠れる	⓪①②③④⑤	肺の状態が気になって、よく眠れない
とても元気だ	⓪①②③④⑤	まったく元気がない

表1　呼吸困難（息切れ）を評価する修正MRC（mMRC）質問票

Grade	当てはまる症状
0	激しい運動をしたときだけ息切れがある。
1	平坦な道を早足で歩く、あるいは緩やかな上り坂を歩くときに息切れがある。
2	息切れがあるので、同年代の人より平坦な道を歩くのが遅い、あるいは平坦な道を自分のペースで歩いているとき、息切れのために立ち止まることがある。
3	平坦な道を約100 m、あるいは数分歩くと息切れのために立ち止まる。
4	息切れがひどく家から出られない、あるいは衣服の着替えをするときにも息切れがある。

正解　d

関連問題 11

この症例が発症、合併しうる症状、病態として当てはまらないものを1つ選びなさい。

a. 口すぼめ呼吸
b. 胸鎖乳突筋の発達
c. Hoover 徴候
d. Pickwick 症候群
e. 下腿浮腫

関連問題の解説

a. air trapping を緩和するために呼気の延長と口すぼめ呼吸がみられる。その他、樽状胸郭や高度低酸素血症によるチアノーゼなどもみられる。
b. 重症例では胸鎖乳突筋・斜角筋などの呼吸補助筋を利用するため、同筋肉が肥大する。
c. 吸気時に下部胸郭が内側に陥凹する奇異性呼吸。
d. Pickwick 症候群は肥満低換気症候群と同義で扱われており、高度肥満（BMI $\geq$ 30 kg/m^2）、高二酸化炭素血症（PaCO$_2$ $\geq$ 45 mmHg）を伴う睡眠時無呼吸症候群が特徴である。高率に循環器系疾患を合併し、肺高血圧症を合併することもある。治療法は減量以外に NCPAP（nasal continuous positive airway pressure）や非侵襲的陽圧換気療法、口蓋垂咽頭腔形成術などがある。COPD の病態とは無関係の疾患である。
e. 右心不全を合併すると頸静脈の怒張、肝腫大、下腿浮腫を認める。また、肺高血圧症を合併すると胸骨左縁第2肋間のII音の亢進がみられ、労作時の呼吸困難が悪化する。

POINT!

　COPD の診断基準は①気管支拡張薬投与後のスパイロメトリーで1秒率が70％未満であること、②他の気流閉塞をきたし得る疾患を除外すること、と定義されている。COPD の病期、病型分類は多数あり、日本呼吸器学会と GOLD の基準を参考されたい。気流閉塞の程度による評価は両者で同一であり、％FEV$_{1.0}$ を用いる（一般問題、関連問題 31 参照）。近年では呼吸機能が経年的に低下しやすい群と維持される群、急性増悪を発症しやすい群とそうでない群など、COPD には様々な phenotype があることが判明してきている。それらを総合的に解析することで個別化治療が可能になると期待されている。GOLD は combined assessment を作成し、分類ごとに異なる治療法を推奨している。今後はこのような流れが一層進んでいくと考えられる。

〈参考文献〉

1. GOLD 2017 Global Strategy for the Diagnosis, Management and Prevention of COPD.

正解　d

実地問題

I. 気道・肺疾患　2. 慢性閉塞性肺疾患（COPD）

症例は74歳男性。1日20本を現在も喫煙している。緩徐に進行する咳嗽と喀痰、呼吸困難を主訴に来院した。症状は夜間と労作時に強く、春先にも悪化する。既往歴・併存症に小児喘息と高血圧がある。アレルギー歴や家族歴に特記すべき事項を認めない。呼吸機能検査では%VC 95.0%、1秒量1.95 L、1秒率57.5%、%FEV$_{1.0}$ 89%の閉塞性換気障害を認め、短時間作用性β$_2$刺激薬吸入後の呼吸機能検査では1秒量2.01 L、1秒率59.0%であった。

本例について、以下の問いに答えなさい。

実践問題 12

この症例の病態について、誤っているものを1つ選びなさい。

a. 肺気量分画は診断に有用である。
b. 喀痰細胞診は鑑別に有用である。
c. 喘息COPDオーバーラップ（ACO）の可能性がある。
d. 吸入ステロイド薬は有効でない。
e. 胸部X線写真は鑑別に有用である。

解説

a. COPDでは肺弾性収縮圧の低下や気流閉塞により、全肺気量、機能的残気量、残気量が増加する。COPDが進行すると全肺気量と比較して残気量の増加が大きくなり、相対的に肺活量が低下し、混合性換気障害を呈することがある。このような病態の確認のため、肺気量分画の確認は重要である。

b～c. 本例は長期にわたる喫煙歴があり、β$_2$刺激薬吸入による可逆性試験も陰性であることから、COPDの可能性が高い。一方、呼吸器症状は日内変動や季節性を認めるため、成人発症の喘息を合併し、asthma-COPD overlap（ACO）の病態である可能性も否定できない、ACOは高齢者に多く、喘息との鑑別のために各種検査を施行することが重要である。喀痰細胞診において好中球が優位であればCOPDの要素が強く、好酸球優位であれば喘息の要素が強い。その他、喘息、COPD、ACOの鑑別ポイントを示す（表1）。

d. 本例はACOの可能性がある。診断は選択肢にある喀痰細胞診や呼気一酸化窒素濃度測定、画像所見などの結果に基づいて行い、ACOの診断となった場合は吸入ステロイド薬（inhaled corticosteroid：ICS）をベースとし、適宜LABAやLAMAの併用を考慮するのがよいとされている。

e. COPD、喘息ともに軽症例では画像に異常をきたさないことが多い。重症となるとどちらも肺過膨張をきたしうるが、気腫の程度や気道壁の性状の観察、他疾患の除外のためにも胸部X線写真は重要である。

表1　喘息、COPD、ACOの特徴

特徴	喘息	COPD	ACO
発症年齢	小児期が多いがすべての年代	通常40歳以上	通常40歳以上だが、若年でもありうる
症状	日内変動、季節性あり	慢性持続咳嗽があり、労作時に強い	日内変動や季節性ありうる　労作時に強い
呼吸機能	可逆性試験陽性が多い、気道過敏性あり	閉塞性障害認めるも可逆性試験陰性	しばしば可逆性あり
既往歴・家族歴	小児喘息の既往や家族歴が多い	喫煙や有害な粒子の曝露が多い	喘息とCOPD両者の要因
経時的変化	改善と悪化を反復	経時的に悪化	治療により部分的に症状は改善しうる
胸部X線写真	通常正常	過膨張をきたす	過膨張をきたす
気道炎症	主に好酸球	主に好中球	好酸球と好中球

正解　d

関連問題 12

ACOについて、誤っているものを1つ選びなさい。

a. ACOの有病率は高齢に伴い増加する。
b. 喘息はCOPD発症の危険因子であり、COPDは喘息の危険因子である。
c. 第一選択薬は吸入ステロイドである。
d. COPD単独に比べて予後が良い。
e. 喘息に関与する物質としてはIL-4、IL-5、IL-13が、COPDに関与する物質としてはTGF-β、TNF-α、IL-8がある。

〈参考文献〉

1. Silva GE1, Sherrill DL, Guerra S, et al. Asthma as a risk factor for COPD in a longitudinal study. Chest 2004;126:59-65.
2. Ernst P1, Saad N2, Suissa S3. Inhaled corticosteroids in COPD: the clinical evidence. Eur Respir J 2015;45:525-37.
3. Gibson PG1, Simpson JL. The overlap syndrome of asthma and COPD: what are its features and how important is it? Thorax 2009;64:728-35.

関連問題の解説

a. ACOは全体の20～50％と報告され、高齢者ほど頻度が高くなる[3]。
b. ACOではそれぞれの疾患がお互いの危険因子となっている。即ち、喘息における気道過敏性亢進や肺の発達の遅れはCOPDの危険因子となる。また、COPDにおける肺の気腫性変化は肺の弾性収縮圧を低下させ、気道狭窄を発症しやすくなる。
c. ACOの治療はICS、LABA、LAMAが中心となる。第一選択薬は吸入ステロイドが推奨されており、喀痰中好酸球および末梢血好酸球、FeNO値はステロイド治療への反応性と相関する。これらの指標が上昇している場合はステロイドが有効である可能性が高い。治療で重要な点は、喘息の要素が大きい場合においてICSを使用せずにLABAのみで治療（LABA単独療法）をしないようにする点と、COPDの要素が大きい場合においてICSのみで治療を行わない点である。
d. ACOは増悪頻度、呼吸機能悪化速度ともにCOPD単独よりも予後が悪い。
e. 問題文の通り。その他、喘息にはIL-9、IL-17やTh2細胞などが、COPDにはIL-6やNF-κB、Tc1細胞などが関与する。喘息ではこれらサイトカインに対する抗体療法の治療成績が報告されている。

POINT!

喘息は中枢から末梢気道の好酸球優位の炎症により、可逆的な気道狭窄をきたす。一方、COPDは好中球優位の気道炎症により、末梢気道の線維性狭窄や肺胞の気腫性変化をきたす。両者の鑑別はときに困難であり、合併することも多い。このような病態は気管支喘息-COPDオーバーラップ症候群（asthma-COPD overlap syndrome：ACOS）と呼ばれ、2014年にGlobal Initiative for Asthma（GINA）とGlobal initiative for Chronic Obstructive Lung Disease（GOLD）の合同委員会にて「喘息とCOPDの特徴および持続性気流閉塞を有する特徴を示す」と定義された。高齢になるほどACOSの合併率は上昇し、高齢者閉塞性肺疾患では約半数がACOSに合致するとの報告もある。コントロール不良で喘息発作を有するACOSでは急速な呼吸機能の低下が起こるため死亡率が高い[1]。

ACOSの治療はICS、LABA、LAMAが中心となり、特に表2に示すような特徴をもつ症例ではICSに対する反応性が良好であることが知られている[2]。

なお、2017年にGINAのガイドラインが改訂され、その中でACOSの名称が変更された。AOCSは様々な発症機序、phenotypeがあり、単一の疾患概念ではないとし、asthma-COPD overlap（ACO）と改名された。今後、日本のガイドラインでも名称が変更となる可能性がある。

表2　ICS治療に対して良好な反応性を予測する因子

小児期の喘息、アトピー	血中好酸球増多
40歳以前の発症	喀痰中好酸球増多
喫煙歴が20 pack-year未満	予測1秒量が50％以上
気道可逆性	頻回の増悪がない
拡散能正常	FeNO値が高い

正解　d

実地問題

I. 気道・肺疾患　3. 気管支・細気管支の疾患

近藤圭介

症例は29歳男性。再生不良性貧血に対して5か月前に造血幹細胞移植を受けた。数週間前から徐々に階段昇降時に呼吸困難を自覚するようになった。安静時には呼吸困難の自覚はない。発熱、咽頭痛、膿性痰なし　聴診異常なし。胸部X線写真およびCTを以下に示す（図1、図2）。移植以前には発作的呼吸困難の自覚なし。喫煙歴もない。

本例について、以下の問いに答えなさい。

図1　来院時胸部X線写真

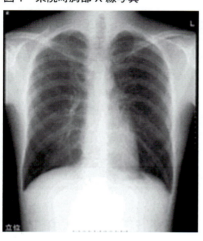

図2　来院時胸部CT

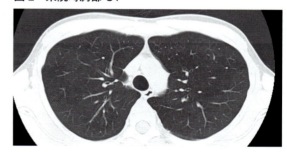

実践問題 13

この症例において最も考えやすい疾患を1つ選びなさい。

a. COPD
b. 気管支喘息発作
c. 心原性肺水腫
d. 感染性肺炎
e. 閉塞性細気管支炎

解説

a. 若年症例で喫煙歴もなく、CTでは気腫性変化も指摘できないため考えにくい。
b. 今まで発作的な呼吸困難の自覚なく、今回の経過も長期であり考えにくい。
c. 胸部X線写真では心拡大もなく、肺野でも肺水腫や胸水貯留は指摘できない。
d. 経過も長く、発熱など他の随伴症状を欠き、画像上も異常なく考えにくい。
e. 経過として矛盾しない。

正解　e

関連問題 13

造血幹細胞移植後の閉塞性細気管支炎の治療として誤っているものを1つ選びなさい。

a. 逆流性食道炎の管理
b. 喀痰調整薬
c. タクロリムス
d. ミコフェノール酸
e. アジスロマイシン

関連問題の解説

a. 胃内容物による炎症刺激が病態を進行させる可能性が示唆されているので、積極的管理が望まれる。
b. 有効性を示した報告はない。
c. ステロイドによる一次治療が無効な場合はカルシニューリン阻害薬が追加される。
d. 一次治療無効例の際に免疫抑制薬の追加として使用される例がある。
e. アジスロマイシン投与により、呼吸機能低下の抑制された報告がある。

POINT!

閉塞性細気管支炎は慢性 GVHD の関与する肺病変の代表であり、非感染性の肺病変では最多を占める。好発時期に関しては、移植後2〜6か月といわれている。初期には自覚症状は乏しいものの、進行性の呼吸困難を呈し治療にも抵抗性である。

診断に関して、基本的には病理診断が原則となるが、診断を試みる時点ですでに呼吸機能が低下しており生検が難しい例もある。現実的には他疾患の除外を前提に臨床所見や画像を統合して行われることが多い。なお、肺移植後の閉塞性細気管支炎のために1秒量のベースラインを参考に診断重症度分類を行う閉塞性細気管支炎症候群（bronchiolitis obliterans syndrome：BOS）の概念も提唱されている。

治療の主体は第一にはステロイドの全身投与であり、プレドニゾロンの 1 mg/kg/ 日程度が第一選択とされる。シクロスポリンやタクロリムスといった免疫抑制剤の併用も行われる。これらにも反応が乏しい場合やステロイドが高用量となる場合には、二次治療としてミコフェノール酸やマクロライド誘導体のアジスロマイシン、mTOR 阻害薬のシロリムスなども併用が考慮される。アジスロマイシンに関しては 2011 年に BOS 発症や呼吸機能低下の抑制を示唆する報告もされている。逆流性食道炎はその生体反応から病状の進行に関与する可能性が考えられ、積極的な管理が推奨されている。

〈参考文献〉

1. 武政聡浩, 福田健. 閉塞性細気管支炎・閉塞性細気管支炎症候群. 医学と薬学. 2013; 69:2:219-26.
2. Hayes D Jr. A review of bronchiolitis obliterans syndrome and therapeutic strategies. J Cardiothorac surg. 2011;6:92.

正解　b

実地問題

I. 気道・肺疾患　　3. 気管支・細気管支の疾患

症例は34歳男性。小児期より副鼻腔炎を繰り返していたが、定期的な外来受診はしていなかった。持続する咳嗽、喀痰と労作時の呼吸困難が悪化し、呼吸器内科外来を受診した。胸部CTを図に示す。

本例について、以下の問いに答えなさい。

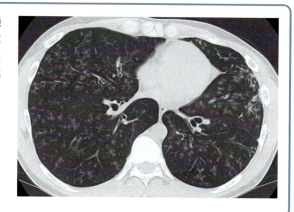

実践問題 14

この症例の疾患について、正しいものを1つ選びなさい。

a. 地域差はなく、世界各国で報告されている。
b. 16員環マクロライド系抗菌薬が有効である。
c. 進行しても肺移植の適応にはならない。
d. マクロライド系抗菌薬による治療で予後が改善した。
e. 呼吸機能検査では拘束性障害を認める。

解説

典型的なびまん性汎細気管支炎（diffuse panbronchiolitis：DPB）の症例である。

a. 症例は東アジアに集中しており、明らかな地域差がある。人種特異性があり、日本人ではHLA-B54の保有率が高い。
b. DPBに有効であるのは14員環（エリスロマイシン、クラリスロマイシン、ロキシスロマイシン）と15員環（アジスロマイシン）のマクロライドである。16員環マクロライドは無効である。
c. 進行し重症の慢性呼吸不全に陥った場合、肺移植の適応となる。
d. 1985年以降、マクロライド少量長期療法により予後は劇的に改善した。
e. 呼吸機能検査では閉塞性換気障害が主体であり、残気量も増加する。進行すると拘束性障害を認めることもある。拡散能は維持される。

POINT!

DPBは日本から発信された疾患概念であり、両側びまん性に呼吸細気管支領域の慢性炎症がみられる。40〜50歳代に好発し慢性副鼻腔炎の合併が多く、表に示す診断基準が提唱されている。喀痰や気管支洗浄液から肺炎球菌、インフルエンザ菌が検出され、進行するとムコイド型緑膿菌の定着がみられる。

治療はマクロライド少量長期療法が基本となり、エリスロマイシン400〜600 mg/日の分2または分3投与が推奨されている。その他の14員環、15員環マクロライドの有効性も報告されている。治療期間は最低6か月が推奨されており、自覚症状や呼吸状態が安定していれば通算2年間の投与で終了する。症状の

正解　d

関連問題 14

DPBについて、誤っているものを1つ選びなさい。

a. マクロライド系抗菌薬は緑膿菌に抗菌作用がない。
b. 非結核性抗酸菌症を合併している場合、クラリスロマイシンの単剤投与は避ける。
c. 5年生存率は90％以上である
d. ヒトT細胞白血病ウイルスの感染を検査する。
e. 小児期から青年期の発症が多く、高齢者には発症しない。

関連問題の解説

a. マクロライド系抗菌薬は緑膿菌に抗菌作用はなく、抗炎症効果（気道の過剰分泌抑制、好中球による炎症の抑制）が主体と考えられている。
b. 非結核性抗酸菌症のうち、MAC症に対してクラリスロマイシンを単剤投与すると耐性化を誘導することが報告されている。エリスロマイシンはクラリスロマイシンの交差耐性を誘導する可能性が低いため、DPBに対して第一選択となっている。
c. マクロライド少量長期療法が提唱されて以降予後は劇的に改善し、5年生存率は90％を上回る。
d. 重要な鑑別診断として、ヒトT細胞白血病ウイルス感染に合併する肺病変（HTLV-I associated bronchiolo-alveolar disorder：HABA）が挙げられる。HABAは画像上、間質性肺炎型とDPB型に分類されており、後者はDPBに類似する。
e. 発症年齢は40〜50歳代がピークで男女差はほぼみられず、若年者から高齢者まで各年代層に発症する。

急性増悪時はレスピラトリーキノロンやβラクタマーゼ阻害薬配合ペニシリン系薬やカルバペネム系薬を使用する。慢性期では呼吸リハビリテーションや喀痰ドレナージ、肺炎球菌やインフルエンザのワクチン接種も推奨されている。

表　びまん性汎細気管支炎の臨床診断基準（第二次改訂）

診断項目
（1）必須項目
①持続性の咳・痰、および労作時息切れ
②慢性副鼻腔炎の合併・既往
③胸部X線写真の両肺野びまん性散布性粒状影または胸部CTの両肺野びまん性小葉中心性粒状結節影
（2）参考項目
①胸部聴診：断続性ラ音
②呼吸機能・血液ガス：1秒率低下および低酸素血症
③血液所見：寒冷凝集素価高値
確実　　　（1）＋（2）の2項目以上を満たすもの
ほぼ確実　（1）を満たすもの
可能性あり　（1）①②を満たすもの

正解　e

実地問題

I. 気道・肺疾患　　4. アレルギー性疾患

栗野暢康

症例は 23 歳女性。生来健康であった。病院勤務となり、手術室に配属された。初回勤務時、手術が始まると徐々に両手の掻痒感が出現した。手袋を外したところ両手掌に紅斑と蕁麻疹を認め、咳やくしゃみが出現した。意識は清明で、バイタルサインに異常を認めていない。

本例について、以下の問いに答えなさい。

実践問題 15　この症例の病態について、正しいものを 2 つ選びなさい。

a. IV 型アレルギー反応である。
b. 天然ゴムに対するアレルギー反応である。
c. この疾患ではアナフィラキシーショックをきたすことはない。
d. クリ、バナナにもアレルギーをもっている可能性がある。
e. 日本で急増している疾患である。

解説

本例は典型的なラテックスアレルギーの症例である。医療従事者はハイリスクグループであり、医師、看護師、歯科医師、医学生などは本疾患を理解しておかなければならない。

a. 本例は手術開始後から症状が出現しており、皮膚症状に加えて呼吸器症状も認めているため即時型アレルギー（I 型）である。ラテックスには I 型以外にも IV 型アレルギーである接触性皮膚炎も発症しうるが、本例は発症が早い点や呼吸器症状を伴う点から、I 型が主体である。
b. ラテックスにはパラゴムの木を原料とする天然ゴムラテックスと、石油を原料とする合成ゴムラテックスがある。本例のような手術用手袋による症状は、天然ゴムラテックスによるものである。
c. 国内でもラテックスアレルギーによるアナフィラキシー症例の報告がある。原因不明のアレルギー、アナフィラキシーを診察した場合、鑑別に挙げる必要がある。
d. ラテックス・フルーツ症候群のことである。ラテックスは多数の果物や野菜の抗原と交差反応性をもち、なかでもクリ、バナナ、アボカド、キウイフルーツ、クルミ、ヘーゼルナッツが有名である。
e. 日本における正確な発症率は不明であるが、急激な増加はみられていない。日本は欧米と比較して報告は少なく、医療従事者のうち 1.1 〜 3.3％ がラテックスアレルゲンに感作されていると報告されている。

POINT!

天然ゴムラテックスはパラゴムの木から採取される樹液であり、様々なタンパクを含んでいる。代表的な製品は天然ゴム手袋であるが、その他にも止血帯、カテーテル類、ドレーン類、シリンジなどがある。また、家庭では風船、輪ゴム、玩具、車などのハンドルグリップなどにも使用されており、注意が必要である。

ハイリスクグループとしては医療従事者以外にアトピー体質、医療行為を繰り返し受けている患者（二分脊椎症など）、ゴム手袋を使用する業種などが挙げられている。症状としては即時型のアレルギー反応として掻痒感、紅斑、蕁麻疹が挙げられるが、重症例では鼻汁、咳嗽、眼や喉の痒み、喘息などの呼吸器症状も加わる。また、天然ゴムはラテックスアレルギー以外に IV 型アレルギーである接触性皮膚炎も起こりうるため注意が必要である。

ラテックスアレルギーの診断は問診（職業、食物アレルギーの有無）、皮膚テスト、誘発テスト、ラテックスアレルゲン特異 IgE 抗体価などを用い、総合的に行われる。

重症度は I から IV のステージに分けられて

正解　b、d

関連問題 15

アレルギーに関する病態について、誤っているものを1つ選びなさい。

a. シラカンバの花粉はリンゴ、モモと交差反応性がある。
b. 食物依存性運動誘発アナフィラキシーの主たる原因食物は小麦と甲殻類である。
c. 運動誘発喘息の予防には β_2 刺激薬の吸入が有効である。
d. β ラクタム系抗菌薬は抗菌薬の中でアナフィラキシーの発症報告が最も多い。
e. アレルゲン免疫療法には皮下注射と舌下投与の2種類があり、1年間治療する。

関連問題の解説

a. 花粉は果物、野菜と交差反応を示すことがある。シラカンバはリンゴ、サクランボ、モモ、キウイなどが、ブタクサではメロン、スイカ、キュウリなどのウリ科が、イネ科でもウリ科やミカン科との交差反応がある。

b. 食物依存性運動誘発アナフィラキシーはIgE依存性に発症し、食物アレルギーの特殊型に分類される。中学生、高校生に多く、主な原因食物は小麦と甲殻類である。食後2時間以内の球技、ランニングなどによる運動負荷で発症する場合が多く、非ステロイド性消炎鎮痛薬は増強因子となる。

c. 運動の数分後に喘息発作や気管支収縮が起こることを運動誘発喘息と呼ぶ。予防としては β_2 刺激薬の吸入や吸入クロモグリク酸ナトリウムが有効とされている。なお、運動競技選手（アスリート）は非競技者よりも喘息の有病率が高く、治療薬を使用する場合は治療目的使用に係る除外措置の申請が必要である。

d. アナフィラキシーの原因としては食物、ハチなどの昆虫、医薬品などが知られている。医薬品としては抗菌薬（β ラクタム系が最多）、抗癌剤（白金製剤やタキサン系）、局所麻酔薬、造影剤、輸血の報告が多く、アレルゲン免疫療法でも稀にアナフィラキシーを発症する。

e. アレルゲン免疫療法は適量の原因アレルゲンを継続して投与することにより、アレルゲンに対する免疫学的な耐性の獲得を目的とした治療法である。制御性T細胞、Th1細胞の増加とTh2細胞の減少をもたらし、アレルギー症状を抑える。現在本邦ではスギとダニ（コナヒョウヒダニ、ヤケヒョウヒダニ）に対する治療が施行可能であり、3年間以上の治療継続が推奨されている。

おり、それに対応して治療を行う。アナフィラキシーショックはステージ IV に分類され、アドレナリン注射を含めた迅速な対応が必要となる。

　ラテックスアレルギーの予防、安全対策にはこの疾患の認知と、ラテックス製品への曝露回避が重要である。1999年、日本ではラテックスを使用している医療用具の添付文書にラテックスアレルギーに注意するよう表示する法律が制定された。

正解　e

実地問題
I. 気道・肺疾患　　4. アレルギー性疾患

粟野暢康

症例は54歳男性。20歳から10年間、1日20本の喫煙歴がある。数か月前から咳嗽が持続し、各種検査結果から気管支喘息と診断された。ブデゾニド・ホルモテロール（シムビコート®）1回2吸入（1日2回）とテオフィリン徐放製剤の治療を行っていたが一週間に数回（毎日ではない）の夜間咳嗽や喘鳴を認め、月に数回日常生活に支障をきたしていた。ピークフローの日内変動が30％以上みられ、発作治療薬も週に数回使用していた。

本例について、以下の問いに答えなさい。

実践問題16

この症例に対する今後の治療について、誤っているものを1つ選びなさい。

a. シムビコート®の吸入回数を1回2吸入から4吸入に増量する。
b. 患者の治療に対するコンプライアンスを確認する。
c. ロイコトリエン受容体拮抗薬を追加する。
d. 長時間作用性抗コリン薬を追加する。
e. 経口ステロイド薬を追加する。

解説

現在、本例は中用量の吸入ステロイドと長時間作用性 β_2 刺激薬の配合剤とテオフィリン徐放製剤を使用している。日本アレルギー学会が作成している喘息予防・管理ガイドラインにおける治療ステップ3に該当する。喘息重症度分類上は重症持続型となるが、喘息コントロール状態の評価ではコントロール不十分の項目に3つ該当（喘息症状が週に1回以上、発作治療薬の使用が週に1回以上、ピークフローの日／週内変動が20％以上）するため、治療の変更が必要な状態である。

a. 中用量のシムビコート®は1回2吸入、1日2回であるが、発作時には1回の吸入回数を4吸入まで増量可能である（Symbicort Maintenance and Reliever Therapy：SMART療法）。
b. 喘息のコントロールが不十分な際は必ず患者の服薬・吸入コンプライアンスを確認する。治療をステップアップしても、コンプライアンスが向上しなければ喘息のコントロールは困難である。
c、d. 現治療でコントロール困難な場合、これら2剤の追加は良い選択肢である。長時間作用性抗コリン薬は2015年のガイドラインより治療ステップ3でも適応となった。
e. 現在は治療ステップ3の状態であり、コントローラーとしてロイコトリエン受容体拮抗薬や長時間作用性抗コリン薬の追加が検討できる状態である。経口ステロイドは主に治療ステップ4の患者に用い、短期間の間欠的な投与を原則として可能な限り連用を回避するのが望ましい。

正解　e

関連問題 16

この症例は吸入薬に対するコンプライアンスが不良であったことが判明し、医師と薬剤師による吸入指導を行った結果症状の改善を認めた。テオフィリン徐放製剤終了後も3か月以上喘息症状を認めず、夜間症状も認めない状態となった。今後の治療について、誤っているものを1つ選びなさい。

a. シムビコート®の吸入用量を1回1吸入に減量する。
b. 現在の治療を継続する。
c. シムビコート®を中止し、サルメテロールの吸入のみとする。
d. シムビコート®を中止し、ブデゾニド（800 μg/日）の吸入のみとする。
e. ピークフロー、呼吸機能検査を確認する。

関連問題の解説

a. シムビコート®中用量吸入で呼吸状態が安定しているため、低用量への減量を試みてもよい。
b. ステップダウンは喘息のコントロール良好状態が3〜6か月間持続していれば検討してよいとされている。本例は3か月症状が安定しているが、さらに数か月現治療を継続してからステップダウンを検討してもよい。
c. $β_2$刺激薬であるサルメテロールは吸入ステロイドと併用すると相互の効果を増強する。しかし、喘息において長時間作用性$β_2$刺激薬を単剤投与することは不適切とされている。
d. 吸入ステロイド薬/長時間作用性$β_2$刺激薬の配合薬であるシムビコート®から、吸入ステロイド薬であるブデゾニドへのステップダウンを検討することは理にかなっている。ブデゾニド800 μg/日は中用量のステロイド量である。
e. 自覚症状の改善とともに、各種呼吸機能検査の改善を確認する必要がある。治療効果のモニタリングには選択肢以外に、Asthma Control Test（ACT）のような健康関連QOLを評価する質問票や喀痰中好酸球比率、呼気一酸化窒素濃度検査が有用である。

POINT!

　喘息の治療目標は症状や増悪がなく、薬剤の副作用がなく、呼吸機能を正常なレベルに維持することである。この達成のため、日本アレルギー学会は段階的薬剤投与プランを作成しており、4つの治療ステップに分け治療方針を決定している。
　最近の変更点としては
・治療ステップ2以降は吸入ステロイドに加えて吸入ステロイドと長時間作用性$β_2$刺激薬の配合剤を使用してもよい。
・ステップ3と4では長時間作用性抗コリン薬の使用を考慮する。
・ステップ4では抗IgE抗体の使用を考慮する。
・ブデゾニド/ホルモテロールによるSMART療法についての記載が追加された。
などが挙げられる。未治療時は症状を目安に治療ステップを選択し、以降は治療効果を確認しながらステップアップとステップダウンを行う。
　また、喘息発作時の対応については呼吸困難、動作、検査値などで強度が分類される。治療の詳細は日本アレルギー学会の喘息予防・管理ガイドラインを参照されたい。

正解　c

実地問題
I. 気道・肺疾患　4. アレルギー性疾患

症例は64歳女性。非喫煙者、小児喘息の既往がある。60歳頃から持続する咳嗽、喘鳴、副鼻腔炎が出現し、気管支喘息とアレルギー性鼻炎と診断された。

吸入ステロイド薬／長時間作用性β_2刺激薬の配合剤とテオフィリン徐放製剤、ロイコトリエン受容体拮抗薬を使用するも症状のコントロールがつかず、月に数回の救急外来受診と経口ステロイド治療を繰り返していた。3週間前より発熱、非対称性の下肢のしびれ、四肢の皮疹が出現した。血液検査ではMPO-ANCA陽性を認めた。プレドニゾロン0.5 mg/kg/日の投与が開始されたが症状の改善を認めず、しびれの悪化とともに呼吸困難も出現した。

本例について、以下の問いに答えなさい。

実践問題17 この症例に対する今後の治療について、誤っているものを2つ選びなさい。

a. メチルプレドニゾロンによるステロイドパルス療法
b. プレドニゾロン1 mg/kg/日への増量
c. メトトレキサートの併用
d. シクロホスファミドの併用
e. 現在の治療継続

解説

a～e. 本例は気管支喘息治療中に発熱、神経症状、皮膚所見を認め、MPO-ANCA陽性であったことより好酸球性多発血管炎性肉芽腫症（eosinophilic granulomatous with polyangiitis：EGPA）と診断できる。EGPAは全身性ステロイド薬が治療の基本となる。ステロイドの投与量、投与期間については一定した見解がなく、重症例ではステロイドパルス療法（メチルプレドニゾロン1gを3日間）も行われる。寛解導入後はステロイドを漸減するが、多くの場合維持投与が必要となる。重症例や消化管障害、心障害では免疫抑制剤の併用も検討され、主にシクロホスファミドが推奨されるが、好中球減少や出血性膀胱炎の副作用に注意が必要である。その他に使用される免疫抑制剤としてはアザチオプリンとメトトレキサートがあるが、これらはシクロホスファミドで寛解導入された後の維持療法、非重特例で主に使用される。本例はステロイド単剤で病勢がコントロールされていないため、現時点でメトトレキサートを併用することや現在のステロイド量で治療を継続することは好ましくない。その他の治療法として、末梢神経障害に対しては免疫グロブリン大量療法が保険適応となっている。また、リツキシマブ、メポリズマブ、オマリズマブなどの抗体療法が効果を示したという症例報告も散見される。

POINT!

本邦の難治性喘息の患者数は喘息全体の5～10％といわれており、その生理学的、病理学的特徴は多様である。難治例への対応としては、まず喘息の診断が正しいかの確認、薬物療法のアドヒアランスの確認、合併症の管理、増悪因子の確認と排除が重要となる。

合併症の管理の中では、アレルギー性鼻炎、好酸球性副鼻腔炎、COPD、逆流性食道炎、アレルギー性気管支肺真菌症や本例のようなEGPAの治療、コントロールが重要である。

EGPAは本邦における調査で100万人あたり17.8人と報告されており、男女比は1：2で女性に多い。治療はステロイドと免疫抑制剤が主体であり、他のANCA関連疾患と比較して予後は良いと考えられているが、2～3割に再発を認める。心疾患の頻度は低いが死因の50％を占める。

正解　c、e

関連問題 17

難治性喘息と喘息の新治療に関して、誤っているものを 1 つ選びなさい。

a. アレルゲン免疫療法は原因抗原が明らかなアレルギー喘息患者に対して、特異抗原を投与することで免疫寛容を誘導する治療法である。
b. 喘息死に至った症例の、死亡前 1 年間の喘息重症度はほとんどが重症である。
c. 喘息による死亡者数は毎年 2000 人以下であり、その多くが 65 歳以上の高齢者である。
d. 抗 IL-5 抗体療法は血清 IgE 値による使用制限はない。
e. ロイコトリエン受容体拮抗薬の長期間投与と好酸球性多発血管炎性肉芽腫との関連性が報告されている。

関連問題の解説

a. アレルゲン免疫療法は原因抗原を経皮または舌下投与し、Th2 細胞やマスト細胞からのサイトカインの抑制、制御性 T 細胞の誘導をもたらすことで免疫寛容を獲得させる治療法である。若年者でより有効といわれている。
b. 喘息死に至る発作の原因としては、感冒と下気道感染を合わせた気道感染が最も多く、過労やストレスがそれに続く。死亡前 1 年間の喘息重症度は重症が 39.2% と最多であるものの、軽症と中等症も合計で 40% 存在し、近年では中等症の割合が高くなる傾向がある。また、喘息の病型では非アトピー型が多いことが知られている。
c. 喘息の年間の総死亡者数は 1980 年 6370 人であったが、2013 年には 1728 人まで減少した。10 万人あたりの死亡率も減少傾向であり、2013 年には 1.4 まで減少した。死亡者の多くが 65 歳以上の高齢者であり、2013 年の調査では 89.6% を占めた。
d. 喘息に対する新規治療薬である抗 IL-5 抗体（メポリズマブ）は血清 IgE 値による使用制限はない。投与前の血中好酸球数が多いほど効果が高いことが示された。血清 IgE 値による使用制限があるのは抗 IgE 抗体（オマリズマブ）であるが、これら 2 剤の効果を比較した研究はない。
e. EGPA はロイコトリエン受容体拮抗薬、マクロライド、吸入ステロイド、抗 IgE 抗体などの薬剤投与との関与が報告されている。しかし現在では、原因というよりもこれらの薬剤投与によりステロイドの減量が進められたり、治療不十分であった血管炎の症状が顕在化したりした結果と考えられている。

正解 b

実地問題

I. 気道・肺疾患　　4. アレルギー性疾患

症例は 64 歳女性。非喫煙者であり、小児期に気管支喘息と診断されて以降、治療を継続している。高用量の吸入ステロイドと長時間作用性 β_2 刺激薬の配合薬、ロイコトリエン受容体拮抗薬、テオフィリン徐放製剤を使用するも、月に数回喘息発作を繰り返していた。数週間前より咳嗽に加えて発熱、膿性痰が出現した。胸部 CT（図 1）と気管支鏡所見（図 2）を示す。

本例について、以下の問いに答えなさい。

図 1　胸部 CT

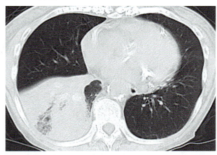
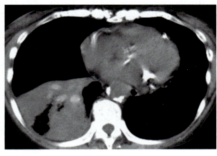

図 2　気管支鏡所見

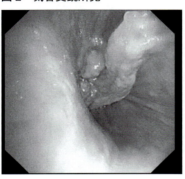

※カラーは巻頭口絵参照

実践問題 18

この症例の病態について、誤っているものを 2 つ選びなさい。

a. I 型、III 型、IV 型アレルギーが原因である。
b. 喀痰のパパニコロウ染色が診断に有用である。
c. 病期が進行すると線維化をきたす。
d. 真菌抗原に対する即時型皮膚反応が陽性となる。
e. イトラコナゾールが第一選択となる。

a. 真菌抗原の進入に伴う I 型アレルギー反応と、その後に起こる III 型、IV 型アレルギー反応が病態と考えられている。
b. 喀痰中のアスペルギルス菌体を確認することは診断に有用であるが、その際に用いるのはグロコット染色である。
c. 病勢が進行すると Patterson らの臨床病期 V 期（線維化期）に陥る。IV 期（ステロイド依存性喘息期）や V 期へ進行させないための早期治療が望ましい。
d. ABPM では真菌に対する即時型皮膚反応が陽性となる。アレルギー性気管支肺アスペルギルス症（allergic bronchopulmonary aspergillosis：ABPA）ではアスペルギルス抗原が用いられる。
e. 治療の基本は経口の全身ステロイドである。また、合併する喘息治療のための吸入ステロイドや、抗原回避のための環境対策も重要となる。抗真菌薬の使用は慢性期の再燃防止に有効であるとの報告があるため、併用される場合もある。

解説

コントロール不良の喘息と粘液栓（mucoid impaction）の画像所見、気管支鏡所見より、アレルギー性気管支肺真菌症（allergic bronchopulmonary mycosis：ABPM）と考えられる。

正解　b、e

関連問題 18

アレルギー性気管支肺真菌症の病態について、誤っているものを2つ選びなさい。

a. アスペルギルス属以外も原因となる。
b. 臨床病期はⅠ期からⅤ期に分類され、順に進行していく。
c. 囊胞性線維症に合併することもある。
d. CD4陽性Th2リンパ球が活性化する。
e. GreenbergerとPattersonによる診断基準では、中枢性気管支拡張が必須項目である。

関連問題の解説

a. 文章の通り。
b. Pattersonらが提唱した臨床病期では、Ⅰ期：急性期、Ⅱ期：寛解期、Ⅲ期：増悪再燃期、Ⅳ期：ステロイド依存性喘息期、Ⅴ期：線維化期に分けられる。必ずしも順に進行せず、治療の過程でⅠ期からⅢ期を繰り返すことが多い。
c. 本邦では気管支喘息との合併報告が多いが、囊胞性線維症とも合併することがある。
d. ABPAではCD4陽性Th2リンパ球が活性化し、IL-5やGM-CSFの産生亢進を介して好酸球性炎症やB細胞の活性化が起こる。また、気道上皮やマクロファージからのIL-6、IL-8産生を介した好中球性炎症も誘導される。
e. GreenbergerとPattersonによる診断基準は気管支拡張が進んだABPA-CBとそれを欠くABPA-Sという概念が提唱されている。後者では気管支拡張は必須項目ではない。

POINT!

アレルギー性気管支肺真菌症（ABPM）

アレルギー素因を有する喘息患者において、真菌抗原が下気道に進入することにより引き起こされるⅠ型、Ⅲ型、Ⅳ型アレルギー反応と考えられている。Aspergillus属のみならず、Candida属、Penicillium属、Schizophillum commune（スエヒロダケ）も原因となる。海外の報告では喘息患者全体の1～2%に発症するといわれており、重症喘息ではさらに高い頻度と考えられている。

診断には従来、Rosenbergらの基準が用いられてきたが、中枢性気管支拡張を認めない症例の存在や喀痰中のアスペルギルスが培養困難である点などが問題視されていた。一方、1988年のGreenbergerとPattersonによる診断基準は気管支拡張が進んだABPA-central bronchiectasis（ABPA-CB）とそれを欠くABPA-seropositive（ABPA-S）という概念が提唱された。即ち、①発作性呼吸困難・気管支喘息、②アスペルギルスに対する即時型皮膚反応陽性、③アスペルギルス抗原に対する沈降抗体陽性、④血清中真菌に対するIgEまたはIgG上昇、⑤血清中総IgE > 417 IU/Lまたは > 1000 ng/mL、⑥肺浸潤影（一過性または固定性）⑦中枢性気管支拡張、⑧末梢血好酸球 > 1000/μLのうち、①②④⑤を満たし、⑦を満たさない症例がABPA-Sと分類された。なお、ABPA-CBでは①②④⑤⑦が必須項目とされている。

急性期治療の基本はステロイドの全身投与であり、病状を確認しながら漸減していく。血清総IgE値は長期管理の指標に適しており、病状を反映することが知られている。慢性期は吸入ステロイドや気管支拡張薬など、気管支喘息治療と同様の治療が勧められる。抗真菌薬の併用としては、特にイトラコナゾールの有効性が報告されているが、薬剤相互作用に注意が必要である。

正解 b、e

実地問題

I. 気道・肺疾患　5. 特発性間質性肺炎（IIPs）

猪俣　稔

症例は 62 歳、女性。10 年前から気胸を繰り返していた。数年前から健診で胸部異常影を指摘され、1 年前から労作時呼吸困難、乾性咳嗽を自覚するようになり徐々に増悪したため来院した。喫煙歴なし。意識清明、体温 36.5℃、脈拍 112 回 / 分、整。血圧 106/58 mmHg、呼吸数 32 回 / 分、SpO$_2$ 94％（室内気）。胸部聴診ではラ音は聴取しない。血液所見：白血球 5600 /μL、CRP 0.5 mg/dL、KL-6 356 U/mL、抗核抗体 40 倍（基準 20 以下）。胸部 X 線写真（図 1）、胸部 CT（図 2）を別に示す。本例について、以下の問いに答えなさい。

図 1　胸部 X 線写真　　図 2　胸部 CT

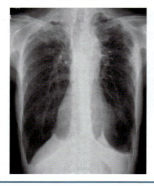
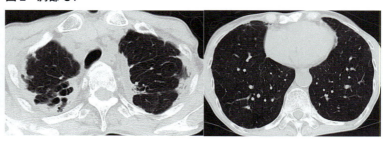

実践問題 19

この症例で正しいものを 1 つ選びなさい。

a. BMI 32 kg/m^2
b. 扁平胸郭
c. HLA-B54 陽性
d. RV/TLC（％）154％
e. 抗 TIF1-γ 抗体陽性

解説

a. pleuroparenchymal fibroelastosis（PPFE）の症例である。PPFE ではるいそうが重要な身体所見であり、BMI は低値となることが多い。
b. 本症例ではみられないが、扁平胸郭はしばしばみられる。
c. HLA-B54 陽性はびまん性汎細気管支炎などである。
d. PPFE では残気率が上昇する。
e. 皮膚筋炎・多発性筋炎の筋炎特異的自己抗体である。

POINT!

idiopathic pleuroparenchymal fibroelastosis（IPPFE）は 2013 年に改訂された ATS/ERS による特発性間質性肺炎国際分類において、「稀な間質性肺炎」に組み入れられている。PPFE は 2004 年に Frankel らが報告したことに始まり、①慢性経過の原因不明の間質性肺炎、②画像上，胸膜と肺実質を巻き込んだ上肺野に優勢な病変を有しており、③外科的肺生検で既存の分類のどれにも当てはまらない間質性肺炎、という特徴を有している。病理組織学的特徴として、①臓側胸膜の線維性肥厚、②胸膜下の弾性線維の増生（fibroelastosis）、③病変は胸膜下に集中している、④散在する軽度のリンパ球浸潤巣、⑤線維化の先端部の線維芽細胞巣（fibroblastic foci）が少数、などがある。病因となる基礎疾患や原因疾患を同定し得ない場合が IPPFE であるが、二次性 PPFE も報告されている。

日本では 1992 年、網谷らが病変主座が両側上葉に限局して存在し、極めて緩徐に進行する慢性経過の原因不明の肺線維症を特発性上葉限局型肺線維症と命名し網谷病という病名が付

正解　d

関連問題 19

PPFE について誤っているものを 1 つ選びなさい。

a. 胸部画像所見では両肺尖部胸膜肥厚、肺門部挙上、両肺上葉の容積減少が特徴的である。
b. 特発性肺線維症とは異なり残気率（RV/TLC）が上昇する。
c. 気胸を合併する例が多い。
d. 抗線維化薬が有効である。
e. 造血幹細胞移植後や肺移植後に発症することがある。

関連問題の解説

a. PPFE を特発性肺線維症と異なる疾患と認識する最も大きな根拠は画像所見にある。
b. FVC 低下、$FEV_{1.0}$/FVC 上昇、TLC 低下、DL_{CO} 低下が特徴である。
c. 全身ステロイド使用により気胸を誘発することがあるため、安易に全身ステロイドを使用すべきではない。
d. PPFE に有効な薬剤はまだ確認されていない。
e. 慢性期の移植片対宿主病、シクロホスファミドなどの抗悪性腫瘍薬も二次性の PPFE の原因と推定されている。

〈参考文献〉
1. Frankel SK et al. Idiopathic pleuroparenchymal fibroelastosis: description of a novel clinicopathologic entity. Chest. 2004 Dec;126（6）:2007-13.
2. Travis WD, et al. An official American Thoracic Society/European Respiratory Society statement: Update of the international multidisciplinary classification of the idiopathic interstitial pneumonias. Am J Respir Crit Care Med. 2013 Sep 15;188（6）.

与された。下葉にも線維化病変が形成される上葉優位型肺線維症も報告されるようになったが、いずれも PPFE の疾患概念の中に含まれると考えられる。

PPFE の発症年齢は非常に幅広く若年発症も稀ではない。PPFE は慢性経過の肺線維症であり、進行すれば乾性咳嗽や労作時呼吸困難が出現する。気胸が初発症状となることもある。るいそうは重要な身体所見であり、扁平胸郭もしばしばみられる。胸部聴診上は fine crackles が聴取されるが、約半数程度であり特発性肺線維症よりも頻度は低い。バイオマーカーでは、KL-6 の上昇は軽度にとどまることが多いが、SP-D は病初期から上昇する例が多い。

画像所見が特徴的で、胸部単純 X 線では両側肺尖部の胸膜肥厚像、両側肺門および右 minor fissure の挙上として捉えられる。胸部 CT では両側上葉から肺尖部の胸膜直下の拡張した細気管支透亮像を伴う小さな consolidation が特徴的である。陰影が上肺野のみのものと、下肺野に間質性変化を伴うものの 2 型に分けられる。上肺野に比して下肺野の画像所見は多様であり、下肺野にも上肺野と同様の胸膜側の consolidation がみられる場合や、UIP や NSIP を伴うことがある。

病理学的には固い線維化が楔状もしくは胸膜を縁取る状態で胸膜直下から肺実質へと延びだすように認められるのが特徴的である。病変内には残存する肺胞構造が全く認められず、弾性線維染色では既存の肺胞構築の破壊は伴わずに、肺胞隔壁は顕著な弾性線維の増加を伴って肥厚している。UIP に観察されるような弾性線維の断裂や消失は目立たない。

呼吸機能に関しては拘束性換気障害のため FVC が低下し 1 秒率（$FEV_{1.0}$/FVC）は上昇することが多い。全肺気量（TLC）は減少するが残気量（RV）は上昇するため、残気率（RV/TLC）は上昇する。DL_{CO} の低下は比較的軽度である。

PPFE の進行を阻止することが確認できた薬剤はない。実臨床ではピルフェニドンなどの抗線維化薬を用いる試みもなされているがその効果は否定的である。

予後に関しては IPF よりも良好であったという報告や、下葉に UIP パターンを有する PPFE では IPF よりも予後が不良であったとする報告があり一定の結論は得られていない。

正解　d

実地問題

I. 気道・肺疾患　5. 特発性間質性肺炎（IIPs）

猪俣　稔

症例は55歳、男性。1年前から乾性咳嗽、労作時呼吸困難、胸やけを認め、徐々に増悪してきたため来院した。診察室入室直後はSpO₂ 85%、座位で安静にしているとSpO₂ 94%まで改善した。安静時動脈血ガスではpH 7.375、PaO₂ 78 Torr、PaCO₂ 32 Torr。肺底部にfine cracklesを聴取する。発熱、皮疹、関節痛は認めない。粉塵吸入歴なし、ペット飼育歴なし、鳥曝露歴なし。血液所見：白血球 5690 /μL、CRP 0.19 mg/dL、KL-6 745 U/mL、抗核抗体40倍未満（基準20以下）、リウマチ因子 4 IU/mL、抗CCP抗体 0.6 U/mL未満、抗SS-A抗体陰性、MPO-ANCA 1.0 EU未満。胸部X線写真（図1）、胸部HRCT（図2）を示す。

本例について、以下の問いに答えなさい。

図1　胸部X線写真

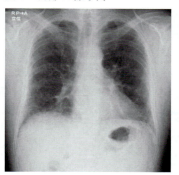

図2　胸部HRCT

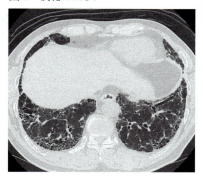

実践問題 20

この症例について誤っているものを1つ選びなさい。

a. 胃食道逆流症は重要な合併症である。
b. 診断には外科的肺生検が必須である。
c. 早期からDL$_{CO}$が低下する。
d. 重症度分類にGAPモデルが用いられる。
e. 厚生労働省指定難病の認定基準に用いられている重症度分類はⅢ度である。

解説

a. 文章の通り。
b. HRCT（high resolution computed tomography）にて典型的な蜂巣肺を認めており病理所見がなくても臨床的に特発性肺線維症と診断できる。このような症例では必ずしも外科的肺生検は必要ない。
c. 早期からDL$_{CO}$が低下し、診断時％DL$_{CO}$ 40％未満、または経過中に％DL$_{CO}$が15％以上低下する場合は予後不良とされている。
d. IPFの予後予測において、性別、年齢、呼吸機能からなるGAPモデルがアメリカの研究グループによって提唱されている。
e. 重症度分類ではⅢ度となるため、指定難病が認定されれば医療費助成の対象となる。

POINT！

特発性肺線維症（idiopathic pulmonary fibrosis：IPF）は慢性かつ進行性の経過をたどり、高度の線維化が進行して不可逆性の蜂巣肺形成をきたす予後不良の肺疾患である。IPFは原因不明ではあるがいくつかの危険因子が報告されている。その中で最も関連が強いのは喫煙であり、喫煙常習者のIPF発症オッズ比は1.6～2.9であり、喫煙はIPFの危険因子とされている。胃食道逆流が肺線維症の発症に影響するとの報告があり、最近注目されている重要な合併症のひとつである。IPFでほかに注意すべき合併症としては、気胸・縦隔気腫、肺癌、肺感染症、肺高血圧症などが挙げられる。

IPFの診断は、原因の特定できるほかの間質性肺疾患を臨床的に除外し、HRCT所見と病理所見の組み合わせで判断する（一般問題41参照）。HRCTで蜂巣肺を認める典型的なUIPパターンを示す場合には外科的肺生検（surgical lung biopsy：SLB）は必要ないが、HRCTでUIPパターンを認めても臨床的に原因が特定

正解　b

関連問題 20

特発性肺線維症について誤っているものを 1 つ選びなさい。

a. 気管支肺胞洗浄は他疾患の鑑別に有用である。
b. 胸部 HRCT で UIP パターンを認めても、臨床的に特発性肺線維症とは限らない。
c. 可能な限り呼吸器内科医、放射線科医、病理医の合議（multi-disciplinary discussion：MDD）によって診断する。
d. 外科的肺生検の組織所見で線維芽細胞巣がなければ特発性肺線維症と診断できない。
e. disease behavior（臨床経過）を想定し治療を計画する。

関連問題の解説

a. 気管支肺胞洗浄液の細胞分画でリンパ球優位の場合は慢性過敏性肺炎などの可能性がある。
b. 原因が明らかになれば、2 次性の UIP と考える。
c. 文章の通り。
d. 病理学的な UIP パターンに線維芽細胞巣は必須ではない。斑状の病変分布または線維芽細胞巣のどちら 1 つが脱落した状態は probable UIP となる。
e. ATS/ERS ステートメントでは、disease behavior を 5 パターンに分類し、病状進行の予測により治療を計画することが提案されている。

〈参考文献〉

1. Raghu G, et al. An Official ATS/ERS/JRS/ALAT Clinical Practice Guideline: Treatment of Idiopathic Pulmonary Fibrosis. An Update of the 2011 Clinical Practice Guideline. Am J Respir Crit Care Med. 2015 Jul 15;192（2）.
2. Travis WD, et al. An official American Thoracic Society/European Respiratory Society statement: Update of the international multidisciplinary classification of the idiopathic interstitial pneumonias. Am J Respir Crit Care Med. 2013 Sep 15;188（6）.

されれば IPF とはならない。HRCT で蜂巣肺を認めず他疾患が除外される場合は possible UIP となる。SLB において得られた肺組織所見においては、小葉辺縁優位性を問わず構造破壊を伴う密な線維化を認め、斑状の病変分布または線維芽細胞巣のどちらか 1 つが脱落した状態は probable UIP となる。また、IPF の診断過程において他疾患、特に慢性過敏性肺炎を除外するために気管支肺胞洗浄が有効な場合がある。その他に重要な鑑別疾患は特発性 NSIP、膠原病、石綿肺、Hermansky-Pudlak 症候群、薬剤性肺炎などがあり、ときに無気肺硬化病変である PPFE も鑑別対象となる場合がある。

本邦の IPF 重症度分類は、厚生労働省指定難病の認定基準に用いられている。安静時動脈血酸素分圧（PaO_2）と 6 分間歩行試験の経皮的酸素飽和度（SpO_2）最低値を組み合わせた分類である（表）。

重症度分類 III 度以上の場合は医療費助成の対象となり、重症度 I、II 度であっても高額な医療を継続する必要がある場合は医療費助成の対象となる。

IPF の予後予測において、呼吸機能（%FVC、%DL_{CO}）は最も重要な因子であることが報告されている。それに基づいた新たな重症度分類として、性別、年齢、呼吸機能からなる GAP モデルが提唱された。GAP モデルは重症度が軽いほうから Stage I、II、III の 3 つに分類され、予測される予後に対応したフォローアップ間隔や肺移植へのリストアップ時期などが提案されている。ただし、本邦の重症度分類で軽症（I 度と II 度）でも、GAP モデルで Stage II、III に分類される集団などが存在することなどから、新たな重症度分類の策定が必要と考えられている。

表　重症度分類

分類	安静時動脈血酸素分圧	6 分間歩行時 SpO_2
I	80 Torr 以上	
II	70 Torr 以上 80 Torr 未満	90％未満の場合 III にする
III	60 Torr 以上 70 Torr 未満	90％未満の場合 IV にする
IV	60 Torr 未満	測定不要

正解　d

I. 気道・肺疾患　5. 特発性間質性肺炎（IIPs）

症例は 72 歳男性。労作時呼吸困難を主訴に来院した。3 年前から坂道を昇る際に息切れを自覚していた。2 週間前に感冒様症状があり、その後、呼吸困難が増強するため受診した。既往歴は特記すべき事項なし。70 歳まで 30 本/日を 40 年間の喫煙歴あり。意識清明、体温 36.2℃、脈拍 97 回/分、整。血圧 134/68 mmHg、呼吸数 30 回/分、SpO_2 90％（室内気）。肺底部に fine crackles を聴取する。

血液所見：白血球 8900 /μL（桿状核好中球 4％、分葉核好中球 78％、好酸球 1％、リンパ球 15％）、CRP 1.2 mg/dL、KL-6 1530 U/mL、脳性ナトリウム利尿ペプチド（brain natriuretic peptide：BNP）37 pg/mL、抗核抗体 80 倍（基準 20 以下）、β-D グルカン 10 pg/mL 未満（基準 10 未満）。胸部 X 線写真（図 1）、胸部 HRCT（図 2）を示す。

本例について、以下の問いに答えなさい。

図 1　胸部 X 線写真

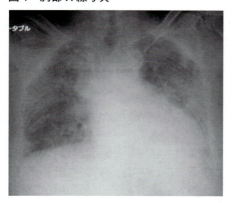

図 2　胸部 HRCT

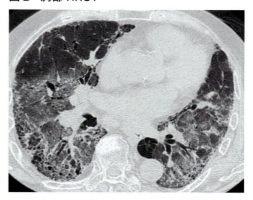

実践問題 21

この症例でみられる検査所見について適切なものを 1 つ選びなさい。

a. 肺胞気—動脈血酸素分圧格差（$A\text{-}aDO_2$）の開大
b. 気管支肺胞洗浄液中の好酸球の増多
c. 肺機能検査における残気率増加
d. 血清プロカルシトニン高値
e. 抗 GM-CSF 抗体陽性

解説

a. 特発性肺線維症急性増悪では $A\text{-}aDO_2$ は開大する。
b. 気管支肺胞洗浄液中の細胞分画は、びまん性肺胞障害を反映し好中球優位となる。
c. 肺活量が減少する。
d. 発熱などの感染兆候は認めておらず、敗血症の可能性は低い。
e. 自己免疫性肺胞蛋白症で陽性となる。

正解　a

関連問題 21

この症例の初期の治療薬で適切なものを 2 つ選びなさい。

a. 利尿薬
b. 抗 IL-5 モノクローナル抗体
c. 免疫抑制薬
d. 副腎皮質ステロイド
e. ST 合剤

関連問題の解説

a. 心不全を合併している場合は投与する。
b. 難治性気管支喘息に対する治療薬である。
c、d. IPF 急性増悪に対して明らかに有効といえる薬物療法は確立していないが、経験的に免疫抑制剤、副腎皮質ステロイドが用いられる。
e. 長期に免疫抑制状態が続く場合は ST 合剤の予防投与を検討する。

POINT!

　IPF 急性増悪は、IPF の慢性経過中に両肺の新たなすりガラス影・浸潤影とともに急速に呼吸不全の進行を認める病態として本邦より提唱された概念である。病理組織学的にはびまん性肺胞障害（diffuse alveolar damage：DAD）を認める。現在では欧米においても十分に認識されており、NSIP や膠原病肺においても急性増悪の病態を呈することが報告されている。

　IPF 急性増悪では、咳、発熱や白血球増多など、肺感染症と紛らわしい所見がしばしばみられる。また、CRP、LDH、KL-6、SP-A、SP-D などの上昇を認めることが多い。

　IPF 急性増悪の防止効果については、ニンテダニブの複合第 III 相プラセボ対照二重盲検比較試験における検討で、中央判定による急性増悪ではニンテダニブによる減少効果が認められたが、ピルフェニドンに関しては急性増悪を防止する効果は現時点では不明である。

　IPF 急性増悪の治療は、ステロイドパルス療法（メチルプレドニゾロン 500 ～ 1000 mg/ 日の 3 日間点滴静注を、1 週間間隔で 1 ～ 4 コース投与）が用いられることが多い。実臨床では免疫抑制剤を併用する場合も多く、シクロホスファミドパルス療法、シクロスポリン併用療法、タクロリムス併用療法などである。最近では、ポリミキシン B 固定カラムを用いた血液直接灌流法（PMX-DHP）により 12 か月生存率が改善したとの報告や、リコンビナントトロンボモジュリンにより 28 日～ 3 か月生存率が改善したとの報告があり、急性増悪時には積極的に使用されるようになってきているが、IPF ガイドラインにおいては小数例を除き行わないことを提案するとされている。好中球エラスターゼ阻害薬も PaO_2/FiO_2（fraction of inspiratory oxygen）比の改善効果が示唆されているが、エビデンスが不十分であり投与は推奨されていない。

〈参考文献〉
1. 特発性肺線維症の治療ガイドライン 2017 厚生労働省科学研究費補助金難治性疾患政策研究事業「びまん性肺疾患に関する調査研究」班．

正解　c、d

実地問題

I. 気道・肺疾患　6. 急性呼吸窮迫症候群、急性肺損傷

粟野暢康

症例は76歳男性。身長176 cm、体重80 kg。10年前に糖尿病と診断され、近医を通院していた。3日前から高熱、咳嗽、喀痰が出現し肺炎と診断された。入院のうえ抗生剤治療を開始したが熱型や画像の改善が乏しく、入院第2病日には図のような浸潤影に進展した。心臓超音波検査では心不全を示唆する所見を認めず、腎機能も維持されていた。呼吸状態が急速に悪化し、リザーバーマスク下で酸素濃度を維持できなくなったため気管挿管のうえ人工呼吸器管理を開始した。SIMVモード、FiO_2 60％下で一回換気量430 mL前後、分時換気量10 L前後であり、血液ガス分析ではpH 7.21、PaO_2 92 Torr、$PaCO_2$ 53 Torrであった。本例について、以下の問いに答えなさい。

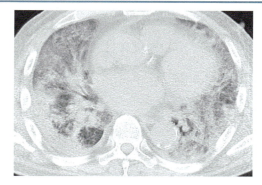

実践問題 22

この症例に対する治療方針として、正しいものを1つ選びなさい。

a. ステロイドパルス療法が強く推奨される。
b. 二酸化炭素を減らすため、人工呼吸器の設定を変更する。
c. 肺コンプライアンスは維持されている。
d. この病態が進行した場合の死因は呼吸不全によることが多い。
e. 肺動脈カテーテルを用いた水分管理は必要ない。

解 説

本例は経過、画像所見より、肺炎がARDSに進展した病態と考えられる。

a. 急性期ARDSに対するステロイドパルス療法の有効性を検討したいくつかのランダム化比較試験で、その有効性は認められていない。メタ解析でも有効性は示されていない。

b. ARDSにおける人工呼吸器管理の基本は低用量換気とプラトー圧の制限である。一回換気量は6～8 mL/kgに制限するのが望ましいとされている。この際の体重は実測体重ではなく予測体重が用いられ、176 cmの本例では約71.5 kgとなる。一回換気量は至適範囲内である。なお、本例は二酸化炭素の貯留がみられるが、腎性代償によりpHがある程度（7.25以上の報告が多い）維持されている場合、高二酸化炭素血症を許容する考えがある（permissive hypercapnia）。

c. 肺間質の浮腫やサーファクタント機能不全のため、肺の進展性が低下し肺コンプライアンスは著しく低下する。人工呼吸器装着時はフロー波形や圧―容量曲線からコンプライアンスの低下を確認できる。

d. ARDSの直接死因は呼吸不全よりも敗血症などの感染症や多臓器不全が多い。その他にも院内肺炎や人工呼吸器関連肺炎も問題となる。死因のうち、呼吸不全が占める割合は13～19％程度である。

e. ARDS治療における水分管理はドライサイドに傾けるのがよいとされる。しかし、水分管理のための肺動脈カテーテル留置は不整脈などの合併症が多く、死亡率を上昇させたという報告もあり、使用は推奨されない。

〈参考文献〉

1. 3学会合同ARDS診療ガイドライン2016作成委員会 編. ARDS診療ガイドライン2016 Part1 ―病態から疫学, 定義, 検査, 診断まで. 診療に役立つ最新情報を網羅―. 東京. 日本呼吸器学会. 2016.

正解 e

関連問題 22

2016年度のARDS診療ガイドラインにおいて提案、推奨されている治療法に関して、誤っているものを1つ選びなさい。

a. ステロイド（メチルプレドニゾロン1〜2 mg/kg/day）
b. 水分制限
c. 中等度、重症例における腹臥位管理
d. 人工呼吸器を実施する場合、プラトー圧30 cmH$_2$O以下の管理
e. 高頻度振動換気

関連問題の解説

ARDSに対する治療法は、ガイドラインで推奨とエビデンスの確信性が明記されている。

a. メチルプレドニゾロンを使用したランダム化比較試験が多数報告されており、ガイドラインにおいてもメチルプレドニゾロン1〜2 mg/kg/day相当の投与が弱く推奨されている。なお、ステロイドパルス療法は前問で記載の通り、有効性を示す根拠はなく、推奨されていない。

b. ARDSの水分管理については①非心原性肺水腫の病態であるため水分制限と利尿薬によるマイナスに保つべき、②ARDSの直接原因が多臓器不全のため、循環維持と臓器保護のために十分な輸液をするべき、という相反する2つの意見があった。現時点では前者の有効性を示す試験が多いため、オーバーバランスにならないよう水分管理を行うことが弱く推奨されている。

c. 腹臥位管理により換気血流比不均等の改善などが期待でき、酸素化能を改善させるという報告が多数みられる。予後の改善効果を示すランダム化比較試験は少数であるが存在するため、腹臥位管理は弱く推奨されている。

d. 文章の通り。なお、ガイドラインではマニュアルやプロトコルに沿った一元的管理を行い、低容量換気の継続、人工呼吸器関連事故の防止が推奨されている。

e. 高頻度振動換気（high frequency oscillatory ventilation：HFOV）は2〜3 mL/kg（理想体重）の低容量一回換気を用い。高頻度で換気をする手法であり、小児・新生児領域で頻用されている。しかしながら、成人に対する有効性を示した大規模ランダム化比較試験はなく、HFOVは行わないよう提案されている。

POINT!

ARDS治療は①呼吸管理療法、②薬物療法、③その他の治療法に大きく分けられる。

①呼吸管理療法
低容量換気（6〜8 mL/kg）、プラトー圧の制限（30 cmH$_2$O以下）、マニュアルやプロトコル化された一元的管理が望ましい。また、ARDSの診断時や初期の呼吸管理法として、非侵襲的陽圧換気療法も検討してよいとされる。人工呼吸器離脱時は1日1回の鎮静中止、自発呼吸テストなどを行った後に抜管することが望ましい。

②薬物療法
現状ではARDSの生存率を改善させる確立した薬物療法はない。メチルプレドニゾロン1〜2 mg/kg/day相当の投与は有効である可能性があり、使用が弱く推奨されている。急性期のメチルプレドニゾロン短期大量療法やステロイドパルス療法（1 g 3日間）の有用性は不明である。さらに、ARDS発症2週間以降の新規のステロイド治療は死亡率の増加が報告されており、行うべきではない。
ARDSに対する好中球エラスターゼ阻害薬、抗凝固療法、一酸化窒素吸入、サーファクタント、抗酸化薬、スタチン、β刺激薬、GM-CSF製剤はいずれも有効性を示す大規模試験がなく、現状では使用を勧められる薬剤はない。

③その他の治療法
敗血症性ARDSの場合、原因菌や薬剤感受性検査結果を待つことなく、経験的治療として広域スペクトラム抗菌薬を開始する。その後、原因菌が同定され、薬剤感受性が判明した段階でde-escalationを行う。
循環動態が安定し、ショックサインのないARDS患者では水分制限を行い、水分バランスをドライサイドに保つよう勧められる。水分管理の際、肺動脈カテーテルを用いる必要はない。
ARDSに対するエンドトキシン吸着療法や持続的血液濾過透析（continuous hemodiafiltration：CHDF）の有用性を示す大規模試験はなく、推奨する根拠に乏しい。一方、体外式膜型人工肺（extracorporeal membrane oxygenation：ECMO）は保護的人工呼吸器管理でも対応できない重症ARDSに対して適応となる。

正解 e

実地問題

I. 気道・肺疾患　　7. 薬剤、化学物質、放射線による障害

粟野暢康

症例は52歳男性。既往歴のない非喫煙者。6か月前に血尿が出現し、精査の結果、左腎細胞癌（根治切除不能）と診断された。初回治療としてスニチニブが開始されたが効果は乏しく、2か月前よりエベロリムスが開始された。内服開始後より口内炎が出現したが軟膏の塗布で管理されていた。泌尿器科外来で胸部X線写真を撮影したところ、両側下肺野を中心に非区域性の淡いすりガラス陰影が新たに出現していた。呼吸器症状を認めず、酸素化も室内気で SpO_2 98%を維持していた。今後の対応について、呼吸器専門外来を紹介受診した。

本例について、以下の問いに答えなさい。

実践問題 23

この症例の病態、治療について、正しいものを1つ選びなさい。

a. エベロリムス開始後1年以降は、新規の薬剤性肺障害は出現しない。
b. エベロリムスは免疫抑制効果が乏しいため、日和見感染症は疑わない。
c. エベロリムス開始前の肺病変の有無は、本病態の発症頻度と関係がない。
d. エベロリムスを継続しながら異常陰影の鑑別を行う。
e. エベロリムスによる薬剤性肺障害は腎細胞癌に特有である。

解説

エベロリムスはmTOR阻害薬のひとつであり、根治切除不能または転移性の腎細胞癌、膵神経内分泌癌、手術不能または再発乳癌、結節性硬化症に伴う腎血管筋脂肪腫、結節性硬化症に伴う上皮下巨細胞性星細胞腫に適応がある。薬剤性肺障害をきたす頻度が高く、その管理と治療が重要となる。

a. 薬剤性肺障害の発症時期は投与初期が多いが、時に投与開始1年以降経過してからの発症もみられる。
b. エベロリムスは免疫抑制効果があるため、日和見感染の合併に注意が必要である。細菌、真菌、ウイルス感染に加え、B型肝炎ウイルスの再活性化やニューモシスチス肺炎などに注意が必要である。
c. エベロリムス投与前に間質性肺炎を認めた症例では、認めなかった症例と比較してグレード3以上の薬剤性肺障害の発現が多い。
d. 本例は画像所見のみであり、呼吸器症状や低酸素血症を認めないため、グレード1に分類される。エベロリムスによる薬剤性肺障害ではグレード1であれば投薬を同量で継続し、厳重な観察を行うよう推奨されている。
e. エベロリムスによる薬剤性肺障害は、腎細胞癌のみならず適応のある他疾患においても多数報告されている。

POINT!

薬剤性肺障害のうち、重要なものを概説する。

メトトレキサート
多彩な臨床病型の薬剤性肺障害をきたす。薬剤リンパ球刺激試験の特異度は極めて低く、病歴や採血所見、画像所見、気管支鏡検査所見などから診断される。呼吸機能検査では肺拡散能の低下がみられる。

ブレオマイシン
薬剤性肺障害の発症率は20%と高く、発症率は総投与量450 U以上から有意に増加する。ブレオマイシン投与後の高濃度酸素吸入は肺障害の増悪因子である。

正解　d

関連問題 23

薬剤性肺障害について、誤っているものを1つ選びなさい。

a. 気管支肺胞洗浄液所見の解析のみで薬剤性肺障害の確定診断はできない。
b. アミオダロンによる薬剤性肺障害では気管支肺胞洗浄液中に泡沫状マクロファージがみられる。
c. EGFRチロシンキナーゼ阻害薬と免疫チェックポイント阻害剤の併用により、薬剤性肺障害の発現率が上昇する。
d. ゲムシタビンと放射線治療との併用は禁忌である。
e. III型アレルギーによる薬剤性肺障害には薬剤リンパ球刺激試験が有用である。

〈参考文献〉
1. 日本呼吸器学会薬剤性肺障害の診断・治療の手引き作成委員会 編. 薬剤性肺障害の診断・治療の手引き. 東京. 日本呼吸器学. 2012.

関連問題の解説

a. 気管支肺胞洗浄液は悪性腫瘍やニューモシスチス肺炎などの除外には有用である。しかし、臨床病型によって性状が大きく異なる点や特発性間質性肺炎などのびまん性肺疾患との鑑別が困難である点から、薬剤性肺障害の確定診断はできない。
b. アミオダロンによる薬剤性肺障害ではリン脂質（サーファクタント様物質）の貯留に伴い、気管支肺胞洗浄液中に泡沫状マクロファージがみられることが特徴である。
c. オシメルチニブとデュルバルマブの併用では高率に間質性肺疾患が発生することが報告されている。また、ニボルマブによる治療後にEGFRチロシンキナーゼ阻害薬を投与し、重篤な間質性肺疾患をきたした報告も多数みられる。
d. ブレオマイシン、エンドキサン、メトトレキサート、ゲムシタビンなどの薬剤は放射線障害の感受性を増強することが報告されている。ゲムシタビン、イリノテカン、ゲフィチニブと放射線治療との同時投与は禁忌とされている。
e. 薬剤リンパ球刺激試験はIV型アレルギーを確認する検査である。漢方薬では非特異的陽性反応がありうる点、メトトレキサートでは未投与者でも陽性になりうる点などの問題がある。

ゲフィチニブ・エルロチニブ

EGFRチロシンキナーゼ阻害薬であり、EGFR遺伝子変異陽性肺癌に劇的な効果を示す。しかし、どちらも約4～5%程度に間質性肺炎を発症し、時に死亡に至ることがある。

エベロリムス、テムシロリムス

mTOR阻害薬であり、腎細胞癌などに適応となる。報告により発生率は異なるが、比較的高率（10～30%前後）に間質性肺疾患が認められる。ステロイド反応性は良好である点、グレード1では薬剤を中止することなく継続可能である点、グレード2と3では休薬後に間質性肺疾患が改善すれば、薬剤の再投与が可能とされている点などが特徴である。

アミオダロン

海外と比較して本邦での薬剤性肺障害が多く、日本人特有の体質的要素が考えられている。リスク因子としては男性、吸入酸素濃度の上昇、ヨード系造影剤、肺手術やCOPDなどによる低肺機能、60歳以上の高齢者などが報告されている。発症は投与開始後6～12か月に多く、量反応関係が示されている。

正解　e

実地問題

I. 気道・肺疾患　　7. 薬剤、化学物質、放射線による障害　　栗野暢康

症例は82歳女性。8年前に関節リウマチと診断され、7年前よりメトトレキサートを内服していた。しかし、関節リウマチ合併の間質性肺炎が緩徐に進行し、関節炎のコントロールも不良となったため、4か月前よりトシリズマブが開始された。3日前から発熱、咳嗽が出現し、図のような画像所見を認めた。血清KL-6値は1320 U/mL、血清β-Dグルカン値は正常であり、心腎機能も維持されていた。

本例について、以下の問いに答えなさい。

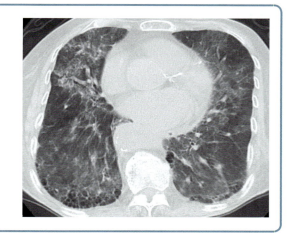

実践問題 24

この症例の病態と治療について、正しいものを2つ選びなさい。

a. トシリズマブによる薬剤性肺障害の可能性はない。
b. メトトレキサートとトシリズマブを中止する。
c. ニューモシスチス肺炎を強く疑う。
d. 高齢は本病態発症の危険因子である。
e. 関節リウマチにおける間質性肺炎の合併は女性に多い。

解説

臨床経過、採血、画像所見より、薬剤性肺障害、関節リウマチに伴う間質性肺炎の急性増悪、ニューモシスチス肺炎が重要な鑑別疾患となる。β-Dグルカン値が正常であるため、ニューモシスチス肺炎の可能性は低い。しかし、現時点で前二者の鑑別は困難であり、気管支鏡検査などによる精査が必要である。

a. トシリズマブ使用患者の0.5％に薬剤性肺障害を発症すると報告されている。
b. メトトレキサートとトシリズマブによる薬剤性肺障害を否定できないため、両剤の中止が望ましい。
c. ニューモシスチス肺炎において、血清β-Dグルカンのカットオフ値を31.1 pg/mL（ワコー法）とした際の感度92.3％、特異度86.1％と報告されている。画像上は否定できないものの、β-Dグルカン値が正常であるため可能性は低い。
d. 本例は薬剤性肺障害の可能性が高い。メトトレキサートによる薬剤性肺障害の危険因子としては高齢、既存肺疾患、経口金製剤の先行使用、低蛋白血症、糖尿病が、トシリズマブによる薬剤性肺障害の危険因子としては、間質性肺炎の既往・合併、高齢、感染症の合併が報告されている。
e. 間質性肺炎の合併は男性、高齢者、長期の関節リウマチ罹患歴、リウマチ因子や抗CCP抗体高値である症例に多い。

正解　b、d

関連問題 24

関節リウマチに関連する肺疾患に関して、誤っているものを1つ選びなさい。

a. 関節リウマチに伴う胸膜炎ではADA高値を示す。
b. リウマトイド結節の合併頻度は本邦の方が海外よりも低い。
c. メトトレキサートによる薬剤性肺障害では薬剤リンパ球刺激試験の偽陽性、偽陰性が多い。
d. 関節リウマチに伴う濾胞性細気管支炎では気管支関連リンパ組織の過形成を認める。
e. 喀痰における *Pneumocystis jirovecii* のPCRが陽性であれば、ニューモシスチス肺炎と診断できる。

関連問題の解説

a. 関節リウマチに伴う胸膜炎では白血球 < 5000 mm^3、胸水糖/血清糖 < 0.5、LDH高値 > 700 IU/L などが参考となる。adenosine deaminase（ADA）高値もみられるため、結核性胸膜炎との鑑別が必要となる。
b. 本邦では海外と比較して稀であり、1%以下と報告されている。メトトレキサートによるリウマトイド結節も知られており、メトトレキサート有効例に多くみられる。
c. 文章の通り。
d. 関節リウマチに伴う気道病変としては、細気管支炎、気管支拡張症、上気道病変が知られている。特に細気管支炎は閉塞性細気管支炎、濾胞性細気管支炎、びまん性汎細気管支炎が特徴的である。濾胞性細気管支炎では気管支関連リンパ組織（bronchus associated lymphoid tissue）の過形成を認める。
e. *Pneumocystis jirovecii* は経気道的にヒトからヒトへ感染する。気道病変を伴う患者に保菌者が多いため、喀痰中の *Pneumocystis jirovecii* PCR陽性であっても、肺炎を発症していない可能性がある。

POINT!

関節リウマチ患者に新規の肺病変を認めた際は、感染症、薬剤性肺障害、関節リウマチに伴う間質性肺炎の悪化という3つの要因を考察しなければならない。その鑑別は容易ではなく、臨床現場では検査と治療を並行して行う場合も多い。

感染症は一般細菌に加えニューモシスチス肺炎の合併が多い。診断には特徴的な画像所見、血清β-Dグルカン、KL-6に加え、*Pneumocystis jirovecii* のPCR検査が有用とされる。

薬剤性肺障害は多数の抗リウマチ薬で報告されている。金製剤、サラゾスルファピリジン、ブシラミン、レフルノミド、タクロリムスなどが知られているが、なかでもメトトレキサートと生物学的製剤によるものが有名である。生物学的製剤ではインフリキシマブに加え、現在関節リウマチに使用可能な生物学的製剤のほとんどで報告されており、その頻度はおよそ0.5%である。

関節リウマチに伴う間質性肺炎では、同一症例において多彩な画像、組織所見が混在することが多い。時に急性増悪することが知られており、その際の画像所見は前二者と酷似するため鑑別困難である。

正解 e

実地問題

I. 気道・肺疾患　　8. 全身性疾患に伴う肺病変

粟野暢康

症例は生来健康な31歳男性。1日20本の現喫煙者。健康診断で胸部異常陰影を認め、精査のため紹介受診した。自覚症状はないものの、呼吸機能検査で閉塞性換気障害と拡散能の低下を認めた。胸部CT（図1）と胸腔鏡下肺部分切除術による肺の病理学所見（図2）を示す。

本例について、以下の問いに答えなさい。

図1　胸部CT

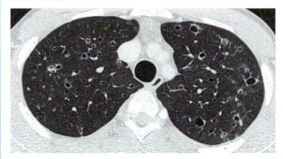

図2　病理学所見

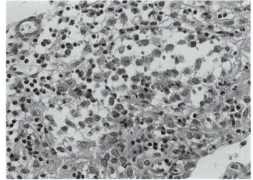

※カラーは巻頭口絵参照

実践問題25

この症例の病態について、正しいものを2つ選びなさい。

a. 高齢者に発症することが多い。
b. 喫煙と関連する。
c. 電子顕微鏡でBirbeck顆粒を認める。
d. 胸部異常陰影は下葉に多い。
e. 小児では肺のみに病変が限局し、成人では全身の多臓器に病変が及ぶことが多い。

解説

経過、画像、病理所見より、ランゲルハンス細胞組織球症（Langerhans cell histiocytosis：LCH）と診断できる。

a. 20〜40歳代の男性に多く、高齢者での発症は少ない。
b. 成人発症のLCHではそのほとんどに喫煙歴があり、喫煙との関与が報告されている。
c. 病理組織学所見としては、ランゲルハンス細胞が浸潤・増殖し、肉芽腫を形成する。電子顕微鏡ではBirbeck顆粒を認める。
d. 胸部異常陰影は小粒状影、索状影、小輪状影、数mmから数cmの薄壁嚢胞が上・中肺野の中間層から内層を中心に認められる。
e. 成人では肺のみに病変が限局することが多い（約80％）のに対し、小児では全身の多臓器に病変が及ぶことが多い。小児においては喫煙との関連が乏しいといわれている。

正解　b、c

関連問題 25

嚢胞性肺疾患に関して、誤っているものを 1 つ選びなさい。

a. 終末期の LCH ではランゲルハンス細胞はみられず、星形状の瘢痕が細気管支周囲にみられる。
b. 終末期サルコイドーシスにおける嚢胞性病変は上葉に多い。
c. ニューモシスチス肺炎において、空洞や嚢胞性病変を伴う例はほとんどが HIV 感染者である。
d. Birt-Hogg-Dube 症候群の腎病変で最多の病理組織型は clear cell renal carcinoma である。
e. Birt-Hogg-Dube 症候群の診断には遺伝子検査が有用である。

関連問題の解説

a. 終末期の LCH ではランゲルハンス細胞は消失し、stellate fibrotic scar と呼ばれる星形状の瘢痕が細気管支周囲で認められ、牽引性の肺気腫も目立つようになる。
b. サルコイドーシスによる肺病変が進行し、IV 期に至ると牽引性気管支拡張や嚢胞を伴うびまん性の線維化をきたす。これらは上葉優位にみられる。肺病変が IV 期まで進行すると自然軽快の可能性はない。
c. ニューモシスチス肺炎において、空洞、嚢胞性陰影の頻度はそれぞれ 8％、10〜38％と報告されており、そのほとんどが HIV 感染患者である。
d、e. Birt-Hogg-Dube 症候群は皮膚の線維毛包腫（fibrofolliculoma）、家族性・反復性の自然気胸、多発肺嚢胞、腎腫瘍を臨床的特徴とする、常染色体優性遺伝性疾患である。肺病変は両側肺底部優位、縦隔側寄りに多発肺嚢胞を認め、気胸を伴うことが多い。気胸手術の際は再発の可能性を考慮する必要がある。即ち、単純なブラ切除術ではなく、酸化セルロースメッシュを用いた全肺胸膜被覆術なども考案されている。皮膚病変は頭頸部から前胸部にかけて白色から黄色調の小丘疹が好発する。腎病変は両側・多発性であることが多いが、低悪性度の組織型が多く生命予後は比較的良好である。組織所見としては chromophobic/oncocytic hybrid tumor と chromophobe renal carcinoma が多いと報告されている。folliculin (*FLCN*) 遺伝子の変異が発症に強く関連しており、確定診断に有用である。

POINT!

ランゲルハンス細胞組織球症（LCH）

LCH はランゲルハンス細胞のポリクローナルな増殖により、全身の臓器に肉芽腫病変を生じる原因不明の疾患である。青壮年の男性に多く、そのほとんどが喫煙者である。また、骨、下垂体、肝臓、皮膚、脳などに病変を形成することが知られているが、成人例では約 80％が肺限局型である。粒状影、薄壁嚢胞が両側の上・中葉を中心にみられ、病理組織学所見では S-100 蛋白、CD1a、CD1c、CD4 などの免疫染色陽性のランゲルハンス細胞を認める。電子顕微鏡における Birbeck 顆粒以外に、BALF 中 CD1a ≥ 5％の所見も診断に有用とされている。

治療は禁煙が最重要であり、禁煙のみで改善する症例も多い。改善が乏しい場合はステロイドや抗癌剤も検討され、重症呼吸不全例では肺移植の適応となる。

正解　d

実地問題

I. 気道・肺疾患　　8. 全身性疾患に伴う肺病変

粟野暢康

症例は58歳女性。喫煙歴はなく、呼吸器疾患の既往はない。6年前に全身性強皮症と診断され、同年よりプレドニゾロンを内服開始した。半年前から労作時呼吸困難が出現し、緩徐な進行を認めた。現在は坂道を登るのが辛く、平地もゆっくりしか歩けなくなった。

血清KL-6値は正常で胸部聴診上ラ音は聴取されない。本例の胸部CTを図に示す。腎機能低下はみられない。

本例、および膠原病に伴う肺疾患について、以下の問いに答えなさい。

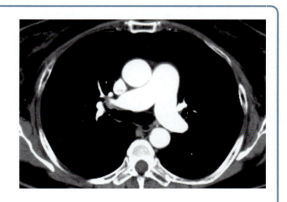

実践問題 26

本例の病態、検査、治療に関して、正しいものを2つ選びなさい。

a. 呼吸機能検査における肺活量は病勢を反映する。
b. 6分間歩行試験により運動耐容能を評価する。
c. 予後は良好である。
d. 右心カテーテル検査が診断に有用である。
e. 肺静脈病変がみられることはない。

解説

全身性強皮症の患者で呼吸困難が進行する場合、間質性肺炎の合併、肺高血圧症の合併、腎不全からの肺鬱血などが原因となる。本例はラ音を聴取せず、CTでは拡大した肺動脈主幹部を認めることから、肺高血圧症を合併したと判断できる。

a. 呼吸機能検査における拡散能の低下と肺高血圧症との関連が多数報告されている。全身性強皮症の血管内皮障害が影響していると考えられている。
b. 肺高血圧症における運動耐容能の評価には6分間歩行試験が有用とされる。しかし、歩行距離が必ずしも肺高血圧症の重症度を反映しない点に注意する。
c. 全身性強皮症に合併する肺高血圧症の予後は極めて不良であり、同じI群の特発性肺動脈性肺高血圧症よりもさらに悪い。
d. 心臓超音波検査における三尖弁逆流の程度からの肺高血圧症評価は、偽陰性・偽陽性が多い。正確な評価のために右心カテーテル検査で平均肺動脈圧が25mmHg以上かを評価する必要がある。
e. 全身性強皮症をはじめ、膠原病関連の肺高血圧症では肺静脈病変を高率に合併する。そのような症例では選択的肺血管拡張薬は前毛細血管の肺動脈のみを拡張させるため、肺水腫を惹起させやすい。

正解　b、d

関連問題 26

CADM と RP-ILD について、誤っているものを 1 つ選びなさい。

a. MDA5 はピコルナウイルスを認識する。
b. 血清フェリチン値は疾患活動性と予後予測のマーカーとなる。
c. CADM で RP-ILD を合併した場合、ステロイドが抵抗性の際に免疫抑制剤を追加する。
d. CADM では悪性腫瘍を合併することが多い。
e. 逆ゴットロン徴候が多くみられる。

関連問題の解説

a. MDA5 はピコルナウイルスを認識する。多発性筋炎／皮膚筋炎の発症にコクサッキー B ウイルス感染との関与が報告されている。
b. 文章の通り。
c. RP-ILD はステロイド単独療法に対する反応性が低いため、早期から免疫抑制剤（カルシニューリン阻害薬やシクロホスファミド）を併用することが望ましい。タクロリムスは 2013 年より多発性筋炎／皮膚筋炎に合併する間質性肺疾患に保険適応となった。タクロリムスは I 型 TGFβ 受容体の発現抑制、T 細胞の活性・分化抑制、NFκB 活性抑制効果が高くいことが知られている。
d. 典型的な多発性筋炎／皮膚筋炎において悪性腫瘍の合併が多いのと同様に、CADM でも約 20％に悪性腫瘍を合併すると報告されている。
e. CADM では mechanic's hand、ヘリオトロープ疹、ゴットロン徴候といった典型的皮膚筋炎でみられる皮疹に加え、手指屈側の紫紅色の皮疹（逆ゴットロン徴候）が高頻度にみられる。

POINT!

全身性疾患に伴う肺病変のうち、本項では全身性強皮症と多発性筋炎／皮膚筋炎の肺病変について取り上げる。

全身性強皮症

多臓器に線維化、血管内皮障害をきたし、肺では間質性肺炎と肺高血圧症を合併することが多い。びまん性皮膚硬化型と限局皮膚硬化型に分類され、前者は抗 Scl-70 抗体陽性、間質性肺炎の合併が多く、後者は抗セントロメア抗体陽性、肺高血圧症の合併が多い。膠原病関連の肺高血圧症はニース分類で I 群の肺動脈性肺高血圧症に分類された。

全身性強皮症では呼吸機能検査における DL_{CO}/alveolar volume 60％未満で肺高血圧症を発症するリスクが高くなる。また、肺動脈病変のみならず肺静脈にも病変が及ぶことがあり（肺静脈閉塞症、pulmonary veno-occlusive disease）、選択的肺血管拡張薬に抵抗性を示し、予後不良の一因となる。

全身性強皮症に合併した肺高血圧症に対する治療法は確立していないが、I 群の肺動脈性肺高血圧症に準じてプロスタサイクリン、ホスホジエステラーゼ 5 阻害薬、エンドセリン受容体拮抗薬などを使用する場合が多い。しかし、一般的に治療抵抗性であり、予後は悪い。

多発性筋炎／皮膚筋炎

多発性筋炎／皮膚筋炎は高率（20〜80％）に間質性肺炎を合併する。慢性進行性と急速進行性があり、後者は急速進行性間質性肺病変（rapidly progressive interstitial lung disease：RP-ILD）と呼ばれ、特に筋炎症状に乏しい皮膚筋炎（CADM）に合併することが多い。CADM では MDA5 を対応抗原とする抗 MDA5 抗体が検出されることが多い。

正解 c

実地問題

I. 気道・肺疾患　　8. 全身性疾患に伴う肺病変

粟野暢康

症例1：症例は38歳女性。3年前にシェーグレン症候群と診断され、人工唾液や点眼薬による対症療法を行っていた。2か月前より労作時の呼吸困難が出現し、徐々に増悪した。胸部CTを図に示す。気管支鏡検査による経気管支肺生検ではCongo-red染色で橙赤色に染まる沈着物質が多数みられた。

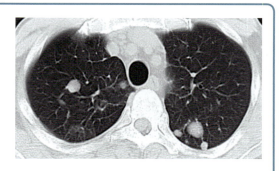

症例2：症例は35歳男性。20本/日の現喫煙者。アレルギー歴はなく、既往に慢性副鼻腔炎がある。29歳時より労作時喘鳴と発作性の呼吸困難が度々出現し、近医で気管支喘息と診断された。高用量の吸入ステロイド薬/長時間作用性β_2刺激薬の配合剤、テオフィリン徐放製剤、ロイコトリエン受容体拮抗薬を使用していた。喘鳴、呼吸困難のコントロール不良のため呼吸器専門病院を紹介受診した。聴診では全胸部に喘鳴を認めた。呼吸機能検査ではVC 3.8 L（86％）、$FEV_{1.0}$ 1.5 L（40％）、1秒率 36.9％と閉塞性換気障害を認め、全肺気量、残気量、機能的残気量はいずれも増加していた。また、フローボリューム曲線では上気道閉塞パターンを示した。気管支拡張薬吸入後の可逆性試験では可逆性を認めず、拡散能は正常範囲内であった。血清IgE値は25 IU/mLであった。

これらの症例について、以下の問いに答えなさい。

実践問題 27　症例1の診断として正しいものを1つ選びなさい。

a. 悪性リンパ腫
b. 肺胞蛋白症
c. 急性呼吸窮迫症候群
d. アミロイドーシス
e. 濾胞性細気管支炎

解説

a～e. シェーグレン症候群に合併する肺病変の頻度は数％から75％程度と報告により異なるが、リンパ球性間質性肺炎、悪性リンパ腫、濾胞性細気管支炎などが有名である。シェーグレン症候群は稀にアミロイドーシスを合併し、その肺病変はびまん性結節影が典型的とされ、多発囊胞を伴う場合も多い。また、空洞や石灰化を伴う場合もある。シェーグレン症候群に合併した肺アミロイドーシスの場合、AL型アミロイドが多いとされる。症例数は少なく、治療法は確立していない。

本例は画像のみでの診断は困難であるが、病理組織検査でアミロイドーシスに典型的な所見（Congo-red染色で橙赤色に染まり、偏光顕微鏡下で緑色の偏光を呈する）がみられたため、確定診断に至った。

正解　d

関連問題 27

症例2の診断や治療に関して、誤っているものを2つ選びなさい。

a. オマリズマブを追加する。
b. 呼気一酸化窒素濃度（FeNO）検査は鑑別に有用である。
c. 気管や気管支粘膜の生検は鑑別に有用である。
d. 尿検査は鑑別に有用である。
e. 全身の造影CT検査は鑑別に有用でない。

関連問題の解説

本例は前医で難治性喘息と診断され、ステップ4の治療に関わらずコントロール不良である。このような症例では抗IgE抗体などの追加を試みる前に、増悪因子、治療コンプライアンス、喘息診断が正しかったかの確認が必要である。

本例は1秒量、1秒率の大幅な低下を認めるものの、血清IgE値正常、可逆性試験が陰性、フローボリューム曲線では上気道閉塞パターンを示すなど、喘息と合致しない所見が多い。上気道閉塞をきたす疾患として、アミロイドーシス、サルコイドーシス、再発性多発軟骨炎、気管結核、多発血管炎性肉芽腫症などを鑑別に挙げ、精査する必要がある。

a. 使用前に他疾患の鑑別が必要である。また、オマリズマブの適応は難治性喘息のうち血清IgE値は30 IU/mL以上1500 IU/mL以下であるため、本例では適応外である。
b. 高値であれば喘息の可能性が高い。鑑別に有用である。
c. 気管気管支型アミロイドーシス、再発性多発軟骨炎などの診断には気管支鏡による生検が有用である。
d. 多発血管炎性肉芽腫症の腎病変、サルコイドーシスの高カルシウム尿症、アミロイドーシスの尿中 Bence Jones 蛋白などの評価が必要である。
e. 全身に病変をきたしうる疾患では、罹患臓器の確認のために全身造影CTなどの画像検査が重要である。

POINT!

アミロイドーシス

アミロイドーシスは、アミロイド蛋白が組織に沈着し機能障害を引き起こす代謝性疾患である。病変の分布により全身性と限局性に分けられる。

肺アミロイドーシスは全身性アミロイドーシスの一部分症としてみられる場合と、肺のみに限局して発症する原発性肺アミロイドーシスとがある。肺アミロイドーシスは病変の分布や形態によって、①気管気管支アミロイドーシス、②結節性肺アミロイドーシス、③びまん性肺胞隔壁型アミロイドーシスに分類される。これに胸膜病変型を加えることもある。①と②はAL型アミロイドが沈着し、限局性アミロイドーシスとして発症することが多く、③は全身性アミロイドーシスの部分症としてAA型アミロイドの沈着が多い。

アミロイドーシスの診断には病理組織検査でアミロイド蛋白を証明することが必要である。全身性アミロイドーシスの場合、消化管、肝臓、腎臓、皮膚、腹壁脂肪の生検を行う場合が多い。また、全身性アミロイドーシスの診断の手がかりとしてAL型では血清M蛋白、血清遊離軽鎖（free light chain）、尿中 Bence Jones 蛋白が、AA型では関節リウマチなどの慢性炎症性疾患や結核などの慢性感染症の存在と血清CRP、SAA高値が有用である。

正解　a、e

I. 気道・肺疾患　8. 全身性疾患に伴う肺病変

症例は45歳男性。健康診断で胸部X線異常を指摘され紹介受診した。自覚症状はみられない。気管支鏡検査で類上皮細胞肉芽腫が確認されサルコイドーシスの診断となった。心電図でI度の房室ブロックがみられた。

胸部単純X線と胸部CTを図1に示す。

本例について、以下の問いに答えなさい。

図1　胸部X線写真　　胸部CT

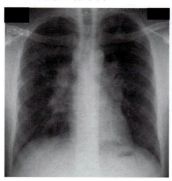
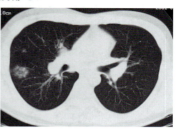

実践問題 28

この症例について、正しいものを2つ選びなさい。

a. 症状がなければ、ぶどう膜炎、網膜病変の有無について眼科に診療を依頼する必要はない。
b. 24時間ホルター心電図検査を行う。
c. 心臓超音波検査を行う。
d. 心臓病変を疑い心筋生検を依頼する。
e. 肺野病変を認めるためステロイド投与を開始する。

解説

本例では肺、リンパ節病変に対する治療の適応とはならないが、サルコイドーシスの診断が確定した場合には心臓の検査は必須である。

a. 症状がなくとも、眼病変は高頻度に合併するためブドウ膜炎や網膜病変などの眼科領域のチェックは欠かせない。
b. 心臓病変も症状がなくても予後に関わりうるため、初診時から定期的なチェックが必要である。本例ではI度の房室ブロックもみられており、伝導路障害が存在する可能性がある。
c. ホルター心電図検査での不整脈のチェック、心臓超音波検査で好発部位の中隔基部や左室壁の運動異常や形態異常のチェックを行う。
d. 心筋生検は心臓病変の組織診断として重要ではあるが、陽性率が低く現段階で行う検査ではない。上述の心臓超音波検査に加え、心臓造影MRI、FDG-PET検査、心臓核医学検査などで心臓病変の可能性が高く、生検で陽性となる可能性が高いと考える段階で検査を検討、依頼する。
e. 本例では縦隔・肺門リンパ節腫大が主体であり、肺野病変としては斑状影が散在するのみである。気道症状もないことから現状ですぐにステロイド投与を開始する状況にはない。

POINT!

日本サルコイドーシス/肉芽腫性疾患学会による「サルコイドーシス治療に関する見解」では①太い気管支血管周囲束の肥厚、②気管支の変形、拡張、③無気肺の悪化、がステロイド投与の指標となる所見として取り上げている。

心病変の頻度は高くないものの、本症の死因の47〜78％は心サルコイドーシスによるとされており、その存在の有無を調べる臨床的な意味は大きい。ホルター心電図により房室ブロックや心室性頻拍などの不整脈がみられる場合には心エコー、心臓MRI、心筋シンチグラム、FDG-PETなどの精査を行い、治療の適応を検

正解　b、c

症例は48歳女性。眼科でブドウ膜炎を指摘されサルコイドーシスの疑いで呼吸器専門外来を紹介受診した（図2①）。気管支鏡検査で類上皮細胞肉芽腫が確認され、サルコイドーシスの組織診断群となった。気道症状はなく肺機能も正常であったため経過観察していたが、1年の経過で悪化がみられ（図2②）ステロイド治療（プレドニゾロン30 mg/日）を開始した。現在は治療5年目で（図2③）、労作時の息切れが出現している。

本例について、以下の問いに答えなさい。

図2　胸部X線写真

① 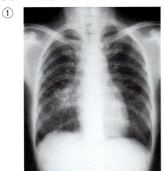 ② 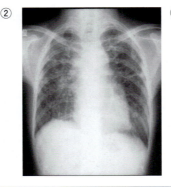 ③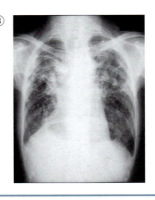

関連問題 28

この症例について、誤っているものを1つ選びなさい。

a. 経時的変化として両側上葉の容積減少がみられる。
b. 経口ステロイド療法の効果が乏しい時点でステロイドパルス療法を行う。
c. 経口ステロイド療法の効果が乏しい時点でメトトレキサートの追加を行う。
d. 現時点では真菌や抗酸菌などの日和見感染への注意が必要である。
e. 肺高血圧症を合併している可能性を考慮して心臓超音波検査を施行する。

関連問題の解説

a. サルコイドーシスの肺病変は両側上葉が好発部位である。本例では経時的に両側肺門ならびに葉間胸膜の挙上、気管の変位などの上葉の容積減少を示す所見がみられる。

b、c. サルコイドーシスの肺病変の多くは緩徐な進行を示す。経口ステロイド剤が無効な場合にはメトトレキサートをはじめとした免疫抑制剤の追加が検討される。ステロイドパルス療法は急速に進行する肺病変で使用されることもあるが、極めて稀であり本例では適応とならない。

d. 現時点では肺の基本構造の改変が生じており、真菌や抗酸菌などの日和見感染への注意が必要である。

e. サルコイドーシス関連肺高血圧症の可能性があり、心臓超音波検査で肺高血圧の併存の可能性を調べる必要がある。

討する必要がある。また、拡張型心筋症の組織所見の検討でも約6%が本症の心臓病変であるとする報告がある。心病変は無症状潜在性により多くの症例に存在する可能性がある。経時的に伝導障害や心筋障害が進行することもあるため、慎重な経過観察が求められる。

正解　b

実地問題

I. 気道・肺疾患　8. 全身性疾患に伴う肺病変　　　　　　　　　　　　　　　　　　　　栗野暢康

症例は79歳女性。喫煙歴はなく、高血圧、糖尿病、橋本病で通院加療していた。1年前の健診で胸部異常陰影を指摘されたが、精密検査を受けなかった。今年の健康診断で再度異常を指摘されたため、呼吸器専門外来を受診した。精査のために施行された胸部CTを図に示す。
　気管支鏡検査による生検検体でリンパ腫細胞を認め、染色体異常 t (11；18)(q21；q21) を認めた。
　本例について、以下の問いに答えなさい。

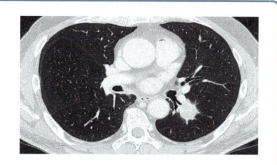

実践問題 29

この症例の病態と治療について、誤っているものを1つ選びなさい。

a. B細胞系腫瘍である。
b. ただちに外科的切除を行う。
c. 原発性肺悪性リンパ腫の中で最も多い病型である。
d. リツキシマブが有効である。
e. 病理組織学検査ではLELがみられる。

解説

　胸部CTでは単発の結節影を認める。画像からは肺癌、肺化膿症なども鑑別にあがる。しかし、組織所見でリンパ腫細胞を認め、t (11；18)(q21；q21) という特徴的な染色体異常を認めたことより、肺MALT (mucosa-associated lymphoid tissue) リンパ腫と診断できる。橋本病が発症の一因となった可能性が考えられる。

a. 低悪性度のB細胞系腫瘍である。
b. MALTリンパ腫が肺に限局していれば外科手術が第一選択となる。しかし、本例では全身検索が不十分であり、かつ高齢で合併症もあるため、手術を行うかは選択の余地がある。ただちに行うのは誤りである。
c. 原発性肺悪性リンパ腫はMALTリンパ腫が最多（約70％）であり、次にびまん性大細胞型B細胞リンパ腫（約20％）が多い。
d. リツキシマブはMALTリンパ腫に有効であり、化学療法を行う場合はR-CHOPやR-CVPなどのレジメンが多く用いられる。
e. MALTでは腫瘍細胞が上皮に浸潤し、肺では気管支上皮、胃では腺窩上皮に浸潤し、LEL (lymphoepithelial lesion) を形成する。特異的な所見であるが出現頻度は低い。

POINT!

呼吸器領域にみられるリンパ増殖性疾患としては悪性リンパ腫が有名である。悪性リンパ腫以外のリンパ増殖性疾患としてはCastleman病、HTLV-1関連肺疾患、リンパ腫様肉芽腫症、血管内リンパ腫、膿胸関連リンパ腫、原発性滲出性リンパ腫、リンパ球性間質性肺炎などが挙げられる。悪性リンパ腫は大多数が非ホジキンリンパ腫であり、最も多いMALTリンパ腫について概説する。

正解　b

関連問題 29

肺の悪性リンパ腫について、誤っているものを 1 つ選びなさい。

a. 膿胸関連リンパ腫の発症には Epstein-Barr ウイルスが関与している。
b. 血管内リンパ腫の診断には皮膚生検が有用である。
c. リンパ腫様肉芽腫症は T 細胞性リンパ腫である。
d. human T-lymphotropic virus type 1 (HTLV-1) 関連肺病変では、びまん性汎細気管支炎に類似した画像所見を示す。
e. 原発性滲出性リンパ腫の発症にはヒトヘルペスウイルス 8 型が関与している。

関連問題の解説

a. 膿胸関連リンパ腫は膿胸発症後 20 年以上経過してから胸膜に発生するリンパ腫である。CD20 陽性、CD79a 陽性の B 細胞性腫瘍であり、Epstein-Barr ウイルスが発症に関与する。

b. 血管内リンパ腫ではリンパ節腫大がみられないことが多いため、リンパ節以外の臓器を生検することが多い。なかでもランダム皮膚生検は侵襲が少なく、有用であったとの報告が多い。

c. リンパ腫様肉芽腫症はかつて T 細胞性リンパ腫と考えられていたが、T 細胞は反応性であり、Epstein-Barr ウイルス陽性の B 細胞性リンパ腫に分類されるようになった。好発部位は肺であるが、その他に皮膚や中枢神経などにもみられる。病理学的には CD3 陽性の T 細胞を背景に CD20 陽性、EBER 陽性の B 細胞が確認される。

d. 抗 HTLV-1 抗体陽性例では約 30% に肺病変を認める。びまん性汎細気管支炎に類似したタイプとサルコイドーシスに類似したリンパ路タイプの 2 種類に分類される。

e. 原発性滲出性リンパ腫は腫瘤を形成しない、漿液性成分よりなる B 細胞リンパ腫である。ヒトヘルペスウイルス 8 型が発症に関与しており、HIV 感染者に多い。しかし、本邦での報告は稀である。

MALT リンパ腫

粘膜関連リンパ組織 (MALT) を起源とする節外性、B 細胞系のリンパ腫である。無症状で健診発見されることが多い。可溶性 IL-2 受容体は軽度の上昇にとどまる例が多く、FDG-PET 検査の陽性率も低い。発生部位は胃が最も多く (70%)、他に肺、眼、大腸、甲状腺などに発生することが多い。発生機序は胃の *Helicobacter pylori*、腸の *Campylobacter jejuni* などの感染症やシェーグレン症候群、橋本病などの自己免疫疾患、慢性炎症性疾患などが挙げられる。

画像所見は多彩であり、単発、多発の結節影、浸潤影、すりガラス陰影、間質の肥厚などがみられる。

病理学的特徴としては、①リンパ濾胞のマントル帯外の辺縁帯に増殖するリンパ腫細胞、②リンパ上皮性病変 (LEL)、③細胞質が比較的豊富で、淡明から好塩基性をもつ腫瘍細胞 (centrocyte-like cells) などが挙げられる。免疫染色では $CD5^-$、$CD10^-$、$CD20^+$、$CD23^-$ となり、他のリンパ腫との鑑別に有用である。t (11 ; 18) (q21 ; q21) の染色体異常は 20～50% の症例でみられる。その他に第 3 染色体のトリソミーも予後因子として知られている。

治療は病変が限局している場合は外科手術が第一選択となるが、その他にリツキシマブを用いた化学療法、放射線療法も選択肢に挙がり、治療法は確立していない。年齢、PS、進行度などから治療法を選択するのが一般的である。予後は良好で 5 年生存率は 80～90% と高い。

正解 c

実地問題
I. 気道・肺疾患　9. じん肺症

粟野暢康

症例は48歳男性。既往歴なし。労作時呼吸困難を主訴に来院した。1日10本の現喫煙者であり、22歳から石切業に携わっている。健康診断で数年前から胸部異常陰影を指摘されていたが、放置していた。

胸部CT検査を施行したところ、石灰化した縦隔リンパ節と両側上葉に多発する小結節影を多数認めた。

本例について、以下の問いに答えなさい。

実践問題 30
この症例の病態について、正しいものを1つ選びなさい。

a. 全身性ステロイドが奏功する。
b. 石綿が原因となる。
c. 肺癌の合併が多い。
d. 結核を合併することはない。
e. 結節影は1cmを越えない。

解説

石切業に従事し、典型的な画像所見を認めることから珪肺症と考えられる。

a. 珪肺症治療の主体は粉じん予防と合併症対策である。前者としては作業環境の改善が、後者としては禁煙や抗生剤、抗結核薬などが必要となる。ステロイドの効果は乏しい。
b. 石綿が原因となる石綿肺は、造船業、自動車整備業、石綿セメント製造、石綿紡績作業、石綿吹き付け作業などの従事者に起こりやすい。金属鉱山、採石・石切、石工、研磨作業、トンネル工事、窯業、鋳物業に従事した場合は珪肺症を患う危険性がある。
c. 珪肺には肺癌の合併が多く、特に扁平上皮癌の頻度が高い。
d. 珪肺は古典的に結核の合併が多いことが知られている。細胞性免疫の障害に伴い、結核菌に対する抵抗が低下することが原因と考えられている。非結核性抗酸菌症の合併も多い。
e. 珪肺結節は癒合傾向があり、密度が高くなるに従い大きな結節となる。しばしば1cmを越え、進行性塊状線維症（progressive massive fibrosis：PMF）と呼ばれる。

POINT!

じん肺は粉じんを吸入することによって肺に生じた線維増殖性変化を主体とする疾病と定義されている。主に無機粉じんが原因となるが、広義では有機粉じんによる疾患も含まれる。代表的な2疾患をまとめる。

珪肺症
長期間の結晶性珪酸の吸入により発症し、量反応関係がある。多発粒状影、結節影が両側上葉、背側を中心にみられ、癒合してPMFを認める例もある。肺門・縦隔リンパ節の石灰化は卵殻状石灰化と呼ばれ、特徴的である。合併症としては肺癌（扁平上皮癌が多い）、慢性間質性肺炎（通常型間質性肺炎が多い）、結核、膠原病が多い。

石綿肺
石綿の長期間曝露により発症する疾患は石綿関連疾患と呼ばれ、肺病変としては石綿肺、石綿肺癌、円形無気肺が、胸膜病変には胸膜プラーク、びまん性胸膜肥厚、良性石綿胸水、悪性胸膜中皮腫が含まれる。画像的特徴としては、両側下葉中心の粒状影、線状影、胸膜直下の線維化、蜂巣肺を認め、subpleural dots（胸膜直下粒状影）とsubpleural curvilinear shadow（胸膜下曲線様陰影）は石綿肺に比較的特徴的な所見である。肺癌や悪性胸膜中皮腫の合併が予後を悪化させる。

正解　c

関連問題 30

じん肺について、誤っているものを 1 つ選びなさい。

a. びまん性胸膜肥厚はじん肺合併症として定められている。
b. *Thermoactinomyces vulgaris* は過敏性肺炎の原因となる。
c. 超硬合金肺の主な原因物質はコバルトである。
d. 新規のじん肺発生報告のうち、最多の疾患は溶接工肺である。
e. インジウムの吸入は肺胞蛋白症を引き起こす。

関連問題の解説

a. じん肺合併症として定められている疾患は肺結核、結核性胸膜炎、気管支拡張症、続発性気管支炎、続発性気胸、原発性肺癌の 6 疾患である。
b. 干し草や飼料中の微生物（*Thermoactinomyces vulgaris* や *Saccharopolyspora rectivirgula*）は微生物由来の粉じんである。これらの吸入による有機じん肺は間質性肺炎、特に過敏性肺炎を発症し、農夫肺と呼ばれる。
c. 超硬合金はタングステンとコバルトから成り、自動車、航空機、鉄道、家電などに頻用されている。コバルトが主因となって巨細胞性間質性肺炎を発生する。超硬合金肺の発症と曝露期間には因果関係がなく、発症には個人の感受性が大きく関与している。
d. 溶接の際に発生する粉じん（溶接ヒューム）の吸入によって起こる溶接工肺はじん肺健診対象患者の中で最多であり、新規のじん肺発生者数も最多である。血清鉄、フェリチンの上昇、肺胞腔内のヘモジデリン貪食マクロファージが特徴的である。
e. インジウムはテレビなどのディスプレイ、光ファイバー、太陽電池、発光ダイオードなどの材料に用いられている。血清 KL-6 値の上昇、拡散能の低下をきたし、間質性肺炎や肺胞蛋白症を発症する。

正解　a

実地問題
I. 気道・肺疾患　　10. 肺循環障害

福田健介

症例は 63 歳男性。喫煙歴はない。数年間の経過で緩徐に増悪する労作時呼吸困難感を主訴に来院した。安静時 SpO_2 95%（室内気）、呼吸回数 16 回/分であった。6 分間歩行試験においては歩行距離 280 m であり、SpO_2 81%（室内気）まで低下を認めた。心臓超音波検査で推定右室収縮期圧が 70 mmHg と上昇を認めたため、右心カテーテル検査を施行したところ、安静時肺動脈平均圧は 43 mmHg、肺動脈楔入圧は 12 mmHg であった。患者の肺血流シンチグラフィ（図 1）、胸部 HRCT（図 2）を以下に示す。胸部以外の CT 画像所見では特記すべき異常を認めない。

本例に関して、以下の問いに答えなさい。

図 1　肺血流シンチグラフィ

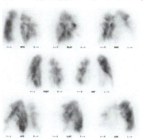

図 2　胸部 HRCT

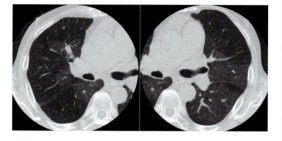

実践問題 31

本症例で適応を検討される治療として不適切なものを 1 つ選びなさい。

a. 肺動脈血栓内膜摘除術
b. バルーン肺動脈形成術
c. カルシウム拮抗薬
d. リオシグアト
e. ワルファリン

解　説

労作時の息切れを呈する患者において、肺高血圧症を鑑別に挙げることは重要である。本症例は肺血流シンチグラフィ（図 1）で多発する肺血流欠損像を認めており、胸部 HRCT（図 2）ではモザイクパターンを認める。また、肺高血圧症を認めている。以上から慢性血栓塞栓性肺高血圧症（chronic thromboembolic pulmonary hypertension：CTEPH）が最も疑われる。急性期の呼吸困難、胸痛、失神などの症状や、下肢深部静脈血栓症（deep vein thrombosis：DVT）はそれぞれ約半数の症例でしか認められないと報告されている。
鑑別を要する疾患としてはまず高安動脈炎があるが、若年女性が大半を占める疾患であり、本症例では積極的に疑われない。高安動脈炎の胸部造影 CT では血栓は認められず、肺動脈をはじめとする動脈の全周性の壁肥厚を認める。その他の鑑別としては両側性に認められる肺動脈原発腫瘍なども考えられるが、血栓と異なり内部に出血・壊死が認められることや壁外浸潤・転移巣などの存在から疑われることが多い。

a. 肺動脈血栓内膜摘除術（pulmonary endarterectomy：PEA）はその根治性から CTEPH 治療の第一選択とされており、適応のある症例ではまず行うことが推奨される[1]。良好な長期予後が報告されているが、区域動脈より末梢の小動脈主体の狭窄・閉塞病変を呈する末梢型 CTEPH では PEA は技術的に困難であり、適応に関しては慎重に検討する必要がある。

b. バルーン肺動脈形成術（balloon pulmonary angioplasty：BPA）は PEA が困難な CTEPH 症例に対して、日本で特に多く行われている手技であり、バルーン拡張により器質化血栓を押しつぶし、肺動脈壁を伸展させることで肺動脈圧を低下させる。CTEPH に対して PEA を施行できる症例は半数にも満たないと指摘されており[2]、近年 BPA の重要性が認知されてきている。

c. 肺動脈性肺高血圧症においては急性肺血管反応性試験が陽性であればカルシウム拮抗薬により良好な肺動脈圧降下を得ら

正解　c

関連問題 31

下肢深部静脈血栓症（DVT）について、正しいものを2つ選びなさい。

a. 肺腺癌の患者は発症率が健常人よりも高い。
b. 血栓が形成の機序としてVirchowの三徴、即ち静脈損傷、血液鬱滞、凝固亢進状態が重要である。
c. 診断された場合には、無期限に抗凝固療法を継続すべきである。
d. 理学所見としてHomans徴候が重要であり、陽性の場合にはDVTの発症が強く疑われる。
e. 遠位型DVTにおいても、血栓のサイズが大きい場合には積極的に下大静脈フィルターの留置を検討すべきである。

関連問題の解説

a. 多数の報告で示されている。
b. 文章の通り。
c. 抗凝固療法の継続期間は症例により異なる。遠位型DVTでは抗凝固療法自体のエビデンスが乏しく、抗凝固療法を施行しても数か月程度とされることが多い。
d. Homans徴候とは膝を伸展した状態で足関節を背屈させると腓腹部から膝関節裏面にかけて疼痛が誘発される現象を指す。有名な所見であるものの、感度・特異度ともに低い所見である。
e. 抗凝固療法を施行できるDVTにおいては下大静脈フィルター留置のメリットに関するエビデンスは豊富でなく、少なくとも遠位型DVTにおいては適応にならないと考えられている。

POINT!

CTEPHの治療
- 酸素療法
- 抗凝固療法
- PEA
- BPA
- 血管拡張薬
- 肺移植

れることが期待されるが、CTEPHにおいては使用されない。

d. CTEPHに対して保険適応を有する血管拡張薬であり、2014年1月に承認された。PEAやBPAなどが優先されるが、施行後も残存・再発する症例や、施行が困難な例でリオシグアトが検討される。運動耐用能の改善や、良好な生存期間が報告されている[3]。

e. CTEPHでは一般的に診断後は無期限に抗凝固療法が継続される。ワルファリン以外の抗凝固薬に関しては未だ検討が不十分である。

〈参考文献〉

1. Kim NH, Delcroix M, Jenkins DP et al. Chronic thromboembolic pulmonary hypertension. J Am Coll Cardiol 2014;62(25 Suppl):D92-D99.
2. Pepke-Zaba J, Delcroix M, Lang I et al. Chronic thromboembolic pulmonary hypertension (CTEPH): results from an international prospective registry. Circulation 2011;124:1973-1981.
3. Simonneau G, D'Armini AM, Ghofrani HA et al. Riociguat for the treatment of chronic thromboembolic pulmonary hypertension: a long-term extension study (CHEST-2). Rur Respir J 2015;45:1293-1302.

正解　a、b

実地問題
I. 気道・肺疾患　　10. 肺循環障害

福田健介

症例は25歳女性。特記すべき既往歴や家族歴はなく、喫煙歴もない。1年ほどの経過で次第に増悪する労作時呼吸困難を主訴に受診した。胸部X線写真では軽度の心拡大と左第2弓の突出を認めた。心電図検査では右軸偏位、およびII誘導においてP波の増高を認めた。6分間歩行試験では歩行距離は310 m、最低SpO_2は95%（室内気）で、著しい呼吸困難感を訴えた。呼吸機能検査では拘束性障害および閉塞性障害は認めなかった。身体診察や血液検査では、自己免疫性疾患を示唆する所見は指摘できなかった。この患者の胸部造影CTを図1に、肺血流シンチグラフィを図2に示す。胸部以外のCT所見では特記すべき異常は認めなかった。

本例について、以下の問いに答えなさい。

図1　胸部造影CT

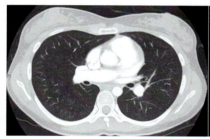

図2　肺血流シンチグラフィ

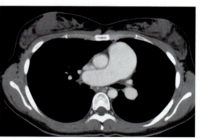

実践問題 32

本症例の治療開始前に施行した右心カテーテル検査結果の組み合わせとして、ふさわしいものを1つ選びなさい。

	平均肺動脈圧 (mmHg)	肺動脈楔入圧 (mmHg)	心係数 (L/min/m²)
a	16	10	3.2
b	38	19	2.4
c	46	22	1.2
d	51	13	2.2
e	62	15	4.3

解説

a〜e. 特記すべき既往や家族歴のない若年女性の労作時呼吸困難感であり、胸部レントゲンや心電図からは右心負荷所見がみられ、特発性肺動脈性肺高血圧症（idiopathic pulmonary arterial hypertension：IPAH）が鑑別に挙がる。IPAHの初期では、労作時の低酸素血症は目立たないことが多い。呼吸機能は正常だが、肺血管床の減少により、肺胞拡散能は著しく低下していることが予想される。本症例は20代女性のため特発性の可能性が非常に高いと考えられるが、中年以降では強皮症などの膠原病に関連した肺高血圧を特に疑う必要がある。

胸部CTでは肺動脈本幹径の拡大、および肺野でのモザイクパターンを認める。肺血流シンチでは目立った欠損像はなく、CTEPHは否定的である。

初診IPAHの右心カテーテル所見だが、平均肺動脈圧25 mmHg以上、肺動脈楔入圧15 mmHg未満が診断基準[1,2]に含まれる。心係数の正常値は2.5〜4.0 L/min/m²程度だが、未治療のIPAHでは心拍出量は減少しているはずである。正常以上の心拍出量の場合には門脈体循環シャントに伴う門脈肺高血圧症などを考える。

正解　d

関連問題 32

2013年に行われた第5回 肺高血圧症ワールドシンポジウムで提唱された肺高血圧症分類（ニース分類）では、睡眠時無呼吸症候群に伴う肺高血圧症は以下のどの分類に当てはまるか。正しいものを1つ選びなさい。

a. 第1群
b. 第2群
c. 第3群
d. 第4群
e. 第5群

関連問題の解説

a. 肺動脈性肺高血圧症である。
b. 左心系疾患に伴う肺高血圧症である。
c. 肺疾患および/または低酸素による肺高血圧症である。この群に含まれる具体的な疾患として、COPD、間質性肺疾患、拘束型閉塞型の混合型を示すその他の呼吸器疾患（combined pulmonary fibrosis and emphysema：CPFE）、睡眠呼吸障害、肺胞低換気症、高所における慢性曝露、発達障害が挙げられる[3]。
d. CTEPH である。
e. 原因不明の複合的要因による肺高血圧症である。

POINT!

血行動態の正常値に関して把握しておく必要がある。
以下に主な正常値の目安を示す。

		正常範囲	
右心房	平均	1～6	mmHg
右心室	収縮期	15～30	mmHg
	拡張末期	1～8	mmHg
肺動脈	収縮期	15～30	mmHg
	拡張期	4～12	mmHg
	平均	8～20	mmHg
肺動脈楔入圧	平均	2～12	mmHg
心拍出量		4～8	L/min
心係数		2.5～4.0	L/min
肺血管抵抗		20～130	dyne・sec/cm^5

〈参考文献〉

1. McLaughlin VV, Gaine SP, Howard LS et al. Treatment goals of pulmonary hypertension. J Am Coll Cardiol 2013 ; 62（25 Suppl）:D73-D81.
2. Galie N, Humbert M, Vachiery JL et al. 2015 ESC/ERS Guidelines for the diagnosis and treatment of pulmonary hypertension : The Joint Task Force for the Diagnosis and Treatment of Pulmonary Hypertension of the European Society of Cardiology（ESC）and the European Respiratory Society（ERS）Endorsed by : Association for European Paediatric and Congenital Cardiology（AEPC）. International Society for Heart and Lung Transplantation（ISHLT）. Eur Heart J 2016:37:67-119.
3. Simonneau G, Gatzoulis MA, Adatia I et al. Updated clinical classification of pulmonary hypertension. J Am Coll Cardiol 2013;62:D34-D41.

正解　c

実地問題
I. 気道・肺疾患　　10. 肺循環障害

粟野暢康

症例は72歳女性。非喫煙者で既往歴なし。家族歴に35歳息子の脳出血がある。

以前の健診で胸部異常陰影を指摘されたが放置していた。今年、数年ぶりに健診を受けたところ再度異常を指摘された。精査のために施行された胸部造影CTを図に示す。

本例について、以下の問いに答えなさい。

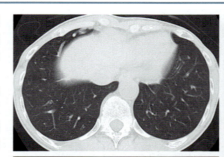

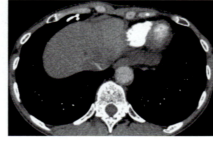

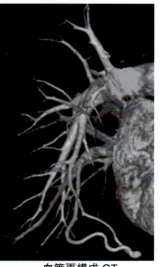

血管再構成CT

※カラーは巻頭口絵参照

実践問題 33

この症例の病態、診断、方針について、正しいものを2つ選びなさい。

a. 遺伝性疾患の可能性はない。
b. 脳の造影CT検査を施行する。
c. 外科手術が第一選択となる。
d. 進行するとチアノーゼ、貧血、ばち指の三徴がみられる。
e. 心臓超音波検査が有用である。

解説

息子が若年で脳出血を発症していることや胸部CT検査で流入血管を伴う結節影を認めることより、肺動静脈瘻と診断できる。先天性の肺動静脈瘻は特発性と遺伝性出血性毛細血管拡張症（hereditary hemorrhagic telangiectagia：HHT）に合併するものに分類される。

a. HHTは常染色体優性遺伝する。息子が脳出血を発症しており、本例とともにHHTに罹患している可能性が高い。
b. HHTでは10〜20％に脳動静脈奇形を合併する。また、脳膿瘍の合併も多いためスクリーニングが必要である。脳MRIも有用である。
c. 従来は外科手術が行われていたが、最近の標準治療はinterventional radiology（IVR）による血管塞栓術である。塞栓療法困難時や造影剤アレルギー時は外科手術も検討される。
d. 出血を起こすと貧血をきたすことがある。右→左シャントによる低酸素血症から多血症をきたす場合が多い。このため、チアノーゼ、多血症、ばち指が三徴とされる。
e. 右→左シャントの評価にはバブルを使用したコントラスト心臓超音波検査が有用である。

正解　b、e

関連問題 33

以下の疾患のうち、常染色体優性遺伝するものを1つ選びなさい。

a. 先天性肺胞蛋白症
b. 肺胞微石症
c. Birt-Hogg-Dude 症候群
d. 囊胞性線維症
e. $α_1$ アンチトリプシン欠損症

関連問題の解説

選択肢 c 以外は常染色体劣性遺伝である。選択肢以外に線毛不動症候群（immotile cilia syndrome）も常染色体劣性遺伝と考えられている。また、Birt-Hogg-Dude 症候群以外に常染色体優性遺伝する呼吸器関連疾患としては HHT、結節性硬化症（リンパ脈管筋腫症の合併が多い）などが挙げられる。

a. *SP-B*、*SP-C*、ATP-binding cassette A3 (*ABCA3*) 遺伝子の異常や *NKX2.1* 遺伝子の異常による thyroid transcription factor（TTF）-1 の異常、GM-CSF レセプターの遺伝子変異などが報告されている。

b. IIb 型ナトリウム依存性リン運搬蛋白をコードしている *SLC34A2* 遺伝子の不活化変異が原因と報告された。肺胞腔内にリン酸カルシウムを主成分とする微石が蓄積し、胸部 X 線写真で吹雪様陰影や砂嵐様陰影がみられる。

c. foliculin と呼ばれる蛋白をコードする遺伝子（*FLCN* 遺伝子）の異常により発症する常染色体優性遺伝疾患である。皮膚の線維毛包腫、腎腫瘍、多発肺囊胞を三徴とし、気胸を頻発する。

d. cAMP 依存性の Cl チャネル（cystic fibrosis transmembrane conductance regulator）の障害により発症し、欧米で高頻度にみられる。気管支拡張症、肺高血圧症、慢性副鼻腔炎などの呼吸器疾患、膵外分泌不全、胎便性イレウス、胆汁うっ滞性肝硬変などの消化器疾患、Wolt 管構造障害からの不妊などの多彩な症状がみられる。

e. $α_1$ アンチトリプシン遺伝子の異常で発症し、一般に常染色体劣性遺伝の形式をとる。欧米人では約 3000 ～ 6000 人に 1 人の頻度であるが、本邦では非常に稀である。

POINT!

肺動静脈瘻

肺動静脈瘻は肺動静脈奇形とも呼ばれ、胎生期の毛細血管形成不全により肺動脈と肺静脈の間に毛細管の形成がなく、右→左シャントを形成する疾患である。HHT を合併する頻度が欧米で約 70%、本邦では 20% といわれている。

HHT は常染色体優性遺伝し、原因遺伝子として endoglin（HHT1 型）、activin receptor-like kinase type 1（HHT2 型）が知られているが、その他にも若年性ポリポーシスに関連する *SMAD4*（Small Mothers Against Decapentaplegic）遺伝子などの報告もある。

無症状で健診発見される例から前述の三徴、呼吸困難、横臥呼吸、奇異性塞栓症で発症する例まで様々である。診断には multidetector row-CT による造影 CT や肺動脈造影が有用である。また、HHT では肺、脳、肝臓、脊髄、消化管などに動静脈瘻を発症することがあるため、全身のスクリーニングが重要となる。右左シャント率の評価には 100% 酸素吸入前後の動脈血液ガス分析、バブルを使用したコントラスト心臓超音波検査、肺血流シンチグラフィが有用である。

従来は外科手術による動静脈瘻切除術が主流であったが、最近ではより低侵襲な IVR による血管塞栓術が第一選択と考えられている。流入動脈径 3 mm 以上、瘻の直径が 2 cm 以上を治療適応とする場合が多い。

正解 c

実地問題
I. 気道・肺疾患　　10. 肺循環障害

症例は 28 歳女性。生来健康で先天性疾患や既往歴はない。毎年健診を受けていたが、特に異常を指摘されなかった。

半年前から時に血痰が出現するようになり、呼吸器専門外来を受診した。胸部造影 CT を図に示す。異常陰影は肺とは別に固有の臓側胸膜を有していた。

本例について、以下の問いに答えなさい。

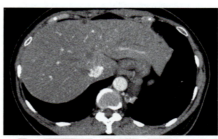
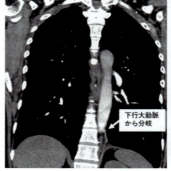
早期相
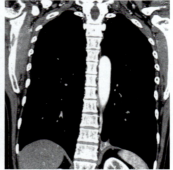
後期相

この症例の病態と今後の方針について、正しいものを 1 つ選びなさい。

a. 経過観察とする。
b. 呼吸器感染症を反復することが多い。
c. 外科手術の適応となる。
d. 異常陰影の還流静脈は肺静脈である。
e. ほとんどの症例が成人以降に診断される。

解 説

左肺底部縦隔側に異常陰影が認められる。造影 CT 検査では下行大動脈からの異常血管の分岐と半奇静脈への還流が確認できる。異常陰影は肺とは別に固有の臓側胸膜を有しており、肺葉外肺分画症と診断できる。

a. 本例は血痰の症状が半年間持続しているため、手術適応と考えられる。
b. 呼吸器感染症を反復しやすいのは肺内肺分画症であり、肺葉外肺分画症では呼吸器感染症は発症しにくく、あっても軽微とされる。
c. 肺分画症は症状を有していれば手術適応となる。無症状の肺葉外肺分画症では経過観察されることもある。
d. 造影 CT より、本例の還流静脈は半奇静脈であることがわかる。
e. 肺葉外肺分画症では先天性横隔膜ヘルニアや漏斗胸、心奇形などの合併症を有することが多いため、多くの症例は幼少期に診断される。出生前超音波検査の発達により、胎児期に診断される例もある。

正解　c

関連問題 34

肺循環障害や急性心不全に関して、誤っているものを1つ選びなさい。

a. 肺性心では心電図のⅡ、Ⅲ、aV_F 誘導でP波増高がみられる。
b. 肺うっ血時の胸部X線写真では perivascular cuffing sign がみられる。
c. 睡眠時無呼吸症候群は肺性心の原因となる。
d. Nohria-Stevenson 分類は末梢循環とうっ血所見に基づいた心不全患者のリスク評価である。
e. 急性心不全患者の初期収縮期血圧を参考に作成されたクリニカルシナリオ（CS）において、右心不全は CS4 に分類される。

関連問題の解説

a. 肺性心における心電図変化は、右方偏位、右室肥大に伴う V_1-V_3 誘導の著明なR波、V_4-V_6 誘導の深いS波、右房負荷所見としてⅡ、Ⅲ、aV_F 誘導のP波増高がみられる。
b. 肺うっ血時の胸部X線写真では peribronchial または perivascular cuffing sign や Kerley's A、B、C線がみられ、さらに進行すると butterfly shadow や vanishing tumor が出現する。
c. 睡眠時無呼吸症は肺性心、肺高血圧症の原因となり、ニース分類では第3群に分類される。第3群は COPD、間質性肺炎、肺胞低換気症候群、高所における慢性曝露などが含まれる。
d. Nohria-Stevenson 分類は低灌流所見とうっ血所見の有無により、wet/dry、cold/warm の4つに心不全を分類している。Forrester 分類とは異なり右心カテーテル検査が不要であるが、判断には熟練を要する。
e. CS（Clinical Scinario）は急性心不全の病態把握に用いられる新たな概念であり、CS1 から CS3 は心不全発症時の収縮期血圧により分類される。CS4 は急性冠症候群であり、右心不全は CS5 に分類される。

POINT!

肺分画症

肺分画症は正常気管支との交通がない領域に嚢胞を含む異常な肺組織を持ち、体循環系から異常血管の還流を受ける先天奇形である。分画肺が固有の胸膜を有さず、正常肺と共通の胸膜で被包された肺葉内肺分画症と、分画肺が固有の胸膜に包まれている肺葉外肺分画症に分けられる。

肺葉内肺分画症は多くの場合、発熱、咳嗽、喀痰、血痰などの症状を有し、呼吸器感染症を繰り返す場合が多い。一方、肺葉外肺分画症は無症状の場合が多いが、先天性横隔膜ヘルニアや漏斗胸、心奇形などの合併症が 50% 以上にみられる。両者ともに左側、下葉（特に肺底区）に多く、造影 CT や MR angiography などで分画肺、異常動脈、還流静脈を確認することにより診断される。異常動脈はほとんどが大動脈から分岐し、還流静脈は肺静脈であることが多い。肺葉外肺分画症では奇静脈、半奇静脈、下大静脈へ還流する例も多い。

肺分画症の治療は外科的切除が主体である。肺葉内肺分画症では周囲に炎症が及んでいることもあり、肺底区切除や下葉切除を行う場合もある。一方、無症状の肺葉外肺分画症では無治療経過観察されることもある。

正解 e

実地問題

I. 気道・肺疾患　11. 呼吸器新生物

栗野暢康

症例は 82 歳女性。PS 1、非喫煙者であり、高血圧と骨粗鬆症で近医に通院していた。胸部異常陰影を指摘され、精査の結果右上葉原発肺腺癌（cT3N0MX、ドライバー遺伝子検査中）と診断された。

治療前の血液検査で血清総蛋白 8.2 g/dL、血清アルブミン 3.8 g/dL を認め、骨シンチグラフィでは骨に集積を認めなかった。

本例について、以下の問いに答えなさい。

実践問題 35

この症例の病態と今後の方針について、正しいものを 1 つ選びなさい。

a. 低カルシウム血症を伴うことが多い。
b. 直ちに肺癌に対する抗癌剤投与を行う。
c. 直ちに肺癌に対する根治手術を行う。
d. 骨髄穿刺、生検を行う。
e. 緩和治療のみを行う。

解説

本例は Stage IIB 以上の肺腺癌であり、遠隔転移検索中、ドライバー遺伝子検査中である。最終的な Stage と遺伝子変異の結果次第で治療方針は大きく異なるため、直ちに抗癌剤や手術を推奨することはできない。また、骨シンチグラフィで骨に集積を認めておらず、骨転移は否定的である。

一方、血清アルブミン値に比較して蛋白が上昇しており、免疫グロブリンの上昇が考えられる。肺癌以外にグロブリンが上昇する疾患、具体的には多発性骨髄腫や原発性マクログロブリン血症、膠原病などを鑑別に挙げ、肺癌治療前に精査を行うことが望ましい。

解答以外の検査としては血清蛋白分画検査、自己抗体検査、尿検査、全身レントゲン検査などが診断に有用である。

a. 肺癌や多発性骨髄腫では高カルシウム血症を伴うことがある。前者は副甲状腺ホルモン関連蛋白の産生や骨融解により、後者は主に骨吸収により発症する。
b、c. 全身検索が終了しておらず、遺伝子検査結果を待っている状態である。緊急の所見がなければ、まずは全身精査を行ってからの治療が望ましい。
d. 多発性骨髄腫や原発性マクログロブリン血症の精査のため、骨髄検査は必須である。塗抹所見、染色体検査、表面マーカー検査などで確定診断を行う。
e. 本例は 75 歳以上の高齢者であるが PS 1 と維持されており、合併症も少ない。肺癌治療は暦年齢のみで積極的治療の対象外とすべきでない、と推奨されている。全身検索結果や遺伝子検査結果次第で手術、化学療法、放射線療法を選択肢に挙げる必要がある。緩和治療はこれらと並行して実施することが望ましい。

POINT!

肺癌の他臓器転移への対処方法を示す。

骨転移

骨転移の診断には造影 MRI が第一選択となる。その他、骨シンチグラフィや FDG-PET、造影 CT も診断に有用である。治療目標は骨転移による病的骨折や脊髄圧迫などの骨関連事象の減少である。

骨転移の疼痛緩和目的や脊髄圧迫改善目的、病的骨折の予防のために放射線治療が勧められる。また、骨修飾薬であるゾレドロン酸やデノスマブの使用も勧められる。副作用として、前者は腎障害、全身関節痛、発熱に、後者は低カルシウム血症に注意が必要である。また、両者ともに顎骨壊死、骨髄炎の副作用がある。

全身の多発骨転移に対してはストロンチウム 89（^{89}Sr）を使用する場合もある。骨シンチグラフィで集積を認める造骨性病変が適応となるが、骨髄抑制に注意が必要である。

長管骨や脊椎への転移に対しては、整形外科手術が施行されることもある。また、リハビリテーションも日常生活動作の改善に重要となる。

正解　d

関連問題 35

肺癌の他臓器への転移に関して、誤っているものを1つ選びなさい。

a. 鎮痛薬で除痛が不十分であり、放射線照射が困難な造骨性骨転移には ^{89}Sr が有効である。
b. デノスマブは腎機能に合わせて投与量の調整が必要である。
c. 上大静脈症候群発症時は放射線療法の適応となる。
d. 脳転移に対する定位放射線治療後の症候性放射線脳壊死にはベバシズマブが有効である。
e. 癌性胸膜炎による悪性胸水合併肺癌には、ベバシズマブを含む化学療法が有効である。

関連問題の解説

a. ^{89}Sr は純β線放出核種であり、カルシウム代謝が亢進した造骨性骨転移に対する除痛効果がある。効果発現は緩徐であるが、3〜6か月間持続する。骨髄抑制や一過性の骨痛増強などの副作用がある。
b. デノスマブは重度の腎機能低下がある患者には低カルシウム血症を起こす恐れがあるため、慎重投与となっている。しかし、腎機能に応じての用量調整は不要である。一方、ゾレドロン酸は腎障害で血中濃度が上昇するため、用量調整が必要である。また、ゾレドロン酸投与により約4%の頻度で腎障害が発症する。
c. 根治照射以外の放射線治療としては、疼痛を伴う骨転移や骨折の恐れのある骨転移が良い適応である。その他に上大静脈症候群、気道狭窄、脊柱管内への腫瘍浸潤に伴う脊髄損傷なども放射線治療の適応となる。また、上大静脈症候群では血管内ステント留置や手術も検討される。
d. 放射線脳壊死は転移性脳腫瘍に対して定位放射線療法を施行した後、約10〜14%に生じる。2017年に本邦における診療ガイドラインが作成され、ステロイド、高圧酸素療法、外科手術に加え、ベバシズマブの使用が推奨された。ベバシズマブにより脳浮腫、臨床症状の改善、ステロイドの減量効果が期待できる。
e. 癌性胸膜炎の治療に関してガイドラインで推奨されているのは、症候性の癌性胸膜炎に対する胸腔ドレナージと胸膜癒着術のみである。しかし、非小細胞非扁平上皮癌 Stage IV のうち、悪性胸水を伴う症例に対するカルボプラチン＋パクリタキセル＋ベバシズマブの有効性を検討する第II相試験が本邦で行われ、非常に良好な胸水コントロール率が示された[1]。VEGFは胸水産生の主たるメディエーターであるため、その阻害薬であるベバシズマブが有効と考えられている。

〈参考文献〉

1. Tamiya MI, Tamiya A, Yamadori T et al. Phase2 study of bevacizumab with carboplatin-paclitaxel for non-small cell lung cancer with malignant pleural effusion. Med Oncol. 2013;30:676.

脳転移
症状を有する脳転移に対しては放射線治療が勧められており、多発性脳転移の場合は全脳照射が、4個以下で腫瘍径3 cm程度までであれば定位手術的照射が勧められる。また、単発性脳転移では手術による腫瘍摘出も勧められている。

癌性胸膜炎
症候性の癌性胸膜炎に対する胸腔ドレナージとその後の胸膜癒着術が勧められている。胸膜癒着時はOK-432とタルクが使用可能である。なお、胸水貯留例に対しては副作用が増強するため、イリノテカンとメトトレキサートは使用禁忌である。ペメトレキセドも同様に副作用が増強する可能性があるため、注意が必要である。

正解 b

実地問題
I. 気道・肺疾患　　11. 呼吸器新生物

粟野暢康

症例は58歳女性。非喫煙者で既往歴なし。PS 1。切除不能肺腺癌（Stage IIIB、EGFR遺伝子変異陰性、ALK融合遺伝子陰性）と診断され、シスプラチンとペメトレキセドによる化学療法が施行された。施行後5日目より倦怠感、食欲低下を訴え、採血でNa 128 mEq/Lがみられた（治療開始前138 mEq/L）。

本例について、以下の問いに答えなさい。

実践問題 36
この症例の診断に有用な検査として、正しいものを2つ選びなさい。

a. 抗Hu抗体
b. 尿浸透圧
c. 抗VGCC抗体
d. 甲状腺ホルモン
e. 血漿バソプレシン

解説

本例は典型的なバソプレシン分泌過剰症（syndrome of inappropriate secretion of antidiuretic hormone：SIADH）の症例である。主症候の倦怠感、食欲低下と、低ナトリウム血症（135 mEq/L未満）を認めている。SIADHの診断には他に、血清バソプレチン値、血漿浸透圧、尿浸透圧、尿中ナトリウム濃度、腎機能、副腎機能が重要である。SIADHの原因として小細胞癌が有名であるが、シスプラチンをはじめ多数の抗癌剤でも副作用の報告がある。

a. 抗Hu抗体は腫瘍随伴症候群である辺縁系脳炎や亜急性感覚性ニューロパチーに特徴的な自己抗体である。
b. SIADHでは尿浸透圧が300 mOsm/kgを上回る。
c. Lambert-Eaton症候群に特徴的な、神経筋接合部に存在するカルシウムチャネルに対する自己抗体である。
d. 甲状腺機能や甲状腺ホルモンはSIADHの診断に有用ではない。なお、SIADH診断の場合には副腎機能を評価するためにコルチゾールの測定が必要となる。
e. SIADHでは血清ナトリウム濃度が135 mEq/L未満で血漿バソプレシン濃度が測定感度以上となる。

POINT！

肺癌診療中は腫瘍の浸潤や転移に伴う諸症状や腫瘍随伴症候群だけでなく、治療に関連する多数の有害事象に対処しなければならない。

代表的な治療関連の有害事象としては、骨髄抑制（白血球減少、赤血球減少、血小板減少）、悪心、嘔吐、下痢、便秘、口内炎、薬剤性肺障害、放射線肺障害、皮疹、爪囲炎、腎障害、高血圧、蛋白尿、肝障害が挙げられる。

緊急性の高い症状はオンコロジックエマージェンシーと呼ばれる。気道狭窄、気道出血、上大静脈症候群、脊髄圧迫症候群、肺塞栓症、大量胸水・血胸、癌性心膜炎・心タンポナーデ、転移性脳腫瘍に伴う頭蓋内圧亢進・意識障害・てんかん、過敏性反応、発熱性好中球減少症、急性肺障害、高カルシウム血症、SIADHなどが挙げられる。

正解　b、e

関連問題 36

肺癌診療に関連する合併症や副作用について、誤っているものを1つ選びなさい。

a. EGFR-TKIによる肺障害は日本人で発症しやすい。
b. 肺癌に対する標準治療において、発熱性好中球減少症の発症頻度が20％を超える化学療法はない。
c. 放射線同時併用化学療法施行時、縦隔領域が照射内に含まれる場合は、G-CSFの使用は推奨されない。
d. 静脈血栓症を合併する肺癌の組織型としては、扁平上皮癌が最も多い。
e. アプレピタントはデキサメタゾンの作用を増強させる。

関連問題の解説

a. 日本人が特にEGFR-TKIによる間質性肺疾患（interstitial lung disease：ILD）を発症しやすい。ゲフィチニブによるILD発症頻度は3.5～4.5％とされ、発症時の致死率は31.6～45.7％にも及ぶ。発症の危険因子としては男性、喫煙者、肺線維症の合併が挙げられる。ゲフィチニブ以外のEGFR-TKIについても同程度の頻度でILDが発症する。

b. 文章の通り。海外と本邦のガイドラインでは、発熱性好中球減少症の発症頻度が20％を超えるレジメンを使用するとき、G-CSF（granulocyte-colony stimulating factor）の一次予防的投与を推奨している（グレードA）。肺癌では該当するレジメンはないが、発症頻度10％を超えるレジメンとしてはシスプラチン＋イリノテカン、カルボプラチン＋パクリタキセル、シスプラチン＋ビノレルビン、アムルビシン単剤などが挙げられる。これら薬剤の使用にあたり、高齢、PS不良、COPDの合併などのリスク因子がある場合は一次的予防投与を考慮してよいとされる（グレードB）。なお、本邦の保険診療では小細胞癌においてはG-CSFの予防投与が認められている。

c. 本邦のガイドラインにおいて、放射線同時併用化学療法施行時、特に縦隔領域が照射内に含まれる場合はG-CSFの投与は推奨されない（グレードD）。血小板減少や肺毒性が高まる危険性があると報告されている。なお、放射線単独療法施行時は、好中球減少症により放射線照射の遅延が長引くと予測される場合にG-CSFの治療的投与を考慮してもよいとされている（グレードC1）。

d. 静脈血栓症は担癌患者の死因の上位である。本邦には担癌患者における静脈血栓症の頻度や予防に関するデータが十分ではない。しかし、多数の後ろ向き研究や海外からの報告より、肺腺癌で最も頻度が高いことが示されている。肺腺癌に多い理由に関しては、ムチン産生腺癌でのプロコアグラント分泌やムチンによる血小板活性化などが考えられている。

e. ニューロキニン-1受容体はchemoreceptor trigger zone（CTZ）に分布し、サブスタンスPと呼ばれる生理活性物質と結合することで悪心、嘔吐を引き起こす。アプレピタントはニューロキニン-1受容体に拮抗する制吐薬である。CYP3A4により代謝されるため、デキサメタゾンと併用するとその作用を増強する。その他、パクリタキセル、ドセタキセル、ビノレルビンの作用も増強させる可能性がある。このため、アプレピタント使用時はデキサメタゾンの投与量を半分程度に減量することが推奨されている。ただし、タキサン系抗癌剤使用時は過敏反応予防目的でデキサメタゾンを減量しない場合もある。

正解　d

実地問題

I. 気道・肺疾患　11. 呼吸器新生物

栗野暢康

症例は 87 歳女性。非喫煙者でアルツハイマー型認知症を患っている。PS 3。腰痛が出現し整形外科を受診した。胸部異常陰影を指摘され、精査の結果、肺腺癌（cT3N1M1c、肝転移、腰椎転移あり、EGFR 遺伝子変異陰性、ALK 融合遺伝子陰性）と診断された。心肺機能は正常範囲であるが、改訂長谷川式簡易知能評価スケールは 12 点であった。

本例について、以下の問いに答えなさい。

実践問題 37

この症例に対する治療として、望ましいものを 2 つ選びなさい。

a. 緩和治療
b. 腰椎への放射線療法
c. 免疫チェックポイント阻害剤
d. ドセタキセル単剤による化学療法
e. ペメトレキセド単剤による化学療法

解説

高齢化が急速に進んでおり、高齢発症の肺癌を扱う機会も多い。肺癌診療ガイドラインでは暦年齢のみで治療の対象外とすることは避けるよう明記されているが、高齢者は臓器予備能が低下しており、化学療法の毒性が出現しやすい。高齢者 IV 期非小細胞癌における治療適応は PS 0～1 までであるが、EGFR 遺伝子変異陽性例のみ PS 3 以上でも治療適応となりうる。

a. 高齢者 IV 期非小細胞癌で EGFR 遺伝子変異陰性のため、緩和治療が推奨される。
b. 肺癌骨転移の疼痛緩和目的で放射線療法が勧められる（グレード B）。
c. IV 期非小細胞肺癌のうちドライバー遺伝子陰性で PD-L1 ≧ 50％の場合に限り、初回治療としてペムブロリズマブが推奨されている（グレード A）。しかしこの推奨は PS 0～1 の症例に関するものであり、PS 3 で認知機能も低下している本例には適応とはならない。
d、e. IV 期非小細胞非扁平上皮癌のうち、PS 3～4 の患者に対する化学療法は行わないよう勧められている（グレード D）。PS 3～4 の症例においては EGFR 陽性の場合に限り、ゲフィチニブの投与を考慮してもよい（グレード C1）。

POINT!

以前、緩和治療はあらゆる積極的治療が終了した後に行うことが一般的であった。しかし、2010 年に肺癌診断時からの緩和ケア診療の有効性が発表[1]されて以降、緩和治療の実施方法が見直されつつある。呼吸器科医は単独で診療するのではなく、緩和ケア専門職と協同することが重要と考えられている。

患者は身体的、精神的痛みのみならず、社会的な痛みやスピリチュアルペインを患っている。これらをすべての痛みを緩和するため、鎮痛薬、鎮痛補助薬、ステロイドなどの薬を投与したり、リハビリ、運動療法を実施したり、カウンセリングを行ったりする。また、骨関連事象に対しては骨修飾薬の投与だけでなく、骨折や除痛目的で整形外科手術が行われることもある。同様にして、骨転移、脳転移、上大静脈症候群に対しては放射線治療も検討される。

このように、緩和治療は内科医のみならず、外科医、放射線医、精神科医、看護師、薬剤師、臨床心理士などで構成されるチーム医療が重要となる。

正解　a、b

関連問題 37

緩和治療に対する治療に関して、誤っているものを1つ選びなさい。

a. 緩和治療で用いられるクエチアピンとオランザピンは糖尿病患者に対して禁忌である。
b. 全人的な痛み（total pain）とは身体的痛み、精神的痛み、社会的痛みの3つの要素からなる。
c. 鎮痛目的でオピオイドを使用する際、定時投与（ベース）は食事に関係なく、内服時間と間隔を決めて投与する。
d. 癌性疼痛に対するアセトアミノフェンは1日4000 mgまで使用可能である。
e. 進行肺癌に関して、診断時より緩和ケア専門職と協同することで生命予後延長効果が得られる。

表　鎮痛薬使用の5原則

経口的に	by mouth
時刻を決めて規則正しく	by the clock
除痛ラダーにそって効力の順に	by the ladder
患者ごとの個別的な量で	for the individual
その上で細かい配慮を	with attention to detail

関連問題の解説

a. クエチアピンとオランザピンは鎮静、催眠、抗うつ効果があり、緩和治療の際に頻用される。両者ともに糖尿病には禁忌である。
b. 全人的な痛み（total pain）とは選択肢の3つの痛みに加え、死の恐怖や死生観に対する悩みなどを含んだ「スピリチュアルペイン」が含まれ、合計4つの要素からなる。
c. WHO方式の鎮痛薬使用の5原則（表）のひとつ、時刻を決めて規則正しく（by the clock）に関する問題。「癌による痛みが持続性である時には、時刻を決めた一定の使用間隔で投与する。通常、癌疼痛は持続的であり、鎮痛薬の血中濃度が低下すると再び痛みが生じてくる。痛みが出てから鎮痛薬を投与する頓用方式は行うべきではない」とされている。また、突出痛に対してはレスキュー・ドーズが推奨されている。
d. 2011年1月より、アセトアミノフェンの最大用量が1回1000 mg、1日総量4000 mgに変更された。1日総量1500 mgを超す高用量での長期投与により重篤な肝障害が発現する恐れがあるため注意が必要である。
e. 診断時から緩和ケア専門職と協同して診療を行うことで、腫瘍内科医師のみで診療する群に比べて生命期間を延長した効果が、進行性の肺癌において示された[1]。

〈参考文献〉

1. Temel JS1, Greer JA, Muzikansky A et al. Early palliative care for patients with metastatic non-small-cell lung cancer. N Engl J Med. 2010.19;363:733-42.

正解　b

実地問題
I. 気道・肺疾患　　11. 呼吸器新生物

粟野暢康

症例は56歳男性。喫煙歴30本35年間。PS 0で既往歴はない。健診で胸部異常陰影（右上葉結節影）を指摘され呼吸器外科を受診した。cT1aN0M0の肺癌が強く疑われたため、右上葉切除＋所属リンパ節郭清術を施行された。病理組織検査を図に示す。術後経過良好のため、10日間で退院となった。最終の病理診断で病理病期T1aN0M0 Stage IA1と診断された。
本例について、以下の問いに答えなさい。

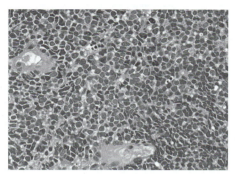

※カラーは巻頭口絵参照

実践問題 38

本例の病態、今後の治療方針について、正しいものを2つ選びなさい。

a. 組織像では、N/C比の高い腫瘍細胞がみられる。
b. 肺癌の中で予後良好な組織型である。
c. 予防的全脳照射を行う。
d. 術後化学療法を行う。
e. 術後放射線療法を行う。

解説

限局型小細胞肺癌の治療は化学療法と放射線療法が主体となるが、I期で手術可能な症例のみ手術適応となりうる。外科切除後に施行する治療法としては化学療法が推奨されている。化学療法のレジメンとしてはシスプラチンとエトポシドの併用が一般的であるが、腎機能、年齢、PSなどからシスプラチンが使用困難な場合はカルボプラチンへの変更やシスプラチンの分割投与（3日間に分割）なども考慮される。

a. 病理組織では核クロマチンが繊細でN/C比の高い小型の腫瘍細胞が密に増殖している。小細胞癌に特徴的な所見である。
b. 小細胞癌は非小細胞癌と比較して予後が悪い。有効な分子標的薬がない点や腫瘍の進展速度が速く、根治手術困難な点などが原因である。
c. 海外のガイドラインでは小細胞癌の術後化学療法後に予防的全脳照射（prophylactic cranial irradiation：PCI）を行うよう推奨しているものもある。しかし、本邦のガイドラインでは特に推奨はされていない。
d. 肺癌診療ガイドラインではI期小細胞癌術後化学療法が推奨されている（グレードB）。
e. 術後放射線療法は報告が少なく、推奨されていない。

POINT!

非小細胞癌の治療が急速に発展する一方、小細胞癌の治療に関してはbreakthroughが少ない。本例のようなI期で手術可能な症例は少なく、多くは化学療法と放射線療法が適応となる。現在、小細胞癌に対する免疫チェックポイント阻害剤の有効性が検討されている。

なお、小細胞癌の診断において限局型（limited disease）と進展型（extensive disease）の分類は重要であるが、未だ国際的な意見の一致がみられていない。肺癌診療ガイドラインでは病変が同側胸郭内にあることに加え、対側縦隔、対側鎖骨上窩リンパ節までに限られており、悪性胸水、悪性心嚢水を有さないものを限局型と定義している。

正解　a、d

関連問題 38

神経内分泌腫瘍について、誤っているものを1つ選びなさい。

a. 進行型小細胞癌では、化学療法施行後の予防的全脳照射は行わないよう勧められる。
b. 病変が対側鎖骨上窩リンパ節に及んでいる場合、進行型と診断される。
c. UGT1A1*6 と UGT1A1*28 の遺伝子多型について、いずれかをホモ接合体でもつ場合、またはいずれもヘテロ接合体の場合はイリノテカン投与時の重篤な副作用が多い。
d. 限局型小細胞癌に対する化学放射線療法では、1日2回合計45 Gy の照射が推奨されている。
e. 再発小細胞癌に対する治療法は、前治療完遂後から再発までの期間によって推奨される化学療法が異なる。

関連問題の解説

a. 本邦において、脳転移のない進行型小細胞癌に対する PCI の有効性を検討する第III相試験が行われ、無効であることが示された。このためガイドラインでも施行しないよう勧められている(グレード D)。PCI は限局型小細胞癌において、初回治療で完全奏功が得られた症例に推奨されている。初回治療終了後6か月以内からの開始と総線量 25 Gy が推奨されている。
b. 病変が同側胸郭内に存在し、対側縦隔、対側鎖骨上窩リンパ節までに限られており、悪性胸水、悪性心嚢水を有さないものが限局型と定義されている。
c. SN-38 グルクロン酸抱合能に関する UGT1A1*6 と UGT1A1*28 の遺伝子多型について、いずれかをホモ接合体でもつ場合、またはいずれもヘテロ接合体の場合、イリノテカン投与時に好中球減少や下痢が高頻度にみられる。
d. 限局型小細胞癌に対する化学放射線療法では加速過分割照射(1日2回、1回1.5 Gy で合計45 Gy)が推奨されている。通常照射よりも5年生存率が有意に良好であることが示されている。
e. 前治療完遂後から再発までの期間は treatment free interval(TFI)と呼ばれ、TFI 90日以上の sensitive relapse と TFI 90日未満の refractory relapse に分けられる。前者では初回化学療法と同じレジメン(ただし有効性が示されているのは TFI 6か月以上の再発例のみ)やノギテカン、アムルビシン、イリノテカンの単剤療法が行われる場合が多い。一方、後者に対する治療法は確立していないが、アムルビシンが一定の効果を示す。

正解 b

I. 気道・肺疾患　　11. 呼吸器新生物

肺癌の病理組織所見を以下に示す。
これらの組織所見について、以下の問いに答えなさい。

図 A
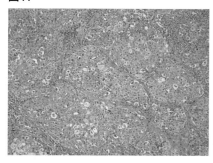

図 B
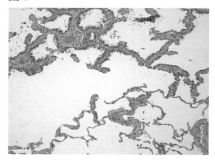

図 C
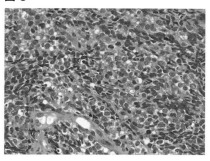

図 D
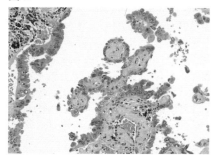

図 E
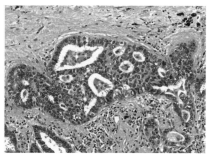

※カラーは巻頭口絵参照

図 A から E の病理診断名として、誤っているものを 1 つ選びなさい。

a. 図 A ― Atypical adenomatous hyperplasia
b. 図 B ― Lepidic adenocarcinoma
c. 図 C ― Small cell carcinoma
d. 図 D ― Papillary adenocarcinoma
e. 図 E ― Acinar adenocarcinoma

解説

a. Solid adenocarcinoma の病理所見。腺上皮としての極性を持たない多角形の腫瘍細胞が乳頭構造・腺腔構造を作らず、シート状に増殖する像が優位の腫瘍。Atypical adenomatous hyperplasia は Preinvasive lesion（前浸潤性病変）のひとつであり、軽度から中等度異型を有する II 型肺胞上皮細胞やクララ細胞が、単層性に肺胞壁や呼吸細気管支を置換性に増殖する。核分裂像はほとんど観察されず、この病変には TNM 分類を用いない。30％以上に EGFR や KRAS 遺伝子変異が検出される。

b. Lepidic adenocarcinoma の病理所見。II 型肺胞上皮細胞やクララ細胞に類似する腫瘍細胞が肺胞壁表面に沿って増殖する。

c. Small cell carcinoma の病理所見。核クロマチンが繊細で核小体が目立たず、N/C 比の高い小型の腫瘍細胞が密に増殖する。

d. Papillary adenocarcinoma の病理所見。腺上皮細胞が線維血管間質を取り巻くように増殖する。

e. Acinar adenocarcinoma の病理所見。腫瘍細胞で囲まれた管腔を有する円形から楕円形の腺管構造を呈する。

関連問題 39

図 A から E のうち、同じ病期であれば最も予後が良いものはどれか、正しいものを 1 つ選びなさい。

a. 図 A
b. 図 B
c. 図 C
d. 図 D
e. 図 E

関連問題の解説

b. Lepidic adenocarcinoma は Adenocarcinoma の中で最も予後が良いとされる。肺腺癌の 5 亜型において、悪性度の面からは Lepidic は低悪性度、Acinar と Papillary は中悪性度、Micropapillary と Solid は高悪性度に分類される。また、腺癌は小細胞癌よりも予後が良いため、正解は b となる。

POINT!

一般問題 55 の解説で示したように、肺癌の新しい WHO 分類と肺癌取り扱い規約第 8 版は重要である。各病型の病理所見を確認されたい。

正解　実践問題 a　　関連問題 b

実地問題
I. 気道・肺疾患　　11. 呼吸器新生物

粟野暢康

> 症例は73歳女性。非喫煙者で高血圧と脂質代謝異常症以外に併存症なし。PS 1。咳嗽の精査のために紹介受診し、気管支鏡検査や各種画像検査の結果、肺腺癌 cT3N2M0 と診断された。遺伝子検査の結果、EGFR エクソン19欠失が検出された。気管支鏡検体の抗 PD-L1 抗体 22C3 による免疫組織化学染色の結果、PD-L1 の発現率は1%であった。
>
> 本例について、以下の問いに答えなさい。

実践問題 40
この症例に対する1次治療として、正しいものを1つ選びなさい。

- a. ニボルマブ
- b. オシメルチニブ
- c. セリチニブ
- d. ペムブロリズマブ
- e. アファチニブ

解　説

肺癌診療ガイドライン2016年版を参考に解説する。症例は非扁平上皮非小細胞癌であり、EGFR エクソン19欠失を認める。PS 0-1、75歳未満に該当するため、1次治療としては EGFR-TKI（epidermal growth factor receptor-tyrosine kinase inhibitor）単剤（ゲフィチニブ、エルロチニブ、アファチニブのいずれか）を行うよう勧められる（グレードA）。その他の治療法としては細胞障害性抗癌剤の使用（グレードB）やエルロチニブ＋ベバシズマブの併用（グレードC）も候補となる。

なお、今後新たな試験結果が発表されるとガイドラインが変更になるため、解答が変更となる可能性もあることを留意いただきたい。

- a. 抗 PD-1 抗体。2017年時点では初回治療抵抗性となったIV期非小細胞癌に対して適応とされている（グレードA）。
- b. EGFR-T790M 変異を有する症例に対する EGFR-TKI。EGFR-TKI が耐性となり、組織検体または血漿検体での EGFR-T790M 変異が検出された症例でのみ使用が推奨される。このため2017年時点では2次治療以降でのみ使用が推奨されているが、1次治療における有効性を検証する臨床試験が行われており、今後は T790M 変異の有無に関わらず1次治療に適応となる可能性がある。
- c. ALK-TKI（anaplastic lymphoma kinase-tyrosine kinase inhibitor）。クリゾチニブ既治療のIV期非扁平上皮癌、ALK 融合遺伝子陽性例（PS 0-2）に適応となる。
- d. 抗 PD-1 抗体。1次治療、2次治療以降のいずれの治療ラインでも使用可能である。1次治療として使用する場合、非扁平上皮癌のうち EGFR 遺伝子変異陰性、ALK 融合遺伝子陰性、ROS1 遺伝子転座陰性または不明であり、病理組織の PD-L1 ≧ 50%、PS 0-1 が適用条件となる。なお、扁平上皮癌においても病理組織の PD-L1 ≧ 50%、PS 0-1 である症例に適応となる。
- e. 第二世代の EGFR-TKI。本例で第一選択となる。アファチニブは第III相試験において、65歳以上の高齢者であっても65歳未満と同程度の有効性が示されている。しかし、安全性の検討が乏しいとされ、75歳以上では推奨から外れている。また、75歳未満であっても PS 2以上の症例では同様の理由で推奨から外れている。アファチニブは他の EGFR-TKI と比較して下痢の副作用が多いため、休薬や減量を行うことが長期間服用の鍵となる。

正解　e

関連問題 40

T790M変異検査のための再生検について、正しいものを1つ選びなさい。

a. EGFR-TKIに対する獲得耐性のうち、約15％がT790M変異である。
b. 骨転移は再生検の標的とはならない。
c. 再生検の標的部位は原発巣を優先する。
d. 血液検体によるT790M変異検査の有用性は、組織検体によるものと同程度である。
e. T790M変異検査のための検出キットは1種類のみが保険適用である。

関連問題の解説

オシメルチニブの登場により、再生検が重要視されている。本問はEGFR遺伝子変異検査の手引き第3.05版（日本肺癌学会、バイオマーカー委員会作成）を参考に作成した。今後の臨床試験結果によって、検査方法も変更があると考えられる。

a. EGFR-TKIに対する獲得耐性の50〜60％がEGFR遺伝子エクソン20領域でのT790M変異（コドン790におけるトレオニンからメチオニンへの変異）とされている。その他の耐性メカニズムとしてはMET遺伝子増幅、HGF過剰発現、HER2増幅、BRAF変異、PTEN発現喪失などが挙げられる。さらに、小細胞肺癌へのトランスフォーメーションも報告されている。

b. 骨転移巣も再生検の標的部位となりうる。しかし、骨検体に関しては脱灰処理により遺伝子検査が困難になることもあり、採取部位や脱灰方法に工夫が必要となる。脱灰方法ではEDTA溶液を用いた処理が推奨され、強酸溶液等による処理は避けるべきとされている。

c. 再生検の標的部位は原発巣以外にリンパ節、肝臓、骨、皮膚など多岐にわたる。EGFR-TKI耐性進行非小細胞肺癌の再生検の実態を調査した多施設共同後ろ向き観察研究によると、再生検時の検体採取部位は原発巣55.7％、転移巣30.6％であり、初回診断時よりも転移巣からの生検割合が大幅に増加していた。初回治療により原発巣の縮小、周囲の線維化などがみられ、生検や診断が困難となっている症例も多い。原発巣からの生検を優先すべきとの報告はない。

d. 組織採取が難しい場合に限り、血漿検査を用いたT790M変異検査、いわゆるリキッドバイオプシーが推奨されている。リキッドバイオプシーは血中遊離DNA（cell-free DNA）を用いた検査であり、採血手技のみで検査可能であるため非常に簡便である。しかし、コバス®EGFR変異検出キットv2.0検査を用いた血漿検体と組織検体の検査結果一致率は65.9％にとどまっており、偽陰性が多い（感度が低い）点が問題とされている。

e. オシメルチニブのコンパニオン診断薬として承認、保険適用となっているのはコバス®EGFR変異検出キットv2.0（ロシュ・ダイアグノスティックス社）のみである。なお、EGFR-TKI投与前の初回検査時では、therascreen®EGFR変異検出キット（キアゲン社）なども承認されている。

POINT!

肺癌診療の発展に伴い、ガイドラインも頻繁に更新されている。特に非小細胞癌の治療指針は毎年のように更新され、より複雑なものとなってきている。遺伝子変異、PD-L1陽性率、PS、年齢により推奨される治療が異なるため、最新情報を確認されたい。

正解　e

実地問題
I. 気道・肺疾患　11. 呼吸器新生物

症例は69歳男性。20本49年間の喫煙者。咳嗽と四肢の関節腫脹を主訴に内科外来を受診し、右上葉に腫瘤影を指摘された。身体診察では四肢にばち指と関節腫脹を認めていた。骨シンチグラフィでは両側肘、手、膝、足関節に左右対称の集積亢進を認めた。

胸部の腫瘤影は気管支鏡の結果、肺癌（組織型検査中）と診断された。

本例について、以下の問いに答えなさい。

実践問題 41

この症例の骨、関節症状について、正しいものを2つ選びなさい。

a. 病態の原因として成長ホルモンが考えられる。
b. 肺癌の治療により骨シンチグラフィの異常所見は改善する。
c. 骨シンチグラフィの異常は多発骨転移である。
d. 小細胞癌に多くみられる病態である。
e. 肺癌の治療によりばち指は改善する。

解説

肺性肥大性骨関節症は四肢遠位部の骨、関節の腫脹と疼痛、長管骨の骨膜下新生、ばち指を主症状とする腫瘍随伴症候群のひとつである。本例は肺癌に合併した肺性肥大性骨関節症の一例である。組織学的には長幹骨遠位端付近の骨膜の浮腫、細胞浸潤、血管新生などの炎症所見がみられる。

a. 肺性肥大性骨関節症の原因は不明な点もあるが、成長ホルモンやエストロゲンなどの内分泌ホルモン、あるいは自律神経やプロスタグランジンなどの関与が報告されている。
b. 肺癌の治療により骨シンチグラフィの取り込みが改善した報告が多い。
c. 骨シンチグラフィでの左右対称性の特徴的な異常集積と理学所見から、骨転移ではなく肺性肥大性骨関節症に伴う所見と考えられる。
d. 肺性肥大性骨関節症の原因疾患は扁平上皮癌、未分化癌、腺癌で多いと報告されており、小細胞癌に特に多いとの報告はない。
e. 肺癌の治療を行ってもばち指は改善しない報告が多い。

POINT!

腫瘍随伴症候群

腫瘍随伴症候群とは腫瘍の直接浸潤や閉塞、リンパ節などによる圧排以外の、全身的遠隔症状である。ホルモン、サイトカイン、インターロイキン、抗体などが原因と考えられている。肺癌は比較的頻度が高く、小細胞癌の50%、非小細胞癌の10%に合併するとされている。主な腫瘍随伴症候群を列挙する（表）。

表　主な腫瘍随伴症候群

分類	内容
内分泌	ADH不適切分泌症候群（SIADH）、高カルシウム血症、クッシング症候群
神経	辺縁性脳炎、小脳変性症、重症筋無力症、Lambert-Eaton症候群、亜急性感覚性ニューロパチー
皮膚、関節	皮膚筋炎、肺性肥大性骨関節症
血液	白血球増多症、好酸球増多症、貧血、血小板増多症、凝固能亢進、播種性血管内凝固症候群
腎臓	膜性腎症、ネフローゼ症候群

正解　a、b

関連問題 41

腫瘍随伴症候群と関連する病態・検査項目について、誤っているものを1つ選びなさい。

a. SIADH — 高張尿
b. 高カルシウム血症 — 副甲状腺ホルモン関連蛋白
c. Lambert-Eaton 症候群 — 抗 Hu 抗体
d. 重症筋無力症 — 抗アセチルコリン受容体抗体
e. 血小板増多症 — IL-6

関連問題の解説

a. 腫瘍細胞から抗利尿ホルモン（antidiuretic hormone：ADH）が過剰に産生されることにより、低ナトリウム血症をきたす病態である。低ナトリウム血症以外の症状として、脱水を認めない、低浸透圧血症、高張尿、腎機能正常、副腎皮質機能正常などの特徴がある。治療の主体は水制限となるが、バソプレシン受容体拮抗薬であるモザバプタンも有効である。

b. 腫瘍細胞による副甲状腺ホルモン関連蛋白（parathyroid hormone related peptide：PTHrP）によるもので、肺癌では特に扁平上皮癌に多くみられる。治療は生理食塩水の点滴、ループス利尿薬、カルシトニン製剤、ゾレドロン酸が有効である。

c. Lambert-Eaton 症候群は下肢から始まる筋力低下、脱力を特徴とし、小細胞癌に合併することが多い。神経筋接合部にあるカルシウムチャネル（VGCC）に対する自己抗体が特徴的である。抗 Hu 抗体は腫瘍随伴症候群である辺縁性脳炎や亜急性感覚性ニューロパチーに特徴的な自己抗体である。

d. 日内変動する易疲労感、複視、近位筋優位の筋力低下を主症状とし、抗アセチルコリン受容体抗体の出現が特徴的である。治療はステロイドや免疫抑制剤、血漿交換、免疫グロブリン大量療法、抗コリンエステラーゼ薬などが行われる。胸腺腫を合併する場合は胸腺摘出術も推奨される。

e. 血小板増多症の原因は IL-6 やトロンボポエチンの増加による。

正解 c

実地問題
I. 気道・肺疾患　12. 呼吸調節障害

粟野暢康

症例1：46歳男性。身長158 cm、体重88 kg。高血圧と糖尿病に対して内服加療中である。日中の強い眠気を自覚し呼吸器専門外来を受診した。ポリソムノグラフィで重症の閉塞性睡眠時無呼吸を認め、日中に施行された動脈血液ガス分析でPaO_2 80 Torr、$PaCO_2$ 53 Torr（室内気）と異常を認めた。

症例2：24歳女性。生来健康で既往歴はない。勤務中に会議室で過換気となり、救急搬送された。到着時は意識清明、呼吸数40回/分、SpO_2 99%（室内気）であり、その他のバイタルサインに異常を認めなかった。

これらの症例について、以下の問いに答えなさい。

実践問題 42

症例1について、この患者の呼吸機能検査結果と病態について、誤っているものを1つ選びなさい。

a. 肥満低換気症候群である。
b. 全肺気量の低下
c. 呼気予備量の低下
d. 機能的残気量の増大
e. 換気血流不均衡の増大

解説

a～e. 本例は高度の肥満（BMI：35.3 kg/m^2）、日中の高度の傾眠、高二酸化炭素血症、重症の閉塞性睡眠時無呼吸症候群を認め、肥満低換気症候群に合致する。呼吸機能検査では肥満そのものによる異常を認めやすい。肥満患者では腹腔脂肪の増加により横隔膜の挙上が生じやすいため、機能的残気量と呼気予備量が減少する。また、機能的残気量がclosing capacityを下回る場合には安静換気時にすでにclosing現象（呼気時に肺底部の末梢気道が閉塞する現象）が生じており、換気血流の不均等分布が増大する。

なお、1秒率については肥満の影響を受けないとする報告と、肥満患者において健常人よりも有意に低値であったとする報告とが存在し、一定の見解がみられない。また、胸壁のコンプライアンスについても肥満により低下するという報告と、低下しないとする報告がある。

横隔膜挙上の影響は重力の影響が少なくなる仰臥位でより顕著になる。仰臥位では機能的残気量と呼気予備量の低下が顕著になるため、低酸素血症の増悪を認めやすい。動脈血液ガス分析では肺胞低換気を反映し、高二酸化炭素血症や呼吸性アシドーシスを認める。

正解　d

関連問題 42

症例2について、過換気症状出現時の治療法として正しいものを1つ選びなさい。

a. セロトニン・ノルアドレナリン再取り込み阻害薬
b. 選択的セロトニン再取り込み阻害薬
c. β遮断薬
d. ベンゾジアゼピン
e. 紙袋再呼吸法（ペーパーバック法）

関連問題の解説

a、b. 選択的セロトニン再取り込み阻害薬とセロトニン・ノルアドレナリン再取り込み阻害薬は不安障害に効果がある薬剤であるが、過換気症候群に対する効果は検討されていない。

c. β遮断薬は過換気症候群患者の再発予防に使用することがある。ビソプロロールの使用により、過換気発作の頻度が75%減少したという報告もある。

d. 過換気症候群の治療の基本は、患者を落ち着かせて普段通りの呼吸回数と換気に戻すことである。改善が乏しいときや不安、ストレスが強いときは速攻性のベンゾジアゼピン系薬剤を使用することもある。

e. 従来、過換気症候群にはペーパーバック法が用いられてきた。しかし、高度の低酸素血症とそれに伴う合併症が懸念されるようになってきた。ペーパーバック法を行う場合は酸素モニターを装着し、必要ならば酸素吸入を行うことが重要である。

POINT!

肥満と呼吸機能

解説に記載した内容以外にも、高度の肥満では呼吸筋疲労や呼吸運動効率の低下をきたす可能性が指摘されている。また、単純性肥満における高炭酸ガス換気応答は、健常人と比較して亢進しているといわれている。アディポサイトカインのひとつであるレプチンが関与していると考えられている。

肥満低換気症候群に対する治療は体重の減量が主体となるが、持続気道陽圧（continuous positive airway pressure：CPAP）療法など、睡眠時無呼吸症候群に対する治療も重要となる。

過換気症候群

主に心理的要因が原因となるが、サリチル酸などの薬物中毒や中枢神経障害でも引き起こされる。過換気症候群患者では自発呼吸努力を指示すると過換気発作が誘発され、網様体賦活系の異常が示唆されている。

診断は比較的容易であるが、過換気を呈する他疾患（COPD、喘息、気胸、代謝性アシドーシス、肺血栓塞栓症、急性冠症候群、甲状腺機能亢進症など）の除外が重要である。

治療は発作時と予防とで異なる。発作時は患者を落ち着かせるのが第一である。速効性のベンゾジアゼピン系薬剤を使用することもある。また、紙袋を使用したペーパーバック法施行時や発作からの回復期は低酸素血症に陥る危険性があるため、酸素吸入を考慮すべきである。発作の予防にはβ受容体遮断薬（ビソプロロール）の有効性が報告されている。

正解 d

実地問題
I. 気道・肺疾患　　12. 呼吸調節障害

粟野暢康

症例は 62 歳男性。身長 167 cm、体重 78 kg で高血圧に対して降圧薬の投与を受けている。日中、勤務中の高度の眠気を自覚していた。同居している妻に睡眠時のいびきを指摘されて来院した。

ポリソムノグラフィの結果、閉塞性睡眠時無呼吸症候群（AHI 38）と診断された。CPAP 療法を導入する目的で入院となった。

本例について、以下の問いに答えなさい。

実践問題 43

閉塞性睡眠時無呼吸症候群（OSAS）に対する CPAP 療法について、誤っているものを 1 つ選びなさい。

a. 本例に対する CPAP 療法は、健康保険の適応となる。
b. CPAP 療法は致死的な心血管イベントの発生を健常人と同程度まで減少させる可能性がある。
c. CPAP 療法には交感神経活性の抑制作用がある。
d. CPAP 療法にはインスリン感受性の改善作用がある。
e. CPAP 療法には血清一酸化窒素濃度の低下作用がある。

解説

a. 本邦における CPAP の適応は、ポリソムノグラフィ（polysomnography：PSG）による AHI 20 以上か、簡易診断装置による AHI 40 以上であるため、本例は適応となる。なお、米国では AHI 15 以上であれば自覚症状の有無にかかわらず CPAP の適応と判断する基準も存在する。

b. 2005 年にスペインより報告された大規模試験の結果、重症の OSAS（obstructive sleep apnea syndrome）に対する CPAP の使用で健常人と同程度まで致死的な心血管イベントの発生率が減少したと報告された[1]。

c〜e. CPAP 療法には気道を確保し、肺容量の増加を期待できる以外にも多数の効果が報告されている。交感神経活性の抑制作用、血清の TNF-α、IL-6、CRP などの炎症性マーカーの低下作用、血清一酸化窒素の上昇による血管内皮機能改善作用、降圧作用、インスリン感受性改善作用、内臓脂肪と血清レプチン濃度の低下作用、血小板活性化や血小板凝集の抑制作用などが報告されている。

POINT!

OSAS 治療の中心は CPAP であり、その有効性、安全性は多数の大規模研究で報告されている。解説に記載した通り、気道確保以外にも多数の抗炎症効果が示されている。

睡眠時無呼吸症候群に対する CPAP 以外の治療法としては肥満改善のための食事療法、就寝時体位の改善（側臥位）、アルコールやベンゾジアゼピン系睡眠薬を控える、などが挙げられる。その他に呼吸刺激薬としてアセタゾラミド、テオフィリン、プロゲステロン、プロトリプチリンなどが報告されている。

正解　e

関連問題 43

睡眠時無呼吸症候群（SAS）について、誤っているものを1つ選びなさい。

a. 閉塞性 SAS 患者の自覚症状として、眠気以外に夜間頻尿やインポテンツがみられる。
b. 閉塞性 SAS と中枢性 SAS との鑑別には、ポリソムノグラフィによる胸壁、腹壁運動の評価が有用である。
c. 閉塞性 SAS と中枢性 SAS との鑑別には、食道内圧測定が有用である。
d. 閉塞性 SAS 患者では健常人と比較してレム睡眠の割合が減少する。
e. 閉塞性 SAS 患者では高血圧、糖尿病、肺高血圧、貧血の合併が多い。

関連問題の解説

a. 夜間頻尿は胸腔内圧の陰圧化による静脈還流量の増加により、心房性ナトリウム利尿ペプチドが増加することが原因である。また、慢性的な低酸素血症による末梢神経障害やテストステロンの低下、日中の疲労からインポテンツに陥る。
b. 閉塞性 SAS では無呼吸時に胸腹逆転運動がみられるのに対し、中枢性 SAS では胸壁運動が停止する。
c. 無呼吸中の食道内圧が吸気努力に一致して陰圧化を示せば閉塞性 SAS であり、変動がなければ中枢性 SAS である。
d. 閉塞性 SAS 患者ではレム睡眠の割合が減少し、深い眠りが減少する。
e. 閉塞性 SAS では高血圧、糖尿病、不整脈、肺高血圧、脳梗塞、虚血性心疾患などの心血管系疾患を合併する。一般的に貧血は合併せず、逆に赤血球産生亢進と血液量の減少から多血症となる。

〈参考文献〉

1. Marin JM, Carrizo SJ, et al. Long-term cardiovascular outcomes in men with obstructive sleep apnoea-hypopnoea with or without treatment with continuous positive airway pressure: an observational study. Lancet. 2005.19-25;365:1046-53.

正解 e

I. 気道・肺疾患　13. その他（比較的稀な肺疾患）

症例は55歳男性。生来健康で自覚症状はない。1か月前、6年ぶりに健康診断を受けたところ胸部異常陰影を指摘された。胸部CTを図に示す。室内気における動脈血液ガス分析ではpH 7.39、PaO_2 81 Torr、$PaCO_2$ 42 Torrであった。気管支鏡による気管支肺胞洗浄では米のとぎ汁様の白色混濁した液体が採取された。全身検索の結果、基礎疾患は指摘されなかった。

本例について、以下の問いに答えなさい。

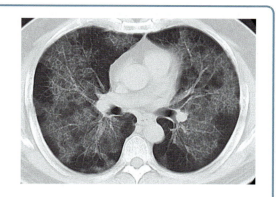

実践問題 44

この症例に対する治療として、誤っているものを2つ選びなさい。

a. 経過観察
b. 気管支鏡による肺胞洗浄
c. 去痰薬
d. 全身性ステロイド
e. 免疫抑制剤

解説

本例は典型的な肺胞蛋白症の患者である。基礎疾患がないことより、血清抗GM-CSF抗体が検出されれば自己免疫性肺胞蛋白症、抗体の測定が不可能である場合は従来の基準に則り特発性肺胞蛋白症と診断される。治療は自覚症状と動脈血液ガス分析の結果から決定する。

a～c. 本例は重症度1に該当するため、経過観察や対症療法が適応となる。去痰薬としてアンブロキソールも使用される。気管支鏡による肺胞洗浄は区域洗浄、全肺洗浄に分けられる。主に重症例で適応となり、本例も適応となりうる。また、自己免疫性肺胞蛋白症に対しては試験的にGM-CSF吸入療法が行われることがある。今後は臨床試験、治験の結果次第で保険適応となる可能性がある。

d、e. 全身性ステロイド、免疫抑制剤は肺胞蛋白症に効果がない。

正解　d、e

関連問題 44

肺胞蛋白症の原因となるものとして、誤っているものを1つ選びなさい。

a. ブスルファン
b. 骨髄異形成症候群
c. インジウム
d. アミロイドーシス
e. 喫煙

関連問題の解説

a〜d. 本邦の報告では肺胞蛋白症の主たる原因は自己免疫性（約92%）であり、残りが続発性、先天性、未分類であった。続発性の基礎疾患としては血液疾患（骨髄異形成症候群、白血病、悪性リンパ腫など）、免疫疾患（ベーチェット病、アミロイドーシス、後天性免疫不全症候群など）、感染症（結核、ノカルジア、ニューモシスチス肺炎など）、吸入曝露（インジウム、アルミニウム、チタンなど）、薬剤（ブスルファン）が知られている。続発性肺胞蛋白症の治療は基礎疾患のコントロールが優先されるが、予後は著しく悪い。この原因として基礎疾患の悪化、感染症の合併、肺胞蛋白症自体の悪化などが挙げられる。

e. 喫煙率は肺胞蛋白症患者と一般人口とで差がないことが知られており、原因とは考えにくい。

POINT!

肺胞蛋白症

肺胞蛋白症はサーファクタントの生成あるいは分解過程の障害により、肺胞腔内にサーファクタント由来の不溶性物質が異常に貯留する疾患である。病因により、自己免疫性、続発性、遺伝性に分類される。自己免疫性では顆粒球マクロファージコロニー刺激因子（granulocyte macrophage colony stimulating factor：GM-CSF）に対する自己抗体が検出される。続発性肺胞蛋白症における基礎疾患の多くは骨髄異形成症候群などの血液疾患である。

症状としては呼吸困難や咳が多いが、軽症例では無症状である。検査所見上は低酸素血症、呼吸機能検査での拡散能低下、血液検査でのKL-6、CEA、シフラ、SP-A、SP-D、LDHの上昇がみられる。画像は本例のようにcrazy paving appearance、patchy geographic patternを認め、肺胞洗浄液はミルク状、米のとぎ汁様に混濁する。

治療の基本は肺胞洗浄であるが、軽症であれば経過観察や去痰薬のみで自然軽快する場合もある。また、重症例では全肺洗浄でも効果が得られず、肺移植が実施される場合もある。近年、自己免疫性肺胞蛋白症に対してGM-CSF補充療法（本邦では吸入療法が主体）が試行されており、その有効性が報告されている。その他には抗CD20抗体であるリツキシマブも効果が期待されている。

予後は報告により異なるが、自己免疫性肺胞蛋白症は5年生存率90%以上と良好である。一方、先天性肺胞蛋白症の予後は極めて悪く、続発性肺胞蛋白症も本邦からの報告で2年生存率41%と予後不良である。

正解 e

実地問題
I. 気道・肺疾患　　13. その他（比較的稀な肺疾患）

粟野暢康

症例は 68 歳女性。30 年前から健康診断で胸部異常陰影を指摘されていたが、自己判断で放置していた。当初は自覚症状がみられなかったが、2 年前より労作時呼吸困難が出現した。1 か月前に人間ドックを受けたところ、呼吸機能検査と胸部 CT 検査で異常を指摘された。家族に遺伝性疾患を有する者はいない、20 本 20 年間の既喫煙者である。安静時室内気での SpO_2 94％、PaO_2 72 Torr であった。全身検索の結果、胸部以外に明らかな異常を指摘されなかった。胸部 CT を図に示す。
本例について、以下の問いに答えなさい。

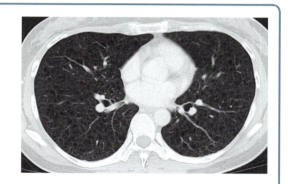

実践問題 45

この症例について、正しいものを 2 つ選びなさい。

a. 呼吸機能検査では拘束性換気障害と拡散能障害を認める。
b. COPD と鑑別困難である。
c. 閉経後に進行しやすい。
d. 初発症状によって予後が異なる。
e. 重症度分類では重症度 I に該当する。

解説

胸部 CT で境界明瞭な薄壁を有する数 mm 大の嚢胞が両側びまん性、比較的均等に認められる。この特徴的な画像的所見からリンパ脈管筋腫症（LAM）の可能性が高いと考えられる。LAM は主に生殖年齢の女性に発症し緩徐に進行する。進行速度には個人差があるが、閉経後に進行速度が緩やかになる点は共通している。本例は 30 年前より胸部異常陰影（おそらく肺の過膨張や肺野透過性亢進）を指摘されていたが放置していた。緩徐に進行したため症状が乏しかったが、経年的な悪化と喫煙により症状が顕在化したと考えられる。

a. LAM では嚢胞の割合が増加するにつれ、呼吸機能の異常が進行する。拡散能障害から始まり、その後閉塞性換気障害が顕在化する。呼吸機能が病態の進行度の良い指標になる。
b. LAM と COPD の画像所見は時に類似することがある。本例のように喫煙歴のある女性は特に注意が必要である。通常の撮影条件だけでなく、HRCT で LAM に特徴的な多発薄壁嚢胞を確認することが重要である。
c. 一般的に、LAM は閉経後女性ホルモンが減少すると進行が緩徐になる。閉経前の患者では女性ホルモンを減少させる目的で偽閉経療法が行われることもある。
d. LAM は初発症状別の生命予後が報告されている。労作時息切れが初発症状であった群は気胸やその他の症状を契機に診断された群よりも予後が悪い。
e. LAM は難病に指定されており、重症度分類されている。動脈血液ガス分析で安静時 PaO_2 80 Torr 以上が重症度 I となっている。本例は少なくとも重症度 II 以上であり、呼吸機能検査や気胸、腎血管筋脂肪腫の有無などにより評価される。

正解　b、d

関連問題 45

LAM の治療に用いられる mTOR 阻害薬について、誤っているものを1つ選びなさい。

a. 海外と国内における臨床試験で、いずれも LAM に対しての効果が示された。
b. mTOR 阻害薬が効果を示さない集団がある。
c. 副作用としては下痢、嘔気などの消化器症状、口内炎が多い。
d. 投与終了後も効果が持続する。
e. 血清 VEGF-D 値を減少させる。

関連問題の解説

シロリムス（ラパマイシン）はイースター島の放線菌の一種が産生するマクロライド系化合物から発見された、LAM の新規治療薬である。

a. 海外においては MILES 試験が、本邦においては MLSTS 試験が行われており、いずれも1秒量の1年間の減少を抑えられた。また、重大な副作用は発生せず、安全性も示された。
b. LAM の中には mTOR 阻害薬が無効である集団（non-responder）が存在する。このような症例の中には mTOR を介さず、TSC2 遺伝子変異以外の機序で LAM 細胞が増殖している可能性がある。
c. シロリムスの副作用としては下痢、嘔気、口内炎、上気道の炎症、頭痛、発疹が多い。また、稀に薬剤性肺障害が出現する。
d. MILES 試験において、投与終了後の観察期間（1年間）では、シロリムス群とプラセボ群で1秒量の低下量に差がないことが報告された。シロリムスを中止するとその効果が早期に消失することが示唆された。
e. LAM の診断、病勢マーカーとして血清 VEGF-D が知られている。シロリムスの投与により VEGF-D 値は低下する。

POINT!

LAM の概説については一般問題63を参照されたい。本邦では LAM は指定難病であり、診断基準や重症度が細かく規定されている（厚生労働省難病情報センターホームページ参照）。診断は臨床、画像、病理所見よりなされ、特に病理組織所見が重要となる。全身状態不良などの理由で組織診断困難な場合は、臨床、画像所見が LAM に合致しており、除外診断が適切になされていれば臨床診断例となる。呼吸機能に関する重症度分類は表の通り、動脈血液ガスと閉塞性換気障害が参考となる。その他、LAM に特徴的な臨床症状（気胸、腎血管筋脂肪腫、乳び胸水、乳び腹水、リンパ浮腫、リンパ脈管筋腫）の有無に応じて重症度が決定される。

表 呼吸機能に基づく LAM の重症度（指定難病診断基準より一部抜粋）

重症度	呼吸機能障害	
I	80 Torr ≦ PaO_2	80% ≦ %$FEV_{1.0}$
II	70 Torr ≦ PaO_2 < 80 Torr	70% ≦ %$FEV_{1.0}$ < 80%
III	60 Torr ≦ PaO_2 < 70 Torr	40% ≦ %$FEV_{1.0}$ < 70%
IV	PaO_2 < 60 Torr	%$FEV_{1.0}$ < 40%
最も高い重症度を採用する		

正解 d

実地問題
II. 呼吸不全　1. 急性呼吸不全

近藤圭介

症例は 55 歳男性。右下葉原発性腺癌に対し、気管挿管・全身麻酔下で右下葉切除とリンパ節郭清を行った。麻酔終了後、覚醒と自発呼吸を確認し抜管したが、約 1 分後から呼吸困難を訴え意識が混濁し始めた。熟練した麻酔科医が 2 回経口挿管を試みるが上気道の浮腫が強く不能であり、合間にバッグバルブマスク換気を行っても SpO_2 は 88％へ低下した。その際の胸部 X 線写真を示す。

本例について、以下の問いに答えなさい。

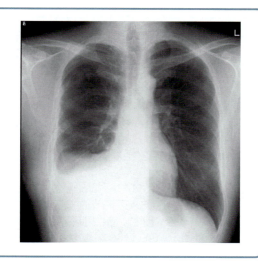

実践問題 46

次に行う処置に関して、最も適切なものを 1 つ選びなさい。

a. 経口挿管ができるまで繰り返す。
b. 気管支内視鏡を用意し、ガイド下に気道確保する。
c. 気管切開術を開始する。
d. 非侵襲的陽圧換気を準備する。
e. 輪状甲状靱帯切開を試みる。

解説

胸部 X 線写真では気胸や肺水腫などを認めず、術後変化の範囲内であり、抜管後の喉頭浮腫と考えられる上気道緊急の症例である。

a. これ以上は経口挿管を試みるべきではない。
b. 酸素化が保てていれば試みてもよいかもしれないが、酸素化不良があり適応とはならない。
c. 気管切開は時間を要する観点から通常は適応とならない。
d. 気道緊急が疑われ意識も混濁しており、適応ではない。
e. 最も現実的な選択肢である。切開する場所は図でも確認されたい。

POINT!

気道確保に関しては海外を含め、様々な学会でアルゴリズムや推奨が提唱されている。本邦では JATEC などで活用されている外傷診療ガイドラインに掲載されているアルゴリズムが実践されていることが多い（図）。確実な気道確保の適応がある場合、かつ気道緊急がある場合には、第一に直視下の経口挿管を考慮する。ただし、その場に立ち会っている医師のうちもっとも熟練した医師が 2 回試みても挿管不能の場合、または SpO_2 が 90％未満に低下する場合には外科的な気道確保を考慮する。このうち気管切開術は頸部の後屈など体勢が限られ、時間も要することから緊急での施行には向かないので輪状甲状靱帯の穿刺あるいは切開が行われる。穿刺を行った際には換気のための送気ルートが細いため、高圧ジェット換気や 10 〜 15 L/ 分の高流量酸素を送り込むなどの工夫が必要なので、穿刺の準備と並行してこれらの物品の準備も必要となる。

正解　e

関連問題 46

外科的気道確保に関して正しいものを 1 つ選びなさい。

a. 輪状甲状靱帯穿刺では穿刺針先端は頭側に向ける。
b. 輪状甲状靱帯穿刺の後、上気道の完全閉塞が疑われる場合は高圧ジェット換気を行う。
c. 輪状甲状靱帯穿刺の後、高圧ジェット換気や高流量酸素換気を用いる時は送気に 1 秒かける。
d. 輪状甲状靱帯切開は全年齢で行える。
e. 輪状甲状靱帯切開では横に切開を広げる際にペアンの先は頭側へ向ける。

〈参考文献〉

1. 外傷と気道・呼吸，外傷初期診療ガイドライン（改訂第 4 版）．日本外傷学会，日本救急医学会監修，へるす出版．東京．2012, 27-43.

関連問題の解説

a、e. 外科的な気道確保の際に、穿刺や曲がったペアンの先は基本的に尾側へ向ける。これは頭側にある声帯の損傷を避けるためである。穿刺の際は 45°ほど針を傾ける。

b. 輪状甲状靱帯の穿刺の後、換気をする際には高圧酸素を使用してジェット換気を行ったり、10 ～ 15 L/ 分の高流量酸素を間欠的に投与したりする、などの工夫が必要になる。上気道の完全閉塞がある場合、高圧ジェット換気は圧損傷のリスクから禁忌となる。

c. 高圧ジェット換気を行う際は、上気道完全閉塞がない場合は送気 1 秒・排気 3 秒で行う。高流量酸素を用いる場合には、上気道完全閉塞がある場合は送気 1 秒・排気 4 秒で、ない場合は送気 1 秒・排気 1 秒で行う。

d. 輪状甲状靱帯切開は気道の径が小さく軟部組織のコンプライアンスが大きい 12 歳以下では、声門下狭窄のリスクがあり禁忌とされる。

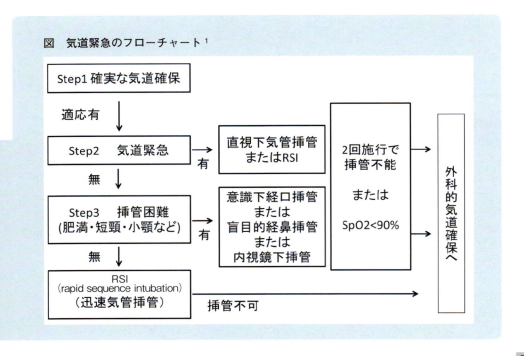

図　気道緊急のフローチャート[1]

正解　c

実地問題
II. 呼吸不全　2. 慢性呼吸不全
近藤圭介

症例は 78 歳男性。前日からの発熱、咳嗽があり、本日になり膿性の喀痰が増加して呼吸困難も出現したため救急外来を受診した。40 本を 40 年間の喫煙歴がある。ここ数年で労作時の呼吸困難の進行を自覚していた。心疾患の既往なし。

意識は清明、体温 37.8℃、脈拍 89 回/分、SpO_2 92%（室内気）、呼吸数 22 回/分であった。初診時の胸部 CT を以下に示す。

本例について、以下の問いに答えなさい。

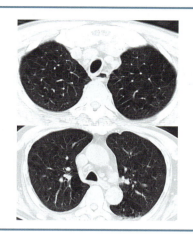

実践問題 47

上記の病態の対応において、誤っているものを1つ選びなさい。

a. 喀痰の膿性化は抗菌薬の使用を考慮する根拠となる。
b. 1 週間以内のステロイド全身投与も考慮される。
c. 腹部の奇異性動作を見れば非侵襲的陽圧換気を積極的に考慮する。
d. 非侵襲的陽圧換気を開始する前に気胸を除外するべきである。
e. 23 価肺炎球菌ワクチンにより生命予後の改善が期待できる。

解説

経過からは COPD の急性増悪を最も疑う病歴で受診した高齢の男性である。
a. 喀痰の膿性化、喀痰の増加、呼吸困難の悪化などは抗菌薬の使用を考慮する主要所見である。
b. 様々なガイドラインで推奨は異なるも 14 日間の投与に対し 5 日間の非劣性を報告した報告もあり、症例により 1 週間以内の投与も考慮される。
c. 適応のひとつとされる。
d. 陽圧換気に伴う気胸の悪化回避のために除外すべきである。
e. 生命予後の改善は報告されていない。

POINT!

COPD の急性増悪に関しては、息切れや喀痰・咳嗽の増加、胸部不快感の増強などにより安定期の治療に変更あるいは追加が必要な状態を指す。COPD の増悪は病態が進行している患者ほど頻度が高く、多くは呼吸器感染症や大気汚染が原因となるが、約 30％は原因が特定できない。増悪により呼吸機能の低下、生命予後の悪化を招くため、重要な病態である。入院の適応に関しては患者の病態や背景を加味して表 1 のように判断する。初期治療は ABC アプローチ、即ち A（antibiotics）、B（bronchodilators）、C（corticosteroids）が基本となる。抗菌薬は喀痰の膿性化や人工呼吸器管理例で特に考慮する。ステロイドの至適投与期間は様々な見解があるが、14 日間の投与に対し 5 日間の非劣性を報告した報告もあり、症例により 1 週間以内の投与も考慮される。

23 価肺炎球菌ワクチンに関しては、COPD 患者のメタ解析では増悪頻度や増悪による死亡に対する予防効果は示されていなが。ナーシン

正解　e

関連問題 47

以下に示す疾患の中で、非侵襲的陽圧換気（NPPV）の有効性を示すエビデンスが最も低いものを1つ選びなさい。

a. 心原性肺水腫
b. COPDの急性増悪
c. 気管支喘息による急性呼吸不全
d. 免疫不全患者における呼吸不全
e. COPDにおける抜管の促進

表2　NPPVの適応疾患

レベル1	ランダム化比較試験
推奨	COPD急性増悪や抜管およびウィーニング
	心原性肺水腫
	免疫不全患者
レベル2	コホート研究
推奨	挿管拒否
	終末期の緩和医療
	COPD、心不全の抜管失敗予防
	COPDの市中肺炎
	術後呼吸不全の治療予防
	喘息の急性増悪予防
要注意	重症市中肺炎　抜管失敗予防
レベル3	症例比較研究
推奨	神経筋疾患
	上気道部分閉塞
	胸部外傷
	喘息の急性呼吸不全
要注意	SARS
レベル4	症例報告
推奨	75歳以上高齢者
	囊胞性肺線維症
	肥満による低換気
要注意	特発性肺線維症

関連問題の解説

非侵襲的陽圧換気療法の呼吸不全に対する適応に関しては、2009年のNavaらの検討における推奨度のエビデンスが示されており、心原性肺水腫、COPDの急性増悪、免疫不全患者における呼吸不全、COPDにおける抜管の促進に関してはいずれも最も高い推奨度が示されている。

気管支喘息発作に関しては、推奨度はこれらよりも低い（表2）。

グホーム入所中の高齢者の肺炎発症や死亡を低下する報告はあり、高齢者への効果は示唆される。インフルエンザワクチンに関しては65歳以上で肺炎による入院や死亡率を減らすことが報告されており、積極的に接種することが推奨されている。

表1

入院の適応	集中治療室への入院の適応
低酸素血症悪化	初期治療に反応しない重症例
呼吸性アシドーシス	不安定な精神状態
安定期の気流閉塞の重症度	生命を脅かす重症例
（％ FEV$_{1.0}$ ＜ 50％）	酸素投与やNPPVに反応しない
初期治療に反応しない	PaO$_2$ ＜ 40 Torr
重篤な合併症	pH ＜ 7.25
頻回の増悪	侵襲的陽圧換気例
高齢者	カテコラミンなど必要例
不十分な社会的サポート	

〈参考文献〉

1. 日本呼吸器学会．COPD（慢性閉塞性肺疾患）診断と治療のためのガイドライン第4版．東京．日本呼吸器学会．2013．
2. 日本呼吸器学会．NPPV（非侵襲的陽圧換気）ガイドライン（改訂第2版）．東京．日本呼吸器学会．2015．

正解　c

実地問題
III. 胸膜疾患

生島壮一郎

症例は65歳男性。50歳代まで建築解体業に従事していた。20本35年間55歳までの既喫煙者であり、高血圧で近医を通院していた。胸部X線写真で左胸水貯留を指摘され、紹介入院となった。胸腔鏡下生検で悪性胸膜中皮腫 肉腫型、International Mesothelioma Interest Group：IMIGのTMN分類でStage II期と診断された。腎機能は正常。PS 1。

本例について、以下の問いに答えなさい。

実践問題 48

この症例の病態と今後の方針について、正しいものを1つ選びなさい。

a. 肺機能検査を施行し、残存肺機能が許容すれば胸膜肺全摘除術（extrapleural pneumonectomy：EPP）を施行する。
b. 胸膜切除/肺剥皮術（pleurectomy/decortication：P/D）を施行する。
c. ペメトレキセド単剤による抗癌剤治療を行う。
d. シスプラチンとペメトレキセドの併用による抗癌剤治療を行う。
e. 放射線治療を行った後にシスプラチンとペメトレキセドの併用による抗癌剤治療を行う。

解説

a、b. 手術治療は、目に見える腫瘍は完全に切除されるmacroscopic complete resection（肉眼的完全切除）を目的とする。進行が速く予後の悪い肉腫型や、胸壁浸潤が複数箇所にある場合は適応とならない。

c、d. 標準初回療法はシスプラチンとペメトレキセドの併用療法である。腎機能障害や高齢者の場合にはカルボプラチン＋ペメトレキセドも検討される。

e. 放射線治療は集学的治療の一部として、もしくは緩和治療として選択される。本例は肉腫型で放射線治療への反応性も乏しいと予想され、初期治療として放射線照射を選択することはない。胸痛や転移部位などの局所に対する緩和的治療としては選択されうる。

POINT!

本例は肉腫型の悪性胸膜中皮腫であり、抗癌剤、放射線治療にも反応が乏しい。根治的治療は困難であり、緩和治療を早期に並行しながら化学療法を行う。

標準初回療法はシスプラチンとペメトレキセドの併用療法である。シスプラチン単独投与との第III相比較試験[1]でMST（median survival time）12.1か月と単独療法の9.3か月を上回りFDAで認可され、日本でも2007年に保険適応となった。カルボプラチン＋ペメトレキセドは無作為化比較試験が行われていないが、シスプラチンが使用できない高齢者や腎機能障害のある症例に対して使用されている。

正解 d

症例は51歳男性。明らかなアスベスト吸入歴はなし。非喫煙者。職場健診の胸部X線写真で左胸水貯留を指摘され、紹介入院となった。胸腔鏡下生検で悪性胸膜中皮腫　上皮型、IMIGによるTMN分類でStage II期と診断された。PS 1。併存症なし。

本例について、以下の問いに答えなさい。

関連問題 48

本例について正しいものを選びなさい。

a. 胸腔鏡検査のポートは手術の場合に想定される切開線上に置く。
b. PET検査は過小評価されることが多く、術前検査として施行する必要はない。
c. 胸膜切除／肺剥皮術（P/D）の施行後に術後補助療法として胸郭全体に対する放射線療法を検討する。
d. 胸膜肺全摘術（EPP）では縦郭リンパ節サンプリングを行う必要はない。
e. 集学的治療として術前にシスプラチン＋ペメトレキセド＋ベバシズマブによる化学療法を行う。

〈参考文献〉

1. Vogelzang NJ, Rusthoven JJ, Symanowski J, et al. Phase III study of pemetrexed in combination with cisplatin versus cisplatin alone in patients with malignant pleural mesothelioma. J Clin Oncol 2003, 21;14:2636-2644.
2. NCCN Clinical Practice Guidelines in Oncology（NCCN Guidelines）, Malignant Pleural Mesothelioma, version 2, 2015.

関連問題の解説

本症例は左肺の上皮型の悪性胸膜中皮腫であり、比較的年齢も若く、併存症がなく、PS 1と良好であることから、術前化学療法＋手術療法＋術後胸郭照射を組み合わせた集学的治療（trimodality therapy）も検討される。

a. 悪性胸膜中皮腫では検体採取部位、胸腔ドレーン挿入部位あるいは胸腔鏡施行時のポート挿入部位への浸潤・播種が多くみられるとされており、注意が必要である。穿刺や切開部位の数をできるだけ減らし、術後の局所放射線療法も検討されうる。
b. PET検査は過小評価されることが多いとされるが、遠隔転移の除外目的に術前検査として施行する必要がある。
c. 手術法は胸膜切除／肺剥皮術（P/D）もしくは胸膜肺全摘術（EPP）のいずれかが選択される。P/Dの方が安全性は高いが、どちらが長期予後の点で優るかは不明である。腫瘍の組織型と分布、患者の残存肺機能や全身状態、術後補助療法施行の可能性などを考慮して総合的に判断する必要がある。

macroscopic complete resection（肉眼的完全切除）が達成されたと考えられるEPP施行例で全身状態がゆるせば、局所再発率低減を目的として放射線療法を検討する。しかし、P/Dでは残存肺への毒性が懸念されるため、胸郭全体への放射線治療は選択されない。
d. 胸膜切除／肺剥皮術（P/D）、胸膜肺全摘術（EPP）いずれの場合も縦郭リンパ節サンプリングは少なくとも行うべきとされている。
e. 術前化学療法＋手術療法＋術後胸郭照射を組み合わせた集学的治療（trimodality therapy）も検討されるが、現時点での悪性胸膜中皮腫の標準化学療法はシスプラチン＋ペメトレキセドである。シスプラチン＋ペメトレキセドにベバシズマブを上乗せしてPFSで7.5か月から9.6か月、OSが16.1か月から18.8か月に延長したとする報告（MAPS試験）があるが、現在、本邦では追試が行われている段階にある。また、周術期にはベバシズマブの投与は控える必要がある。

正解　a

実地問題
III. 胸膜疾患

近藤圭介

　症例は78歳男性。糖尿病および糖尿病性腎症で血液透析を行っている。また、近医に歯槽膿漏で通院している。1か月前から咳嗽と右の胸部違和感を自覚していた。1週間ほど発熱が持続したため近医を受診し胸部X線写真を撮像したところ、肺炎が疑われたため紹介受診となった。
　血液および胸水の所見を示す。また、近医での胸部X線写真（図1）と、その後撮像した胸部造影CT（図2）を示す。

【血液検査】
　TP 7.8 g/dL、LDH 178 U/L、WBC 16200 /μL、CRP 31.9 mg/dL、血糖 123 mg/dL
【胸水所見】
　淡黄色軽度混濁、黄色の沈殿物が混じる　比重 1.035　pH 6.95、LDH 1804 U/L、糖 2 mg/dL、TP 5.0 g/dL ADA 38.8 U/L
　本例について、以下の問いに答えなさい。

図1　胸部X線写真

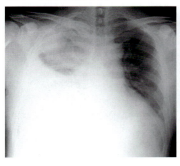

図2　胸部造影CT

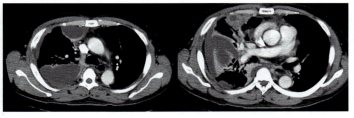

実践問題 49
この症例に関して最も適切な対応を1つ選びなさい。

a. 外来経過観察
b. 気管支鏡検査
c. 抗菌薬投与で経過観察
d. 胸腔穿刺の反復
e. 胸腔ドレナージ

解説

　咳嗽や発熱で発症し、右肺野の透過性低下を近医で指摘された男性である。炎症反応高値に加え、胸水ではpHと糖の低下などを認めている。CTでは多房性の被包化された胸水を認め、膿胸を疑う所見である。既に画像上は多房化しており、抗菌薬投与や胸腔穿刺のみでは対応不十分であり、胸腔ドレナージが必要と考えられる。

POINT!

　膿胸とは胸腔より得られた検体で、肉眼的な膿性の所見が得られる場合、グラム染色や培養での細菌の検出、pH < 7.20、糖 < 60 mg/dLの場合に診断される。
　本邦において、結核性膿胸が多くみられた時代に定義された膿胸の分類では発症3か月以内とそれ以上で急性と慢性に分類された。しかし、一般細菌などが原因となる肺炎随伴性の膿胸においては、この病態が当てはまりにくく、表1のように米国胸部学会で提唱された分類に分け

表1　膿胸の分類 [1,2]

日本での古典的分類	米国胸部学会（ATS）の分類
急性膿胸 （発症から3か月以内）	滲出性期：およそ発症2週以内
	線維素膿性期：およそ発症1〜6週
慢性膿胸 （発症から3か月以上）	器質化期：発症5週以上

正解　e

関連問題 49

下記の所見のうち、肺炎関連胸水・膿胸に胸腔ドレナージを積極的に考慮する胸水所見として誤っているものを1つ選びなさい。

a. pH＜7.0
b. 胸水中の糖＜40 mg/dL
c. グラム染色と培養が陽性
d. 側臥位の胸部X線写真で1 cm以上の厚さ
e. 貯留が多房化している。

関連問題の解説

Lightらは胸腔穿刺や胸腔ドレナージで得られた検体をclass1〜7に分類しており、class4以上を胸腔ドレナージの適応と位置づけている。設問の中でd.以外の所見に関しては、すべてclass4および5に含まれる項目であり、胸腔ドレナージの適応を考慮する。d.の所見はclass2の参考所見である（表2）。

表2 肺炎関連膿胸の胸水所見と治療方針[3]

分類	性状細菌検査	画像上の貯蓄	生化学	pH	治療方針
class 1		側臥位で1 cm以下			抗菌薬のみ
class 2	漿液性 陰性	側臥位で1 cm以上	糖＞40 mg/dL	＞7.2	抗菌薬のみ
class 3	漿液性 陰性		糖＞40 mg/dL LDH＞1000 U/L	＜7.2	抗菌薬と胸腔穿刺
class 4	漿液性 陽性	単房性	糖＜40 mg/dL	＜7.0	抗菌薬と胸腔ドレナージ
class 5	漿液性 陽性	多房性	糖＜40 mg/dL	＜7.0	胸腔ドレナージ 線維素溶解 手術考慮
class 6	陰性	単房性	糖＜40 mg/dL	＜7.0	胸腔ドレナージ 肺剝皮術 手術考慮
class 7	陰性	多房性	糖＜40 mg/dL	＜7.0	胸腔ドレナージと胸腔鏡あるいは肺剝皮術

〈参考文献〉
1. 日本結核病学会治療委員会．結核性膿胸の取扱いに関する見解．1975;50:215-19.
2. Moores, D. W. :Management of acute empyema. Chest. 1992;102:1316-17.
3. Light RW. A new classification of parapneumonic effusions and empyema. Chest. 1995;108:299-301.

る方が経時的な変化も含めて理解しやすい。
　滲出性期では有効な抗菌薬の使用と、必要に応じて胸腔ドレーンを挿入のうえでドレナージを行う。この病態は発症2週間以内ほどでみられる。この段階ではまだフィブリンの析出は少なく、ドレナージにより肺の膨張が得られやすいが、自覚症状が乏しく診断が遅れたり、初期治療が不十分であったりした場合は次の線維素膿性期に移行する。この時期になると胸腔内に析出したフィブリンによる隔壁が形成される。さらに時間が経過すると器質化期へと移行し、より粘稠度の高い胸水の貯留と胸膜の肥厚がみられる。さらに長期間経過すると石灰化がみられることもある。この時期になると抗菌薬と胸腔ドレナージのみでは対応が困難で、根治術が必要となることが多い。

正解　d

実地問題
V. 縦隔疾患

猪俣 稔

症例は65歳男性。健診で胸部異常影を指摘され来院した。体温36.5℃、脈拍92回/分、血圧134/64 mmHg、SpO_2 97%（室内気）。胸部聴診ではラ音を聴取しない。血液検査所見：白血球9400 /μL（桿状核中球6%、分葉核中球54%、リンパ球40%）、赤血球410万/μL、Hb 11.1 g/dL、CRP 0.8 mg/dL、IgG 237 mg/dL、IgA 29 mg/dL、IgM 14 mg/dL、IgE 1 IU/mL、胸部X線写真（図1）、胸部CT（図2）を別に示す。

本例について、以下の問いに答えなさい。

図1 胸部X線写真

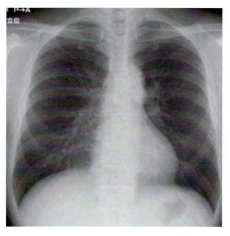

図2 胸部CT

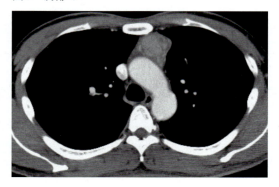

実践問題 50

本症例について誤っているのはどれか。1つ選びなさい。

a. 重症筋無力症を精査すべきである。
b. 診断はGood症候群である。
c. 赤芽球癆は否定的である。
d. 予後は良好である。
e. γグロブリン補充療法が有効な場合がある。

解説

a. 身体所見、抗アセチルコリンレセプター抗体などで精査する。
b. 胸腺腫に低γグロブリン血症を合併した症候群である。
c. 胸腺腫に合併しやすいが本症例では否定的である。
d. γグロブリン低値であり、様々な感染症を惹起し予後不良である。
e. 確立された治療法ではないが、個々の症例で検討されるべきである。

正解 d

関連問題 50

胸腺腫の治療について誤っているものを1つ選びなさい。

a. 治療の第一選択は手術である。
b. 正岡分類Ⅲ期、Ⅳ期の場合は根治治療が困難であることが多い。
c. 正岡分類Ⅲ期で手術を行った場合は術後照射が推奨される。
d. 切除不能例には放射線治療や化学療法を行う。
e. 化学療法では分子標的薬が第1選択である。

関連問題の解説

a. 拡大胸腺摘出術が推奨される。
b. 延命目的の化学療法を行うことが多い。
c. The National Comprehensive Cancer Network（NCCN）ガイドライン2016では、Ⅲ期の症例は術後再発リスクが高いことから術後照射が推奨されている。
d. 文章の通り。
e. 胸腺腫に対する分子標的薬の効果は確立していない。

POINT!

　胸腺腫には種々の自己免疫性疾患が合併する。胸腺腫に合併する疾患としては重症筋無力症、低γグロブリン血症、赤芽球癆の頻度が高く、それぞれ30%、10%、5%程度である。重症筋無力症の合併はType A、Type AB胸腺腫では低頻度であるのに対してType B1、Type B2胸腺腫では高頻度である。胸腺癌の場合、腫瘍随伴症候群（重症筋無力症など）は非常に稀である。
　Good症候群は胸腺腫に低γグロブリン血症を合併した比較的稀な疾患であり、多くは重篤な感染症を伴い、予後不良である。
　胸腺腫の治療における第一選択は切除である。浸潤型胸腺腫に対しては胸腺・胸腺腫摘除を行う。隣接臓器に浸潤しているものに対しては、合併切除を加えて全摘を目指す。正岡分類Ⅲ期、Ⅳ期の場合は根治治療が困難であることが多いが、Ⅳa期症例に対しても主病巣ならびに播種巣を可及的に切除する。重症筋無力症合併例に対しては、前縦隔の脂肪組織を含めて切除する広範囲胸腺・胸腺腫摘除を施行する。他臓器への浸潤が高度な例に対しては手術根治度を高める目的で術前照射が行われる。Ⅱ～Ⅲ期以上の症例に対しては完全切除できた場合でも術後照射を行う。切除不能例に対する主治療としての放射線線量は60～70 Gyが推奨される。また、切除不能例に対してはプラチナ製剤を主体とした化学療法が放射線照射と併用して行われる。
　胸腺腫の治療成績は、病期、手術根治度、組織型、合併症の有無などにより左右される。病期別に切除成績をみると、10年生存率でⅠ期100%、Ⅱ期95%、Ⅲ期90%、Ⅳa期50%、Ⅳb期0%程度である。組織分類別にみると、一般的にA、AB、B1→B2→B3の順に予後不良になる。
　胸腺癌では胸腺腫の場合と同様に、完全切除例では不完全切除例よりも長い生存期間が期待できる。切除不能胸腺癌に対しては60～70 Gyの根治的線量が推奨される。

正解　e

索引

A

Acinar adenocarcinoma 221
acquired immunodeficiency syndrome
　(AIDS) 55
activities of daily living (ADL) 62
acute eosinophilic pneumonia (AEP) ... 76
acute respiratory distress syndrome
　(ARDS) 5, 84, 102, 186
Adenocarcinoma in situ 110
ALK 33, 104, 119
ALK-TKI 222
allergic bronchopulmonary aspergillosis
　(ABPA) 178
allergic bronchopulmonary mycosis
　(ABPM) 178
anti-diuretic hormone (ADH) 225
apnea hypopnea index (AHI) 120
Asthma Control Test (ACT) 175
asthma-COPD overlap (ACO) 166
Atypical adenomatous hyperplasia
　.............................. 110, 221

B

balloon pulmonary angioplasty (BPA) ... 204
BCG 55
Biot 呼吸 21
Birbeck 顆粒 192
Birt-Hogg-Dube 症候群 193, 209
Bochdalek 孔ヘルニア 136
BODE index 63
BOS 169
BRAF 105
bronchoalveolar lavage (BAL) 30
bronchoalveolar lavage fluid (BALF)
　............................... 30, 78
BURP 法 43

C

CA-MRSA 144
CaO_2 25
CCPA 152
central venous pressure (CVP) 28
CFPA 152
chemoreceptor trigger zone (CTZ) ... 215
Cheyne-Stokes 呼吸 21
chronic eosinophilic pneumonia (CEP) ... 76
chronic progressive pulmonary
　aspergillosis (CPPA) 152, 154
chronic pulmonary aspergillosi (CPA) ... 152
chronic thromboembolic pulmonary
　hypertension (CTEPH) 29, 204
clinically amyopathic dermatomyositis
　(CADM) 92, 195

Clinical Scinario (CS) 211
closing capacity 226
closing 現象 226
CMV 68
CNPA 152
combined pulmonary fibrosis and
　emphysema (CPFE) 80
community-acquired pneumonia (CAP)
　................................. 146
constrictive bronchiolitis obliterans ... 89
COPD 12, 23, 58, 62, 64,
　　　　　　　　87, 99, 165, 166, 236
COPD assessment test (CAT) ... 16, 164
CPAP 227, 228
CRE 145
creatinine clearance (CrCl) 109
Cryptococcus neoformans 156
CTLA-4 112
cystic fibrosis (CF) 50, 125

D

deep vein thrombosis (DVT) 18, 204
desquamative interstitial pneumonia
　(DIP) 80
diffuse alveolar damage (DAD)
　......................... 88, 92, 185
diffuse panbronchiolitis (DPB) 170

E

EBUS-TBNA 34
EGFR 32, 104, 107, 109
EGFR-T790M 106
EGFR-TKI 222
EML4-ALK 106
endothelial nitric oxide synthase (eNOS)
　................................. 100
endothelin-1 (ET-1) 100
eosinophilic granulomatosis with
　polyangiitis (EGPA) 74, 176
ESBL 144, 145
EWS 44
extracorporeal membrane oxygenation
　(ECMO) 187
extrapleural pneumonectomy (EPP)
　............................ 132, 238

F

fractional exhaled nitric oxide (FeNO)
　............................ 75, 167
friction rub 19

G
- GAP モデル … 182
- G-CSF … 215
- Geckler 分類 … 15
- GINA … 167
- GM-CSF 吸入療法 … 230
- Goddard … 65
- GOLD … 65, 164, 167
- Goodpasture 症候群 … 125
- Good 症候群 … 242
- graft versus host disease (GVHD) … 169
- Graham Steel 雑音 … 103
- granulocyte macrophage colony stimulating factor (GM-CSF) … 76, 231
- granulomatosis with polyangiitis (GPA) … 49

H
- Hamman's 徴候 … 19, 21
- HAP … 146
- hereditary hemorrhagic telangiectasia (HHT) … 102, 208
- high frequency oscillatory ventilation (HFOV) … 187
- HIV … 55, 60
- HLA-B54 … 170
- Homans 徴候 … 205
- home oxygen therapy (HOT) … 40, 103
- Hoover 徴候 … 165
- HTLV-1 関連肺疾患 … 200
- HTLV-I associated bronchiolo-alveolar disorder (HABA) … 171

I
- ICS … 166
- idiopathic pleuroparenchymal fibroelastosis (IPPFE) … 180
- idiopathic pulmonary arterial hypertension (IPAH) … 206
- idiopathic pulmonary fibrosis (IPF) … 78, 80, 82, 182, 185
- IgE … 75, 106
- IGRA … 55, 57, 162
- IL-5 … 76
- IL-6 … 122
- IMIG … 238
- immotile cilia syndrome … 125
- immune-related adverse events (irAE) … 112
- International Mesothelioma Interest Group … 238

K
- Kartagener 症候群 … 125
- KL-6 … 83, 88, 109, 182, 184, 190, 194, 231
- *KRAS* … 105

L
- LABA … 166
- LAMA … 166
- Lambert-Eaton 症候群 … 214, 225
- Langerhans cell histiocytosis (LCH) … 192, 193
- LEL … 200
- Lepidic adenocarcinoma … 221
- lymphangiomyomatosis (LAM) … 126, 127, 232

M
- *M. abscessus* … 56
- MAC … 56, 160
- macroscopic complete resection … 132
- MALT リンパ腫 … 200
- mammalian target of rapamycin 阻害薬 (mTOR 阻害薬) … 126, 188, 233
- mechanic's hands … 93
- MET … 105
- methicillin-resistant *Staphylococcus aureus* (MRSA) … 144
- microscopic polyangiitis (MPA) … 90
- *M. kansasii* … 56, 162
- modified Medical Research Council (mMRC) … 16, 65, 164
- Morgagni 孔ヘルニア … 136
- MPO-ANCA … 90, 176
- mTOR … 126
- mucoid impaction … 178
- mucosa-associated lymphoid tissue … 200
- Muller&Jones 分類 … 15
- multidrug-resistant *Pseudomonas aeruginosa* … 145

N
- nasal continuous positive airway pressure (NCPAP) … 120
- NHCAP … 146, 147
- nitric oxide (NO) … 100
- noninvasive positive pressure ventilation (NPPV) … 41, 128, 131, 237
- non-specific interstitial pneumonia (NSIP) … 78, 80, 92, 181
- N アセチルシステイン … 83

O
- obstructive sleep apnea syndrome (OSAS) … 120, 228
- OK-432 … 39, 213

P
- Papillary adenocarcinoma … 221
- particulate matter … 86
- PCP … 61
- PCV … 58
- PD-1 … 107, 112
- PD-L1 … 33, 112

PEEP ·· 28
PET ··· 26
phosphodiesterase-5（PDE-5） ········ 100
Pickwick 症候群 ···························· 99, 165
pleurectomy/decortication（P/D）
　··· 132, 238
pleuroparenchymal fibroelastosis（PPFE）
　··· 180, 183
PM ·· 70, 86
PM2.5 ·· 104
polysomnography（PSG） ················ 228
PPSV ·· 58
PR3-ANCA ·· 90
progressive massive fibrosis（PMF） ··· 202
prophylactic cranial irradiation（PCI） ··· 218
PS ··· 104
PTHrP ······································ 36, 225
pulmonary alveolar microlithiasis（PAM）
　·· 124
pulmonary arterial hypertension（PAH）
　·· 98, 101
pulmonary endarterectomy（PEA） ··· 204
pulmonary veno-occlusive disease
　（PVOD） ································ 68, 195
P- 糖蛋白質 ·· 38

Q
quick SOFA（qSOFA） ····················· 149

R
RANKL ·· 106
rapidly progressive interstitial lung disease
　（RP-ILD） ···································· 195
respiratory bronchiolitis-associated
　interstitial lung disease（RB-ILD） ······ 80
Rivero-Carvallo 徴候 ······················· 103
ROS1 ·· 107

S
Sellick 手技 ······································· 43
simple pulmonary aspergilloma（SPA）
　··· 152, 154
sleep apnea syndrome（SAS） ··· 120, 229
sleep disordered breathing（SOB） ··· 120
SMART 療法 ··································· 174
sniffing position ································· 42
SOFA ·· 146, 149
solitary fibrous tumor ······················· 119
soluble guanylate cyclase（sGC） ······ 100
SP-A ·· 88, 231
SP-D ································· 83, 88, 231
subpleural curvilinear shadow ·········· 202
subpleural dots ······························ 202
surgical lung biopsy（SLB） ········ 82, 182
suspended particulate matter（SPM） ··· 86
SUV ··· 26
syndrome of inappropriate secretion of
　antidiuretic hormone（SIADH） ··· 214, 225

T
T790M 変異 ···································· 222
TBLB ··· 34
Th17 細胞 ·· 10
total pain ·· 217
treatment free interval（TFI） ··········· 219
Treg 細胞 ·· 10
TS-1 ·· 109
T-SPOT ··· 32

U
UIP パターン ··································· 182
usual interstitial pneumonia（UIP）
　······································· 80, 82, 181

V
VEGF ··· 107

W
Wells スコア ····································· 18

ギリシャ文字
α_1 アンチトリプシン欠損症 ················· 209
β-D グルカン ····················· 32, 52, 88, 146,
　　　　　　　　　　　148, 152, 154, 184, 190
β ラクタム ·· 51

あ

亜急性感覚性ニューロパチー	214
悪性胸膜中皮腫	35, 132, 135, 238
悪性リンパ腫	200
アクチノマイセス	32, 156
アザチオプリン	176
アジスロマイシン	47, 169, 170
アシネトバクター	51
アスピリン喘息	72, 74
アスベスト	96, 104, 133
アスペルギルス	49, 50, 61, 156
アセトアミノフェン	217
アテゾリズマブ	106
アトピー咳嗽	20
アナフィラキシー	172
アファチニブ	107, 222
アプレピタント	215
アミオダロン	88, 189
アミカシン	56
網谷病	180
アミノアシル tRNA 合成酵素抗体	92
アミノグリコシド	51, 56
アミロイドーシス	196, 231
アムルビシン	108, 219
アラキドン酸カスケード	6
アルベカシン	144
アレクチニブ	105, 106
アレルギー性気管支肺アスペルギルス症	50, 178
アレルギー性気管支肺真菌症	74, 178
アレルゲン検査	32
アレルゲン免疫療法	173, 177
アンブリセンタン	100
アンブロキソール	230

い

異型腺腫様過形成	110
石綿肺	96, 202
イソニアジド	55, 56, 159, 162
一酸化窒素	100
遺伝性出血性毛細血管拡張症	102, 208
イトラコナゾール	153, 157
イピリムマブ	112
イマチニブ	98
イミペネム・シラスタチン	56
イリノテカン	108, 213, 219
医療・介護関連肺炎	146
インジウム	203, 231
インターフェロン	98
インターフェロン γ 遊離試験	162
インダカテロール	64
院内肺炎	146
インフリキシマブ	113
インフルエンザ	144
インフルエンザ桿菌	50, 61
インフルエンザワクチン	58, 65, 150

う

| 右心不全 | 165 |
| 運動誘発喘息 | 173 |

え

エイコサノイド	6
エタンブトール	55, 56, 159, 161, 162
エトポシド	109, 218
エベロリムス	188, 189
エポプロステノール	100
エリスロマイシン	170
エルロチニブ	88, 189
炎症性偽腫瘍	119
エンドセリン 1	100
エンドセリン受容体拮抗薬	195

お

横隔神経麻痺	136
黄色ブドウ球菌	50, 61
オシメルチニブ	106, 222
オセルタミビル	144
オピオイド	37
オピオイドスイッチング	37
オマリズマブ	75, 106, 176, 197
オランザピン	217
オンコロジックエマージェンシー	214

か

咳嗽	20
下顎挙上法	42
過換気症候群	121, 227
亜急性感覚性ニューロパチー	225
顎骨壊死	212
喀痰細胞診	33
過誤腫	118
下肢深部静脈血栓症	204
カスポファンギン	152, 154
加速過分割照射	219
喀血	14
過敏性肺炎	78, 203
可溶性グアニル酸シクラーゼ	100
カリクレイン - キニン系	7
顆粒球マクロファージコロニー刺激因子	231
カルチノイド	114
カルバペネム	144, 171
カルバペネム耐性腸内細菌科細菌	145
加齢	11, 23
カンサシ症	56, 162
カンジダ	156
間質性肺炎	80, 190
間質性肺炎合併肺癌	108
癌性胸膜炎	213
癌性疼痛	37, 217
癌性リンパ管症	116
関節リウマチ	190
肝代謝酵素チトクローム P450	38
肝肺症候群	102
緩和ケア	216
緩和治療	212, 216

き

奇異性呼吸運動	21
機械工の手	93
気管	2
気管気管支軟化症	66
気管支	2
気管支関連リンパ組織	191
気管支鏡検査	34
気管支サーモプラスティ	44, 75
気管支喘息-COPDオーバーラップ	167
気管支肺胞洗浄	30, 183
気管挿管	42
気腫合併肺線維症	80, 99
気道異物	42
気道ステント	44
逆ゴットロン徴候	195
キャピリア®MAC抗体	160
急性呼吸窮迫症候群	84, 186
急速進行性間質性肺病変	195
胸腔穿刺	241
胸腔ドレナージ	240
狭窄性細気管支炎	88
胸水	134
胸腺癌	243
胸腺腫	138, 242
胸膜切除/肺剥皮術	132, 238
胸膜肺全摘除術	132, 238
胸膜プラーク	96
胸膜摩擦音	19
胸膜癒着術	213
局所麻酔下胸腔鏡検査	35
巨細胞性間質性肺炎	203

く

クエチアピン	217
口すぼめ呼吸	165
クライオ生検	34
クライオプローブ	34
クラミジア	47
クラリスロマイシン	38, 56, 161, 170
グリコピロニウム	64
クリゾチニブ	106
クリニカルシナリオ	211
クリプトコッカス	14, 49, 52, 61, 156
クリンダマイシン	49
クルシュマンのらせん体	72
クレアチニンクリアランス	109
クレブシエラ	61
グロコット染色	178

け

経気管支肺生検	34
頸動脈小体	8, 121
珪肺	55, 202
頸部後屈顎先挙上法	42
外科的肺生検	182
血液ガス分析	25
結核	54, 158
結核性胸膜炎	135
血管内リンパ腫	200
血清型置換	58
結節性紅斑	94
血痰	14
ゲフィチニブ	88, 108, 189, 215
ゲムシタビン	108, 189
原発性滲出性リンパ腫	200
顕微鏡的多発血管炎	90

こ

抗ARS抗体	92
抗ARS抗体症候群	92
高Ca血症	36
抗GM-CSF抗体	230
抗Hu抗体	214, 225
抗PD-1抗体	222
抗VGCC抗体	214
抗アセチルコリン受容体抗体	225
硬化性血管腫	119
交差反応	172
好酸球性多発血管炎性肉芽腫症	74, 90, 176
好酸球性肺炎	76
光線力学的治療	44, 104
喉頭アレルギー	21
喉頭浮腫	234
高頻度振動換気	187
抗利尿ホルモン	225
抗リン脂質抗体症候群	18
呼気一酸化窒素濃度検査	75, 197
呼吸機能検査	22, 23
呼吸困難	16
呼吸細気管支炎を伴う間質性肺疾患	80
呼吸不全	129
ゴットロン徴候	93
コリスチン	145
孤立性線維性腫瘍	119

さ

サーファクタント	7, 85, 231
再生検	223
在宅酸素療法	40
サイトメガロウイルス	68
嗄声	17
ザナミビル	144
サルコイドーシス	36, 94, 193, 198
サルブタモール	64
サルメテロール	64
酸塩基平衡	24
酸素中毒	86

し

シェーグレン症候群	196
シクロスポリン	169, 185
シクロホスファミド	176, 181, 185, 195
シスプラチン	109, 214, 218, 238
持続気道陽圧療法	227
市中肺炎	46, 146

シャルコー・ライデン結晶	72	タルク	213
縦隔気腫	21	痰	15
縦隔腫瘍	140	単純性肺アスペルギローマ	152, 154
重症筋無力症	225, 243		
腫瘍随伴症候群	214, 224, 243	**ち**	
小細胞癌	218	チアノーゼ	21
上大静脈症候群	213	チオトロピウム	39, 64
食道裂孔ヘルニア	136	中心静脈圧	28
食物依存性運動誘発アナフィラキシー	173	中枢化学受容器	8, 121
シルデナフィル	39, 100	口皮腫	96
シロリムス	126, 233	超音波気管支鏡ガイド下針生検	34
神経内分泌腫瘍	219	超多剤耐性結核	159
進行性塊状線維症	202	超硬合金肺	203
深在性真菌症	53		
侵襲性肺アスペルギルス症	52	**つ**	
じん肺	202	ツロブテロール	64
深部静脈血栓症	18		
		て	
す		定位手術的照射	213
睡眠呼吸障害	120	テイコプラニン	144
睡眠時無呼吸症候群		テオフィリン	39
99, 120, 121, 211, 226, 229		テガフール・ギメラシル・オテラシル	109
ステロイド	95	テトラサイクリン	48
ステロイドパルス	185, 186	デノスマブ	106, 212
ストレプトマイシン	159	テムシロリムス	189
ストロンチウム	212	デュルバルマブ	106
スピリチュアルペイン	217	デラマニド	159
スルバクタム・アンピシリン	49	転移性肺腫瘍	117
せ		**と**	
声音振盪	19	特発性間質性肺炎	180
咳喘息	20	特発性肺線維症	80, 82, 99, 182, 184
セリチニブ	107, 222	特発性肺動脈性肺高血圧症	206
潜在性結核感染症	54	特発性肺ヘモジデローシス	125
全身性強皮症	194	トシリズマブ	122, 190
喘息 12, 70, 72, 75, 99, 167, 174, 176		ドセタキセル	108
全脳照射	213	トブラマイシン	51
線毛不動症候群	125	ドライバー遺伝子	212, 216
腺様囊胞癌	114	トリコスポロン症	52
そ		**な**	
造血幹細胞移植	68	内皮型一酸化窒素合成酵素	100
粟粒結核	158	難治性喘息	176, 197
ゾレドロン酸	212, 225		
		に	
た		ニース分類	81, 99, 195, 207
体外式膜型人工肺	187	二次小葉	3
大気汚染	86	ニボルマブ	106, 112, 222
大動脈小体	8, 121	ニューキノロン	46, 57
タクロリムス	169, 185, 191, 195	ニューモシスチス	61
多剤耐性結核	159	ニューモシスチス肺炎	14, 61, 191, 193
多剤耐性緑膿菌	145	ニューロキニン-1受容体	215
ダサチニブ	89, 98	ニンテダニブ	81, 82
タダラフィル	100		
多中心性キャッスルマン病	122	**ね**	
多発血管炎性肉芽腫症	49, 90	ネーザルハイフロー	128
多発性筋炎	92, 113, 195	粘液栓	178
ダプトマイシン	144		

の

膿胸 …………………………………………… 240
膿胸関連リンパ腫 …………………………… 200
農夫肺 ………………………………………… 203
囊胞性線維症 ………………… 50, 125, 209
ノカルジア ……………………………… 32, 60

は

肺 MAC 症 …………………………………… 160
肺移植 ………………… 68, 193, 205, 231
肺炎球菌 ……………………………………… 61
肺炎球菌ワクチン ………………… 58, 65, 150
バイオフィルム ………………………… 50, 51
肺化膿症 ……………………………………… 49
肺癌 …………………………………… 13, 212
肺癌取り扱い規約 …………………………… 110
肺気腫 ………………………………………… 80
肺クリプトコッカス症 ……………… 14, 156
肺結核 …………………………… 13, 14, 49
敗血症 ………………………………………… 149
敗血症性肺塞栓症 …………………………… 149
肺高血圧 ……………………… 29, 81, 83, 89
　　　　　　　　　99, 103, 194, 199, 204
肺静脈閉塞症 ………………………………… 195
肺性心 ………………………………………… 103
肺性肥大性骨関節症 ………………………… 224
肺動静脈奇形 ………………………………… 209
肺動静脈瘻 ………………………… 102, 208
肺動脈血栓内膜摘除術 ……………………… 204
肺動脈性肺高血圧症 ………………… 98, 100
肺分画症 …………………………… 102, 210
肺胞 …………………………………………… 4
肺胞気動脈血酸素分圧較差 ………………… 25
肺胞出血 ……………………………………… 34
肺胞蛋白症
　…………………… 34, 125, 203, 209, 230, 231
肺胞低換気症候群 …………………………… 121
肺胞微石症 ………………… 124, 125, 209
肺葉外肺分画症 ……………………………… 211
肺葉内肺分画症 ……………………………… 211
剥離性間質性肺炎 …………………………… 80
バゾプレシン分泌過剰症 …………………… 214
バチ指 ………………………………………… 21
発生 …………………………………………… 4
発熱性好中球減少症 ………………… 60, 215
パラアミノサリチル酸 ……………………… 56
パラコート中毒 ……………………………… 86
バルーン肺動脈形成術 ……………………… 204
バレニクリン ………………………………… 65
バンコマイシン ……………………………… 144
バンデタニブ ………………………………… 107

ひ

非結核性抗酸菌症 …………… 49, 50, 56, 161
非侵襲的陽圧換気 …………… 128, 131, 237
ビソプロロール ……………………………… 227
非定型肺炎 …………………………………… 47
脾摘後重症感染症 …………………………… 150
脾摘後敗血症 ………………………………… 150
ヒト T 細胞白血病ウイルス ………………… 171
皮膚筋炎 ……………………………………… 195
びまん性肺胞障害 …………………… 88, 185
びまん性汎細気管支炎 ……………………… 170
肥満低換気症候群 …………………………… 226
百日咳 ………………………………………… 20
ピラジナミド ………………………… 56, 163
ピルフェニドン ……………………… 81, 82, 109

ふ

フェンフルラミン …………………………… 98
副甲状腺ホルモン関連蛋白 ………………… 225
ブシラミン …………………………………… 191
ブスルファン ………………………………… 231
浮遊粒子物質 ………………………………… 86
振子呼吸 ……………………………………… 21
フルコナゾール ……………………………… 157
ブレオマイシン ……………………… 88, 188
プレドニゾロン ……………………………… 169
プロスタサイクリン ………………………… 195

へ

閉塞性細気管支炎 …………………… 68, 168
閉塞性細気管支炎症候群 …………………… 169
閉塞性睡眠時無呼吸症候群 ………… 120, 228
ペーパーバック法 …………………………… 227
ペニシリン …………………………… 38, 48
ベバシズマブ ………………………… 107, 108, 213
ペムブロリズマブ ………… 106, 112, 216, 222
ペメトレキセド …………… 108, 213, 214, 238
ベラプロスト ………………………………… 100
ペラミビル …………………………………… 144
ヘリオトロープ疹 …………………………… 93
ベリリウム肺 ………………………………… 87
ベルリン定義 ………………………………… 85
辺縁性脳炎 ………………………… 214, 225
ベンゾジアゼピン …………………………… 227

ほ

放射線肺炎 …………………………………… 87
放射線脳壊死 ………………………………… 213
放線菌 ………………………………… 14, 48
蜂巣肺 ………………………………………… 182
ホスホジエステラーゼ 5 …………………… 100
ホスホジエステラーゼ 5 阻害薬 …………… 195
ボセンタン …………………………… 39, 100
ボリコナゾール …………… 152, 153, 154
ポリソムノグラフィ ………………………… 228
ボルテゾミブ ………………………………… 88

ま

- マイコプラズマ …… 46
- マイコプラズマ肺炎 …… 14
- マクロライド …… 46, 65, 170
- 正岡分類 …… 138, 243
- マシテンタン …… 100
- 末梢化学受容器 …… 8
- 慢性壊死性肺アスペルギルス症 …… 152
- 慢性空洞性肺アスペルギルス症 …… 152
- 慢性血栓塞栓性肺高血圧症 …… 29, 101, 204
- 慢性好酸球性肺炎 …… 77
- 慢性呼吸不全 …… 130
- 慢性進行性肺アスペルギルス症 …… 152, 154
- 慢性線維化肺アスペルギルス症 …… 152
- 慢性肺アスペルギルス症 …… 152

み

- ミカファンギン …… 152, 153, 154
- ミコフェノール酸 …… 169
- ミノサイクリン …… 38, 46

む

- ムーコル …… 52, 61, 156
- 無気肺 …… 102
- 無呼吸低呼吸指数 …… 120
- ムチン …… 215

め

- メトクロプラミド …… 98
- メトトレキサート …… 89, 95, 176, 188, 190, 199, 213
- メポリズマブ …… 75, 176, 177
- 免疫関連有害事象 …… 112
- 免疫再構築症候群 …… 61
- 免疫チェックポイント阻害剤 …… 112, 189
- 免疫療法 …… 112

も

- モザバプタン …… 225

や

- 薬剤性肺障害 …… 88, 188, 190
- 薬剤リンパ球刺激試験 …… 88, 188

よ

- 溶接工肺 …… 203
- 予防的全脳照射 …… 218

ら

- ラテックス …… 172
- ラテックスアレルギー …… 172
- ラテックス・フルーツ症候群 …… 172
- ラニナミビル …… 144
- ラパマイシン …… 233
- ラミブジン …… 98
- ラムシルマブ …… 107, 109
- ランゲルハンス細胞 …… 192
- ランゲルハンス細胞組織球症 …… 192

り

- リオシグアト …… 100, 204, 205
- リキッドバイオプシー …… 33, 223
- リコンビナントトロンボモジュリン …… 185
- リツキシマブ …… 176, 200, 231
- リネゾリド …… 144
- リファブチン …… 61
- リファンピシン …… 38, 56, 61, 159, 161, 162
- リポゾーマルアンホテリシン B …… 152
- リモデリング …… 70
- 粒子状物質 …… 70
- 良性石綿胸水 …… 97
- 緑膿菌 …… 50, 60
- 輪状甲状靱帯切開 …… 234, 235
- 臨床的無筋症性皮膚筋炎 …… 92
- リンパ球性間質性肺炎 …… 200
- リンパ腫様肉芽腫症 …… 200
- リンパ脈管筋腫症 …… 125, 126, 232

れ

- レジオネラ …… 47
- レスピラトリーキノロン …… 171
- レフルノミド …… 88, 191

ろ

- ロキシスロマイシン …… 170
- 濾胞性細気管支炎 …… 196

監修・編著者略歴

● 粟野　暢康（あわの　のぶやす）

〈現　職〉
　日本赤十字社医療センター呼吸器内科医師

〈職　歴〉
　2009年　3月　名古屋大学医学部医学科卒業
　2009年　4月　東京山手メディカルセンター（旧　社会保険中央総合病院）初期研修
　2011年　3月　日本赤十字社医療センター呼吸器内科後期研修医
　2014年　4月　日本赤十字社医療センター呼吸器内科医師
　2018年　3月　東京医科歯科大学大学院医歯学総合研究科人体病理学分野博士課程修了

〈認定医・専門医等〉
　日本内科学会　認定医
　日本呼吸器学会　専門医
　日本呼吸器内視鏡学会　気管支鏡専門医
　医学博士

● **出雲　雄大**（いづも　たけひろ）

〈現　職〉
　　日本赤十字社医療センター呼吸器内科　部長

〈職歴・教育歴〉
　　2000 年　3 月　関西医科大学医学部医学科卒業
　　2000 年　4 月　東京女子医科大学病院初期研修
　　2002 年　4 月　東京女子医科大学呼吸器内科入局
　　2009 年　3 月　東京女子医科大学大学院医学研究科博士課程修了
　　2009 年　4 月　東京女子医科大学呼吸器内科助教
　　2011 年　4 月　東京女子医科大学呼吸器内科病棟長
　　2012 年　4 月　国立がん研究センター中央病院呼吸器腫瘍科呼吸器内視鏡科医員
　　2015 年　4 月　国立がん研究センター中央病院内視鏡科医長、呼吸器内視鏡グループ長
　　2015 年　4 月　上海交通大学附属胸科医院　客員教授
　　2015 年　5 月　浙江省立同徳医院　客員教授
　　2016 年　9 月　日本赤十字社医療センター呼吸器内科医師
　　2017 年　9 月　日本赤十字社医療センター呼吸器内科　部長
　　2017 年 10 月　日本赤十字看護大学非常勤講師

〈認定医・専門医等〉
　　日本内科学会　認定医、指導医
　　日本呼吸器学会　専門医、指導医、代議員
　　日本呼吸器内視鏡学会　気管支鏡専門医、指導医、評議員
　　日本アレルギー学会　専門医、代議員
　　日本がん治療認定医機構がん治療認定医
　　肺がん CT 検診認定機構　肺がん CT 検診認定医
　　インフェクションコントロールドクター
　　日本医師会認定産業医
　　医学博士

必携！
呼吸器専門医試験のための
実践問題と解説

価格はカバーに
表示してあります

2018 年 2 月 6 日　第一版 第 1 刷 発行
2021 年 7 月 21 日　　　　第 2 刷 発行

監編著　粟野　暢康・出雲　雄大 ⓒ
　　　　あわの　のぶやす　いづも　たけひろ
発行人　古屋敷　信一
発行所　株式会社 医療科学社
　　　　〒 113-0033　東京都文京区本郷 3 - 11 - 9
　　　　TEL 03（3818）9821　　FAX 03（3818）9371
　　　　ホームページ　http://www.iryokagaku.co.jp
　　　　郵便振替　00170-7-656570

ISBN978-4-86003-499-3　　　　（乱丁・落丁はお取り替えいたします）

本書の複製権・翻訳権・上映権・譲渡権・公衆送信権（送信可能化権を含む）は（株）医療科学社が保有します。

JCOPY ＜出版者著作権管理機構 委託出版物＞

本書の無断複製は著作権法上での例外を除き，禁じられています。
複製される場合は，そのつど事前に出版者著作権管理機構
（電話 03-5244-5088，FAX 03-5244-5089，e-mail: info@jcopy.or.jp）の
許諾を得てください。